がん疼痛治療薬まるわかりBOOK

第2版

【編著】
細矢美紀
里見絵理子
岡本禎晃

照林社

おことわり

- 本書で紹介しているアセスメント法、治療とケアの実際は、各執筆者が臨床例をもとに展開しています。実践によって得られた方法を普遍化すべく万全を尽くしておりますが、万一、本書の記載内容によって不測の事故等が起こった場合、著者、編者、出版社、製薬会社は、その責を負いかねますことをご了承ください。
- 本書で紹介した各薬剤の使用方法は、各執筆者の実践に基づく一例であり、薬剤の投与量や投与スケジュールは、すべての患者さんに適するものではありません。個々の患者さんの治療開始前には、医師・薬剤師とともに個々の最新の添付文書および学会ガイドラインを確認し、安全に治療を実施できるようご配慮ください。
- 本書に記載している薬剤の外観および用法・用量等は、2023年7月現在のものです。薬剤の使用にあたっては、個々の薬剤の最新の添付文書を参照し、適応・用量を常にご確認ください。なお、製剤写真は、原則として、オピオイド鎮痛薬ではすべての剤形・規格、その他の薬剤は臨床でよく用いられる剤形・規格のものを一例として掲載しています。
- 本書で紹介した各薬剤の使用方法には、一部、添付文書上適応外の用法・用量が含まれています。これらは、日本緩和医療学会の「がん疼痛の薬物療法に関するガイドライン2020年版」をはじめとした国内・海外の学会ガイドラインの推奨に基づき、各執筆者の実臨床での使用例より解説しています。薬剤の使用にあたっては、患者さんの病態を考慮し、最新の医薬品情報も参照のうえ、慎重にご使用ください。

はじめに

世界保健機関（WHO）はがん患者さんが痛みから解放されることを目指して、1986年に「がん疼痛ガイドライン」を発表しました。日本でも、年々増加するがん患者さんが、痛みによって妨げられている日常生活を取り戻し、その人らしい人生が送れるよう、国を挙げて緩和ケアに取り組んできました。

本書『がん疼痛治療薬まるわかりBOOK』は、2018年に初版が刊行されました。臨床現場で「がん患者さんの痛みをやわらげたい」と奮闘する看護師が、すぐに必要な情報を調べられるように、薬剤ごとに使用上の注意点、副作用、ケアのポイントなどをまとめた書籍です。悪心・嘔吐、便秘などの副作用対策、薬剤を安全に管理する方法、患者さん・ご家族に説明するときのポイントなどもわかりやすく掲載することで、本当に臨床現場で役立つ1冊となることを願って編集しました。おかげさまで、看護師をはじめ、多くの医療職の方々に手にとっていただき、心より感謝申し上げます。

その後、WHOのがん疼痛ガイドラインが大きく改訂されました。また、日本で使用できるオピオイド鎮痛薬の種類や剤形も増え、新しい便秘治療薬なども登場してきたことから、知識をアップデートする必要性を感じている方も多いことでしょう。今回の改訂では、これらの新しい情報を追加し、さらに見やすく、臨床現場で使いやすい1冊となるように努めました。

本書が「痛みで苦しむがん患者さんが一人でも少なくなるように」と、日々臨床現場で奮闘している看護師をはじめとする医療者のみなさんのお役に立つように願っています。

2023年8月

編者を代表して

細矢美紀

CONTENTS

5 副作用対策 岡本禎晃 194

6 安全管理と服薬アドヒアランス

7 疼痛マネジメントが難しい患者への対応

カバーデザイン：関原直子
本文デザイン・イラストレーション：加藤陽子
本文DTP：鈴木洋史

編集

細矢美紀　国立病院機構仙台医療センター 看護師長／がん看護専門看護師

岡本禎晃　市立芦屋病院薬剤科部長

里見絵理子　国立がん研究センター中央病院緩和医療科科長

執筆（五十音順）

阿部晃子　横浜市立大学附属病院緩和医療科

天野晃滋　大阪大学医学部附属病院緩和医療センター特任講師

新井美智子　国立がん研究センター中央病院看護部／がん性疼痛看護認定看護師

荒井保典　国立がん研究センター東病院放射線診断科

荒川さやか　国立がん研究センター中央病院緩和医療科

飯田郁実　国立がん研究センター中央病院看護部／がん看護専門看護師

池長奈美　国立がん研究センター中央病院看護部／緩和ケア認定看護師

石井和美　国立がん研究センター中央病院看護部／がん性疼痛看護認定看護師

石川彩夏　国立がん研究センター中央病院緩和医療科

石木寛人　国立がん研究センター中央病院緩和医療科医長

一瀬直子　東京臨海病院看護部／がん看護専門看護師

稲村直子　国立がん研究センター中央病院看護部／がん看護専門看護師

岩崎多津代　東京医療センター看護部／がん看護専門看護師

大市三鈴　伊勢赤十字病院看護部／がん看護専門看護師

岡本禎晃　市立芦屋病院薬剤科部長

角田真由美　東京慈恵会医科大学附属第三病院看護部／がん看護専門看護師

金子菜穂子　国立がん研究センター東病院看護部／がん性疼痛看護認定看護師

木内大佑　国立国際医療研究センター緩和ケア科医長

木嶋あすか　国立がん研究センター中央病院看護部／緩和ケア認定看護師

熊谷靖代　野村訪問看護ステーション／がん看護専門看護師

黒澤亮子　東邦大学医療センター大森病院看護部／がん看護専門看護師

小林成光　聖路加国際大学看護学研究科／がん看護専門看護師

近藤麗子　国立がん研究センター中央病院看護部／緩和ケア認定看護師

今野麻衣子　秋田大学医学部附属病院看護部 がん看護担当師長、緩和ケアセンタージェネラルマネジャー／がん看護専門看護師

笹原明子　薬剤師／NST専門療法士

里見絵理子　国立がん研究センター中央病院緩和医療科科長

清水正樹　京都桂病院緩和ケア科部長

清水陽一　国立看護大学校／がん看護専門看護師

鈴木由華　東京医科大学病院消化器内科

高田博美　千里中央病院緩和ケア病棟／がん性疼痛看護認定看護師

髙仲雅子　日本医科大学多摩永山病院看護部／がん看護専門看護師

高見陽子　市立岸和田市民病院看護部／がん看護専門看護師

竹田雄馬　横浜市立大学附属病院緩和医療科

戸田　雄　国立がん研究センター中央病院緩和医療科

西島　薫　第二協立病院緩和ケア科

林ゑり子　横浜市立大学医学看護学科／がん看護専門看護師

平野和恵　横浜掖済会病院看護部／緩和ケア認定看護師

細矢美紀　国立病院機構仙台医療センター 看護師長／がん看護専門看護師

前原朝美　国立がん研究センター中央病院看護部／緩和ケア認定看護師

村上真由美　富山赤十字病院看護部／がん看護専門看護師

矢野和美　一宮研伸大学大学院／がん看護専門看護師

山田明美　国立病院機構災害医療センター看護部／がん性疼痛看護認定看護師

吉本有希　国立がん研究センター中央病院看護部／緩和ケア認定看護師

和田千穂子　京都大学医学部附属病院看護部／がん看護専門看護師

（2023年7月現在）

本書の特徴

- 本書では、臨床で、がん疼痛治療に使用される薬剤について、看護師が知っておきたいポイントをまとめています。
- 「がん疼痛治療 知っておきたいポイント」では、がん疼痛治療に用いられるオピオイド鎮痛薬、非オピオイド鎮痛薬、鎮痛補助薬について、使用上の注意点、起こりうる主な副作用、ケアのポイントなどを端的にまとめました。
- オピオイド治療薬を使用する場合、種々の副作用対策も欠かせません。副作用症状のなかでも、「悪心・嘔吐」と「便秘」は、薬物療法が非常に重要となります。そのため、制吐薬と便秘治療薬については、使用上の注意点やケアのポイントをまとめています。
- そのほか、がん疼痛治療の臨床で問題となる「安全管理と服薬アドヒアランス」「疼痛マネジメントが困難な患者さんへの対応」、そして「疼痛緩和の非薬物療法」については、臨床で大事なポイントに絞ってまとめました。

がん疼痛治療薬 知っておきたいポイント では…

投与経路、効果発現の速さ、剤形と規格、投与上の注意点などをアイコン化

代表的な副作用の出現時期（めやす）をグラフ化。その他、臨床で特に注意すべき副作用をピックアップ

ケアや患者・家族への説明のポイントを端的に

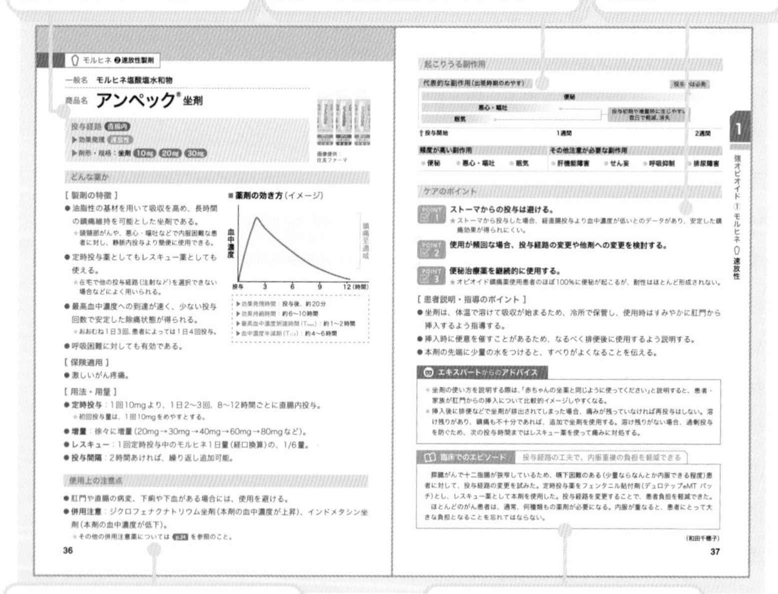

モルヒネ ❷速放性製剤

一般名 モルヒネ塩酸塩水和物

商品名 アンペック®坐剤

投与経路 直腸内
▶効果発現 速効性
▶剤形・規格：坐剤 10mg 20mg 30mg

画像提供：住友ファーマ

どんな薬か

[製剤の特徴]
- 油脂性の基材を用いて吸収を高め、長時間の鎮痛維持を可能とした坐剤である。
  ★頭頸部がんや、悪心・嘔吐などで内服困難な患者に対し、静脈内投与より簡便に使用できる。
- 定時投与薬としてもレスキュー薬としても使える。
  ★在宅で他の投与経路（注射など）を選択できない場合などによく用いられる。
- 最高血中濃度への到達が速く、少ない投与回数で安定した除痛状態が得られる。
  ★おおむね1日3回、患者によっては1日4回投与。
- 呼吸困難に対しても有効である。

■薬剤の効き方（イメージ）

血中濃度　鎮痛至適域　投与　3　6　9　12（時間）

▶効果発現時間：投与後、約20分
▶効果持続時間：約6～10時間
▶最高血中濃度到達時間（T_{max}）：約1～2時間
▶血中濃度半減期（$T_{1/2}$）：約4～6時間

[保険適用]
- 激しいがん疼痛。

[用法・用量]
- **定時投与**：1回10mgより、1日2～3回、8～12時間ごとに直腸内投与。
  ★初回投与量は、1回10mgをめやすとする。
- **増量**：徐々に増量（20mg→30mg→40mg→60mg→80mgなど）。
- **レスキュー**：1回定時投与中のモルヒネ1日量（経口換算）の、1/6量。
- **投与間隔**：2時間あければ、繰り返し追加可能。

使用上の注意点

- 肛門や直腸の病変、下痢や下血がある場合には、使用を避ける。
- **併用注意**：ジクロフェナクナトリウム坐剤（本剤の血中濃度が上昇）、インドメタシン坐剤（本剤の血中濃度が低下）。
  ★その他の併用注意薬については [illegible] を参照のこと。

36

起こりうる副作用

代表的な副作用（出現時期のめやす）

便秘
悪心・嘔吐
眠気
投与初期や増量時に生じやすい 数日で軽減、消失
↑投与開始　1週間　2週間

頻度が高い副作用	その他注意が必要な副作用
便秘　悪心・嘔吐　眠気	肝機能障害　せん妄　呼吸抑制　排尿障害

ケアのポイント

POINT 1 **ストーマからの投与は避ける。**
★ストーマから投与した場合、経直腸投与より血中濃度が低いとのデータがあり、安定した鎮痛効果が得られにくい。

POINT 2 **使用が頻回な場合、投与経路の変更や他剤への変更を検討する。**

POINT 3 **便秘治療薬を継続的に使用する。**
★オピオイド鎮痛薬使用患者のほぼ100%に便秘が起こるが、耐性はほとんど形成されない。

[患者説明・指導のポイント]
- 坐剤は、体温で溶けて吸収が始まるため、冷所で保管し、使用時はすみやかに肛門から挿入するよう指導する。
- 挿入時に便意を催すことがあるため、なるべく排便後に使用するよう説明する。
- 本剤の先端に少量の水をつけると、すべりがよくなることを伝える。

エキスパートからのアドバイス

＊坐剤の使い方を説明する際は、「赤ちゃんの坐薬と同じように使ってください」と説明すると、患者・家族が肛門からの挿入について比較的イメージしやすくなる。
＊挿入後に排便などで坐剤が排出されてしまった場合、痛みが残っていなければ再投与はしない。溶け残りがあり、鎮痛も不十分であれば、追加で坐剤を使用する。溶け残りがない場合、過剰投与を防ぐため、次の投与時間まではレスキュー薬を使って痛みに対処する。

臨床でのエピソード　投与経路の工夫で、内服重複の負担を軽減できる

膵臓がんで十二指腸が狭窄しているため、嚥下困難のある（少量ならなんとか内服できる程度）患者に対して、投与経路の変更を試みた。定時投与薬をフェンタニル貼付剤（デュロテップ®MT パッチ）とし、レスキュー薬として本剤を使用した。投与経路を変更することで、患者負担を軽減できた。
ほとんどのがん患者は、通常、何種類もの薬剤が必要になる。内服が重なると、患者にとって大きな負担となることを忘れてはならない。

（和田千穂子）

37

1 強オピオイド ① モルヒネ 速放性

薬剤について「臨床で知っておくと役に立つ知識」をコンパクトに

「＋αの知識」など、アドバイスや学びの多いエピソードも掲載

副作用対策 では…

定義、発症機序、治療とケアのポイントを端的に

「悪心・嘔吐」「便秘」については、薬物療法で用いる薬剤に関しても解説

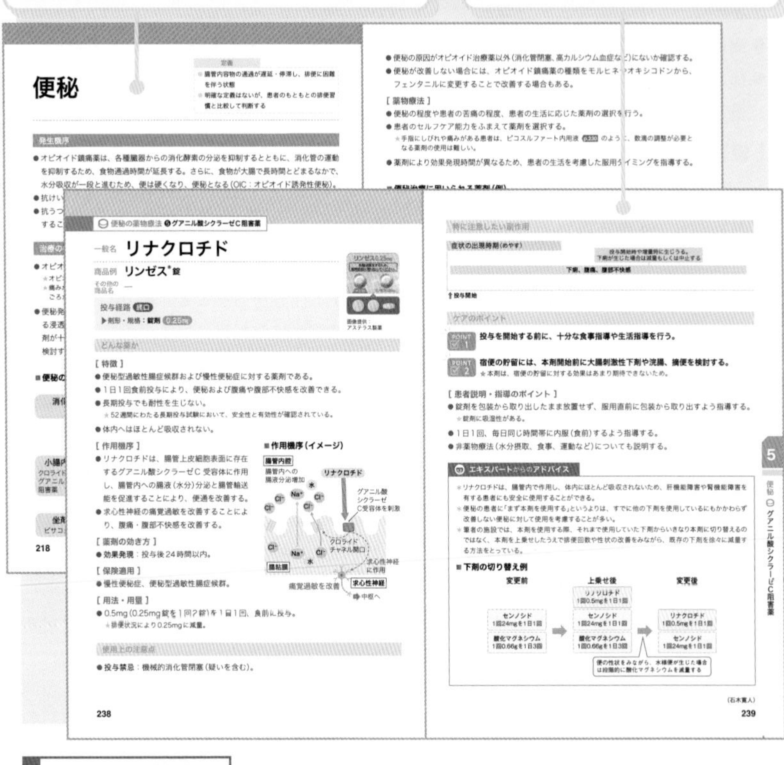

便秘

定義
- 腸管内容物の通過が遅延・停滞し、排便に困難を伴う状態
- 明確な定義はないが、患者のもともとの排便習慣と比較して判断する

発生機序
- オピオイド鎮痛薬は、各種臓器からの消化酵素の分泌を抑制するとともに、消化管の運動を抑制するため、食物通過時間が延長する。さらに、食物が大腸で長時間とどまるなかで、水分吸収が一段と進むため、便は硬くなり、便秘となる（OIC：オピオイド誘発性便秘）。

218

- 便秘の原因がオピオイド治療薬以外（消化管閉塞、高カルシウム血症など）にないか確認する。
- 便秘が改善しない場合には、オピオイド鎮痛薬の種類をモルヒネやオキシコドンから、フェンタニルに変更することで改善する場合もある。

［薬物療法］
- 便秘の程度や患者の苦痛の程度、患者の生活に応じた薬剤の選択を行う。
- 患者のセルフケア能力をふまえて薬剤を選択する。
  - ★手指にしびれや痛みがある患者は、ピコスルファート内用液 p.230 のように、数滴の調整が必要となる薬剤の使用は難しい。
- 薬剤により効果発現時間が異なるため、患者の生活を考慮した服用タイミングを指導する。

便秘の薬物療法 ❺グアニル酸シクラーゼC刺激薬

一般名 **リナクロチド**

商品例 **リンゼス®錠**

その他の商品名 —

投与経路 経口

▶剤形・規格：錠剤 0.25mg

画像提供：アステラス製薬

どんな薬か

［特徴］
- 便秘型過敏性腸症候群および慢性便秘症に対する薬剤である。
- 1日1回食前投与により、便秘および腹痛や腹部不快感を改善できる。
- 長期投与でも耐性を生じない。
  - ★52週間にわたる長期投与試験において、安全性と有効性が確認されている。
- 体内へはほとんど吸収されない。

［作用機序］
- リナクロチドは、腸管上皮細胞表面に存在するグアニル酸シクラーゼC受容体に作用し、腸管内への腸液（水分）分泌と腸管輸送能を促進させることにより、便通を改善する。
- 求心性神経の痛覚過敏を改善することにより、腹痛・腹部不快感を改善する。

■作用機序（イメージ）

腸管内腔　腸管内への腸液分泌増加　リナクロチド　グアニル酸シクラーゼC受容体を刺激　クロライドチャネル開口　求心性神経に作用　腸粘膜　求心性神経　痛覚過敏を改善　中枢へ

［薬剤の効き方］
- 効果発現：投与後24時間以内。

［保険適用］
- 慢性便秘症、便秘型過敏性腸症候群。

［用法・用量］
- 0.5mg（0.25mg錠を1回2錠）を1日1回、食前に投与。
  - ★排便状況により0.25mgに減量。

使用上の注意点
- 投与禁忌：機械的消化管閉塞（疑いを含む）。

238

特に注意したい副作用

症状の出現時期（めやす）

投与開始時や増量時に生じうる。下痢が生じた場合は減量もしくは中止する

下痢、腹痛、腹部不快感

↑投与開始

ケアのポイント

POINT 1 投与を開始する前に、十分な食事指導や生活指導を行う。

POINT 2 宿便の貯留には、本剤開始前に大腸刺激性下剤や浣腸、摘便を検討する。
★本剤は、宿便の貯留に対する効果はあまり期待できないため。

［患者説明・指導のポイント］
- 錠剤を包装から取り出したまま放置せず、服用直前に包装から取り出すよう指導する。
  - ★錠剤に吸湿性がある。
- 1日1回、毎日同じ時間帯に内服（食前）するよう指導する。
- 非薬物療法（水分摂取、食事、運動など）についても説明する。

エキスパートからのアドバイス
- ★リナクロチドは、腸管内で作用し、体内にほとんど吸収されないため、肝機能障害や腎機能障害を有する患者にも安全に使用することができる。
- ★便秘の患者に「まず本剤を使用する」というよりは、すでに他の下剤を使用しているにもかかわらず改善しない便秘に対して使用を考慮することが多い。
- ★筆者の施設では、本剤を使用する際、それまで使用していた下剤からいきなり本剤に切り替えるのではなく、本剤を上乗せしたうえで排便回数や性状の改善をみながら、既存の下剤を徐々に減量する方法をとっている。

■下剤の切り替え例

変更前	上乗せ後	変更後
	リナクロチド 1回0.5mgを1日1回	
センノシド 1回24mgを1日1回	センノシド 1回24mgを1日1回	リナクロチド 1回0.5mgを1日1回
酸化マグネシウム 1回0.66gを1日3回	酸化マグネシウム 1回0.66gを1日3回	センノシド 1回24mgを1日1回

便の性状をみながら、水様便が生じた場合は段階的に酸化マグネシウムを減量する

（石木寛人）

239

5 便秘 ❺グアニル酸シクラーゼC刺激薬

アイコンの見かた

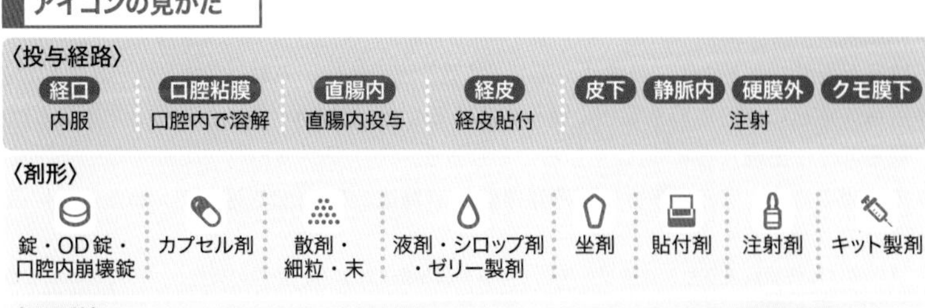

〈その他〉

微量ポンプ　微量ポンプを使って投与

簡易混濁可　簡易懸濁して投与可能

非DEHP　器材に関する注意点

総論 がん疼痛治療とは

がんの痛みの種類

- 痛みは、「侵害受容性疼痛（体性痛、内臓痛）」と「神経障害性疼痛」に分けられる。
- 痛みの種類を理解することは、痛みの原因のアセスメントや、治療法を検討するときに役立つ。

[侵害受容性疼痛]

1. 体性痛

- 体性痛は、皮膚や骨、筋肉などの「体性組織」が、炎症や損傷などのダメージを受けることによって生じる。
- 損傷部位に限局した「ズキズキ」するような持続する痛みがあること、動かしたときや圧迫したときに痛みが増強することが特徴で、骨転移や皮膚転移による局所の痛みや、術後早期の痛みなどが挙げられる。
- 局所の侵害受容器が受けた痛み刺激は、末梢感覚神経（Aδ線維とC線維）を通って脊髄後根に伝達される。そこから視床、大脳皮質へと刺激が伝わり、痛みとして認識されることで、体性痛が生じるとされている。

★Aδ線維：痛みの伝達速度が速い。部位がはっきりした、鋭い針で刺すような痛みを伝える。
★C線維：伝達速度が遅い。鈍い痛みを伝える。

- 体性痛には、非オピオイド鎮痛薬 p.120 とオピオイド鎮痛薬 p.22 が効く。
- ただし、痛む部位を動かしたときの痛み（体動時痛）は、これらの鎮痛薬だけでは緩和が難しい場合がある。この場合は、骨転移への放射線治療 p.342 や、リハビリテーションなども併せて検討する。

2. 内臓痛

- 内臓痛は、内臓が何らかのダメージを受けることによって生じる。

★体性痛と異なり、痛む部位がはっきりせず、「鈍い」「押されるような」痛みが特徴である。

- 内臓痛は、管腔臓器（食道、胃、大腸など）が腫瘍によって圧迫・閉塞することで消化管内圧が上昇したときや、肝臓や腎臓などの固形臓器被膜が急激に伸展したときに生じる。
- 肝臓の病変によって肩や背中に痛みを感じるなど、関連痛（刺激が加わった部位とは異なる部位に出現する痛み）が生じることもある。
- 内臓痛の場合、痛み刺激は末梢感覚神経（Aδ線維とC線維）を通って、脊髄後根に伝達される。

★内臓は体性組織よりもC線維が分布している割合が多く、また、複数の脊椎レベルに痛みが伝わるため、広い範囲に漠然とした鈍い痛みを感じる。

- 内臓痛には、非オピオイド鎮痛薬とオピオイド鎮痛薬が効きやすい。

■がんによる痛みの発生と伝達

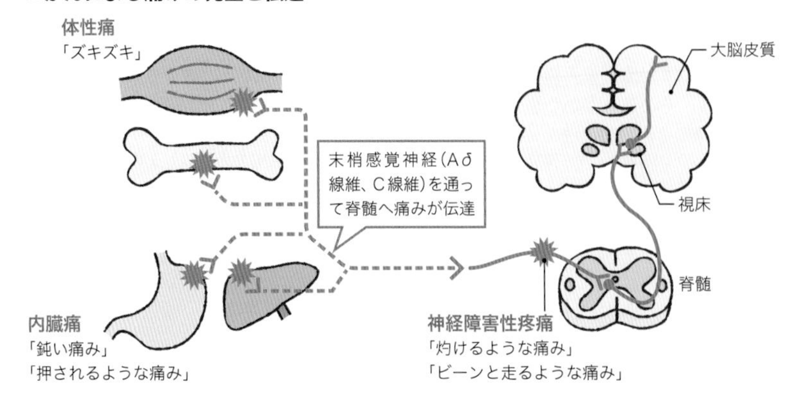

[神経障害性疼痛]

- 神経障害性疼痛は、末梢神経や中枢神経自体が、腫瘍の浸潤やがん治療などによって直接ダメージを受けることによって生じる。
- 神経障害性疼痛は、ダメージを受けた神経の支配領域に、「灼けるような」痛み（灼熱痛）や「ビーンと走るような」痛み（電撃痛）がみられ、感覚異常を伴うのが特徴である。

  ★感覚異常には、触っているところが鈍く感じる（感覚鈍麻）、少しの痛み刺激を非常に強く感じる（痛覚過敏）、衣服などが触れただけでも痛みを感じる（アロディニア）などがある。
- 障害された末梢神経からの痛み刺激が続くと、大脳に痛みを伝える神経自体が興奮し、さらに強い痛みを感じることがある（感作）。神経障害性疼痛には、この感作が関係しているといわれる。
- 非オピオイド鎮痛薬、オピオイド鎮痛薬が効きにくいときは、鎮痛補助薬 p.154 の併用を検討する。

痛みの評価

- がん患者の痛みは「がんによる痛み」「がん治療による痛み」「がんやがん治療と直接関連のない痛み」に分けられる。
- がんによる痛みは、がんの進行により侵害受容性疼痛と神経障害性疼痛が合併したり、転移により原発部位とは他の部位に痛みが出現したりと、時間の経過に伴い変化していく。また、帯状疱疹を発症して、がんやがん治療と直接関連のない痛みが生じることもある。
- がん患者の痛みを緩和し、生活の質（QOL）を高めるためには、痛みの評価が重要である。
- 痛みの評価は、問診による患者の主観的体験の把握、痛みのある部位の視診や触診、画像診断など、包括的に行う。

[収集すべき情報]

1. 痛みの部位（どこが痛い？）と、痛みが生じた時期（いつから痛い？）

- 痛みを感じている部位を患者に示してもらい、ボディチャートに、痛みがある部位と痛みの強さ、その痛みがいつ生じたのかを書き込む。
  - ★がん患者の場合、複数の部位に痛みがあることも少なくない。
  - ★例えばしびれの場合、がん薬物療法中から生じたのか、転倒後に生じたのかによって原因が異なる。
- 突然に発症する強い痛みは、オンコロジックエマージェンシー（腫瘍緊急症）の可能性もある。そのため、痛みが生じた時期を確認することは、重要である。
  - ★オンコロジックエマージェンシーとは、がんに関連した原因により、発症後数時間〜数日以内に非可逆的な臓器障害を起こし、ときには多臓器不全も伴って致命的となる病態をいう。
  - ★例：頭蓋内圧亢進や脊髄圧迫による麻痺、上大静脈症候群、喀血、気道閉塞、心タンポナーデ、消化管穿孔、高カルシウム血症や低ナトリウム血症などがある。

■ボディチャートへの記載例

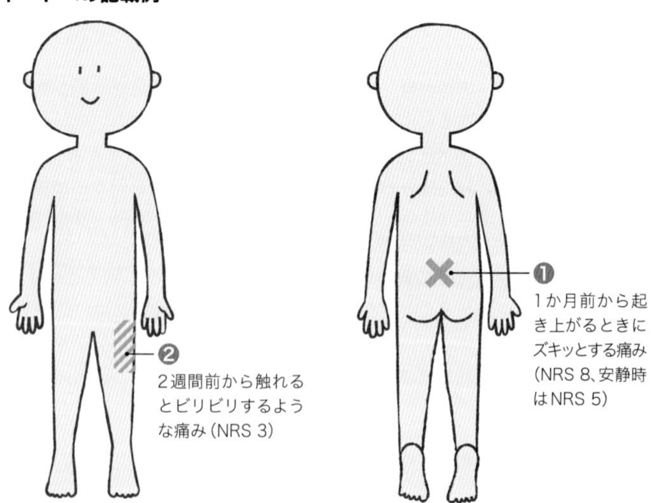

2. 痛みの強さ（どれくらい痛い？）

- NRSなどのスケールを用いて、安静時の痛み（持続痛）の程度と、突出痛の強さを確認する。
- NRSは中等度の認知機能低下の患者にも使用できる。認知機能低下によってNRSの使用が難しい場合は、患者の表情、身体の動かし方、日常生活パターンの変化などを観察する。
  - ★認知症診断に用いられるミニメンタルステート検査（MMSE）で、30点満点中10〜17点以上が、NRSを使用できるめやすとなる。

■痛みの評価に用いられるスケール

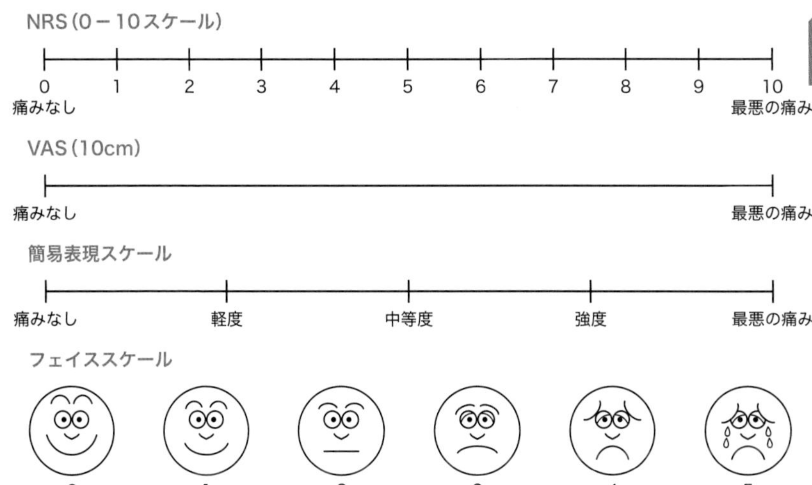

エキスパートからのアドバイス

＊問診のコツとして、まず、患者が安静にしているときに、「今、痛いですか？」と尋ねることで、持続痛の有無を確認する。さらに、「どのようなときに痛くなりますか？」と、突出痛の種類を確認するとよい。
＊例えば、骨転移のある患者などが動いたときに強い痛みを感じる体動時痛は「予測できる突出痛」に該当する。一方、特に心当たりがないのに突然痛みが強くなる発作痛は「予測できない突出痛」に、朝方に痛みで目が覚めるなどは「定時投与薬の効果の切れ目の突出痛」に該当する。

3. 痛みのパターン（どんなときに痛い？）

●痛みのパターンは、1日の半分以上痛みが続く「持続痛」と、一過性に痛みが増強する「突出痛」に分けられる。
●突出痛は、さらに「予測できる痛み」「予測できない痛み」「定時投与薬（後述）の効果の切れ目に出現する痛み」の3つに分けられる p.308。

4. 痛みの性状（どのように痛い？）

●痛みの性状から、痛みの分類を予測できる。
●「ズキズキ」する限局した痛み：体性痛。
●「鈍い」「押されるような」部位のはっきりしない痛み：内臓痛。
●「灼けるような」「ビーンと走るような」痛み：神経障害性疼痛。

5. 痛み治療の効果（薬によって痛みはどう変化した？）

●鎮痛薬の開始や増量によって、安静時の痛みや突出痛の強さがどう変化したか、痛みによって困難だった日常生活(睡眠、トイレ歩行、食事摂取など)が改善したか確認する。

★レスキュー薬(後述)は、薬剤の最高血中濃度到達時間に応じて、患者が効果を感じているかを評価することが重要である。

- 副作用(悪心、眠気など)がないか確認する。
- 外来患者は、自らの判断や誤解で鎮痛薬を処方どおりに服用していない場合もある。また、「食後でなければ飲んではいけない」と誤解している患者や、「レスキュー薬の使い方がわからない」という患者もいる。
- 「飲んでいる時間を教えてください」「どのような飲み方をしていますか?」などと患者に質問し、鎮痛薬の定時内服状況や、レスキュー薬の使用回数・タイミングなどを確認する。

★**服薬状況を聞き出すコツ**:鎮痛薬がいくつ残っているかを確認する。

★レスキュー薬の剤形や味が苦手で服用していないこともあるため、飲みやすさなどについても聞いてみるとよい。

6. 心理社会的側面

- がん治療の効果や先行きの不安、孤独感などは、患者に痛みをより強く感じさせる要因となる。心理・社会的側面のアセスメントも、痛み治療に重要である。

★「他に困っていることはありませんか?」など、痛みや身体以外のことも尋ねる。

がん疼痛の治療法

[WHOがん疼痛ガイドライン]

- WHOがん疼痛ガイドラインが2018年に改訂された。

★新しいガイドラインでは「3段階除痛ラダー」を絶対視するのではなく、患者個々の痛みに対して詳細な評価を行い、それに基づいて治療を選択することの重要性が強調されている。

- 原則として、非ステロイド性消炎鎮痛薬 p.122 、アセトアミノフェン p.146 、オピオイド鎮痛薬 p.22 を痛みの強さや患者の状態に応じて単独か組み合わせて使用する。
- 神経障害性疼痛などオピオイド鎮痛薬が効きにくい痛みには、鎮痛補助薬 p.154 を併用する。

■ がん疼痛治療の原則

❶ 許容できる範囲の日常生活が送れるレベルまで痛みを緩和する
❷ 患者個々の痛みの感じ方や表現は異なるため、疼痛治療にあたり、包括的なアセスメントを行う
❸ 患者、介護者、医療者、地域と社会の安全にも目を向ける
❹ 疼痛マネジメントの計画には薬物療法と心理社会的ケア、スピリチュアルケアも含める
❺ オピオイドを含む鎮痛薬は安価で入手可能でなければならない
❻ 鎮痛薬は「経口的に」「時間を決めて」「患者ごとに」「そのうえで細かい配慮を」して投与する
❼ がん疼痛マネジメントはがん治療の一部として統合されるべきである

鎮痛薬使用の4原則

❶ 経口的に(by mouth)
❷ 時刻を決めて規則正しく(by the clock)
❸ 患者ごとの個別の量で(for the individual)
❹ そのうえで細かい配慮を(with attention to detail)

[持続痛への基本的な対処法]

- 基本処方として、持続する痛みを、決められた時間に適切な量の鎮痛薬を投与することで取り除く（定時投与薬の使用）。そのうえで、突出痛には、速効性の鎮痛薬を用いる（レスキュー薬の使用）。
- 痛みの性状などによっては、鎮痛補助薬などを組み合わせて使用することで、効果的な鎮痛が可能となる。
- 定時鎮痛薬の血中濃度の低下によって痛みが生じる（鎮痛薬の切れ目の痛み）には、定時鎮痛薬の増量や投与時間の変更を検討する。

[突出痛への基本的な対処法]

- がんの突出痛 p.308 とは、定期的な鎮痛薬の投与によって持続痛が緩和している状態で生じる一時的な痛みの増強のことである。
- 突出痛に対しては、オピオイド鎮痛薬のレスキュー薬（モルヒネ速放性製剤など）を使用する。
- 突出痛の対処方法は、痛みのきっかけによって異なる。

★予測できる突出痛のうち、体動時痛がある場合には、動く前にレスキュー薬を使用することを検討する。なるべく痛む部位を動かさずに済むような日常生活の工夫も必要となる。

★予測できない突出痛のうち、咳嗽など誘因がある場合は、レスキュー薬に加え、誘因を改善するアプローチを行う。

突出痛と持続痛に対する鎮痛（イメージ）

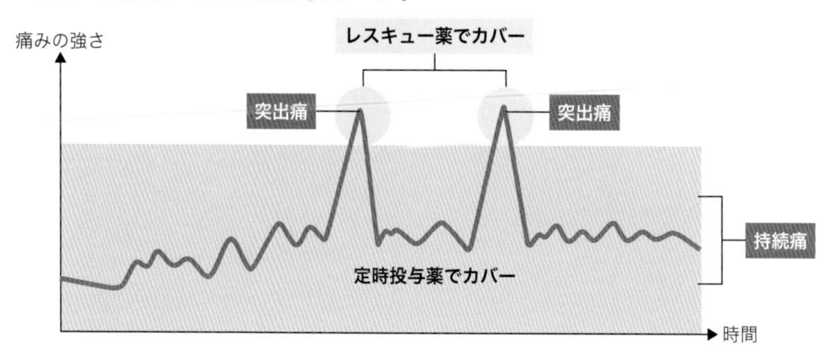

[タイトレーション]

- 痛みをやわらげるために必要なオピオイド鎮痛薬の量は、患者によって異なるため、投与量の調節を行い、至適用量を決める必要がある（タイトレーション）。

★**至適用量**：オピオイドによって十分な鎮痛効果が得られ、かつ副作用が少ない、適正な投与量のこと。

- オピオイド鎮痛薬導入時には、まず少量を投与し、痛みと副作用の出方をみながら、投与量を増減する。副作用に関しては、眠気の有無が１つのめやすとなる。

★がんの進行や治療などによって痛みの程度が変わってきた場合も、タイトレーションが必要になる。

- タイトレーションは、以下をめやすに行う。

★「痛みあり・眠気なし」ならオピオイド鎮痛薬の増量、「痛みなし・眠気あり」ならオピオイド鎮痛薬の減量、「痛みあり・眠気あり」ならオピオイド鎮痛薬の変更。

オピオイド鎮痛薬の変更（オピオイドスイッチング、オピオイドローテーション）

●副作用により、鎮痛効果を得るのに十分な量のオピオイド鎮痛薬を投与できない場合や、鎮痛効果が不十分な場合には、他のオピオイド鎮痛薬に変更する（オピオイドスイッチング、オピオイドローテーション）。

★**例**：モルヒネを使用しており、その副作用（せん妄、眠気、悪心・嘔吐）がコントロールできない場合、オキシコドンやフェンタニルに変更する、など。

★同じオピオイド鎮痛薬を大量に長期間使用していることによって耐性が生じている可能性がある場合、他のオピオイド鎮痛薬に変更することで鎮痛効果が得られる可能性がある。

■オピオイド鎮痛薬の変更（例）

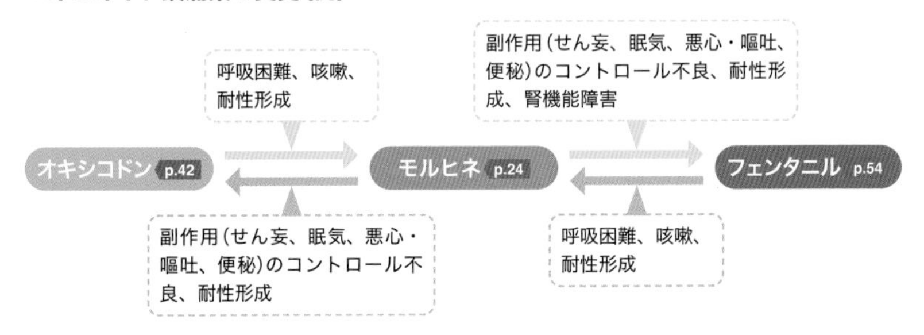

［ 投与量の考え方 ］

●オピオイド鎮痛薬の変更を行う場合は、換算表をもとに、変更後のオピオイド鎮痛薬の投与量を計算する。

■オピオイド鎮痛薬換算のめやす

投与経路	種類	投与量
経口	モルヒネ	60mg
	トラマドール	300mg
	コデイン	400mg
	オキシコドン	40mg
	タペンタドール	200mg
	ヒドロモルフォン	12mg
経皮	フェンタニル	0.6mg
直腸内	モルヒネ	40mg
静脈内・皮下（持続投与）	モルヒネ	30mg
	オキシコドン	30mg
	フェンタニル	0.6mg

ココを基準とした場合（経口モルヒネ 60mg）

★フェントス®テープ…2mg
★デュロテップ®MTパッチ…4.2mg
（経皮フェンタニル 0.6mg）

★メサドンは他のオピオイド鎮痛薬との換算比がない。p.76を参考に投与量を検討する。

- 医師の指示と換算表を照合して、かけ離れていないか確認する。
  - ★高齢患者や、副作用症状が強い患者などの場合、「換算表より少なめ」の指示が出ることが多い。その場合は、痛みが増強したときに適時にレスキュー薬を投与できる準備をしておく。
  - ★痛みが非常に強い場合など、「換算表より多め」で指示が出ているときは、副作用（眠気、悪心・嘔吐、せん妄など）の出現がないか観察する。
- オピオイド鎮痛薬の使用量が多い場合は、数回に分けて切り替えを進める。
- オピオイド鎮痛薬の変更や、鎮痛薬の増量でも痛みがよくならない場合は、オピオイド鎮痛薬が効きにくい痛み（神経障害性疼痛や体動時痛）ではないか、再評価を行う。

臨床でのエピソード　1度に全量のオピオイド鎮痛薬の変更は避ける

モルヒネ徐放性製剤（MSコンチン®）180mg/回を内服していたが、十分な鎮痛効果が得られなくなってきた患者に対し、オピオイド鎮痛薬の変更を行うことになった。オピオイド鎮痛薬の変更中、痛みが出た場合でもすぐ対応できるよう、レスキュー薬は変更せず、定時投与薬をフェンタニル注射剤に切り替えた。

その際、使用量が比較的多かったため、一度に全量を切り替えず、1/3量ずつ変更することとした。その結果、過量投与徴候や退薬症状などを生じさせることなく、疼痛緩和につなげることができた。

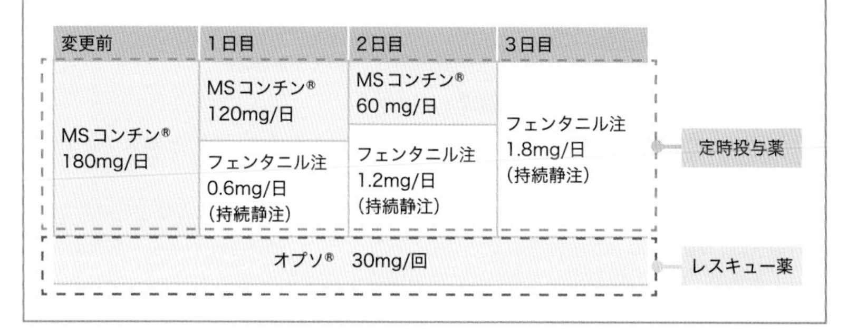

疼痛治療に対する支持療法

- 痛みの治療を行う際は、支持療法として、副作用対策と患者・家族への説明を十分に行う。

支持療法の内容

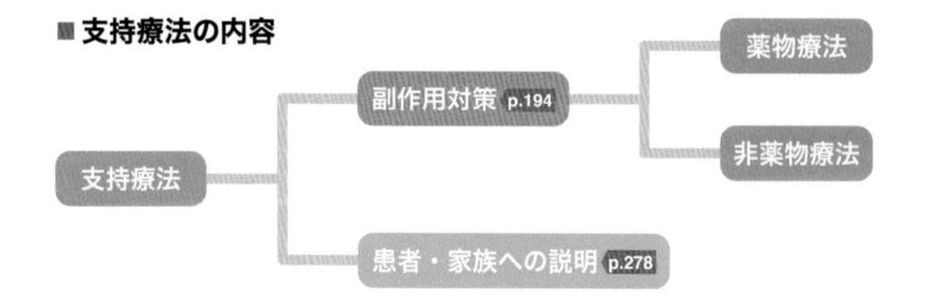

[オピオイド鎮痛薬の副作用対策]

- オピオイド鎮痛薬の３大副作用は、①便秘 p.218 、②悪心・嘔吐 p.196 、③眠気 p.250 である。なかでも悪心・嘔吐と便秘は、患者にとって苦痛が大きいため、しっかりマネジメントすることが大切である。
- 眠気は、オピオイド鎮痛薬開始初期や増量時に生じ、通常は数日以内に自然に軽減することを患者・家族に説明し、オピオイド鎮痛薬の使用に不安をもたないように配慮する。

1．薬物療法

- **悪心・嘔吐**：オピオイド鎮痛薬開始初期や増量時、30％くらいの患者に生じやすい。悪心の有無や食欲の変化などを確認する。
  - ★持続する悪心にはドンペリドンやメトクロプラミドが効く。
  - ★体動時の悪心には、ドンペリドンやメトクロプラミドが効かないため、抗ヒスタミン薬（ジフェンヒドラミン・ジプロフィリン配合錠など）を検討する。
  - ★制吐薬でコントロールできない場合は、オピオイド鎮痛薬の変更や、投与経路の変更を検討する。
- **オピオイド誘発性便秘（OIC）**：オピオイド鎮痛薬使用中は高頻度に生じ、持続する。排便回数だけでなく、便の性状や量を毎日確認し、腹部状態の観察も行う。新しい治療薬（ナルデメジン、ルビプロストン、リナクロチド、エロビキシバットなど）も登場している。
  - ★浸透圧性下剤（酸化マグネシウム、ラクツロースなど）や大腸刺激性下剤（センノシドなど）を使用し、単独使用で効果が不十分なときは、浸透圧性下剤と大腸刺激性下剤を併用する。
  - ★患者の病状を確認したうえで、水分や食物繊維の摂取、適度な運動を促す。

2．非薬物療法：実施時のポイント p.244

- 薬物療法に加えて、温罨法や冷罨法、マッサージ、体位の工夫、気分転換やリラクセーション、移動の支援などを行う。
- 温罨法は、筋緊張をゆるめたり、血流を増やしたりすることによって、痛みを緩和する。冷罨法は、局所の解熱や血管を収縮させることによって、痛みを緩和する。病態を把握したうえで、患者が心地よいと感じるほうを選択する。
- マッサージやリラクセーションは、筋の緊張を和らげ、リラックス効果をもたらす。
- 骨転移による痛みに対しては、病変のある骨への荷重を減らすために、コルセット、カラー、杖、歩行器の使用について、担当医、整形外科医、理学療法士らの多職種チームで検討する。また、放射線治療 p.342 の適応についても担当医に確認する。

エキスパートからのアドバイス

＊がん患者でみられるせん妄 p.256 は、オピオイド鎮痛薬以外の原因（他の薬剤、中枢神経系の病変、電解質異常、脱水、感染症、低酸素血症など）でも出現するため、せん妄の発症経過や血液データなどから原因検索を行う。

＊原因の治療、オピオイド鎮痛薬の変更、抗精神病薬の投与が有効である。

[患者・家族への説明のポイント]

● 患者・家族は、オピオイド鎮痛薬についての誤解(麻薬中毒になる、寿命が縮まる、いずれ効かなくなるなど)をもっていることがある。患者・家族のオピオイド鎮痛薬についての思いや考えをよく聴いたうえで、痛みやオピオイド鎮痛薬について正しい情報を提供することが大切である。

★がん疼痛に対してオピオイド鎮痛薬を使用した場合に、精神依存が生じることはまれである。
★オピオイド鎮痛薬の使用が生命を短くするという根拠はない。

● スケールを利用した痛みの評価方法、痛みを記録する日記の書き方、医療者への痛みの伝え方、痛みについて気軽に相談できる連絡先などを説明する。

(細矢美紀)

1 がん疼痛治療薬　知っておきたいポイント❶

中等度～
高度の痛みに使用

1 2 3

強オピオイド鎮痛薬

★がんによる痛みの治療で最も重要

■強オピオイドの作用機序

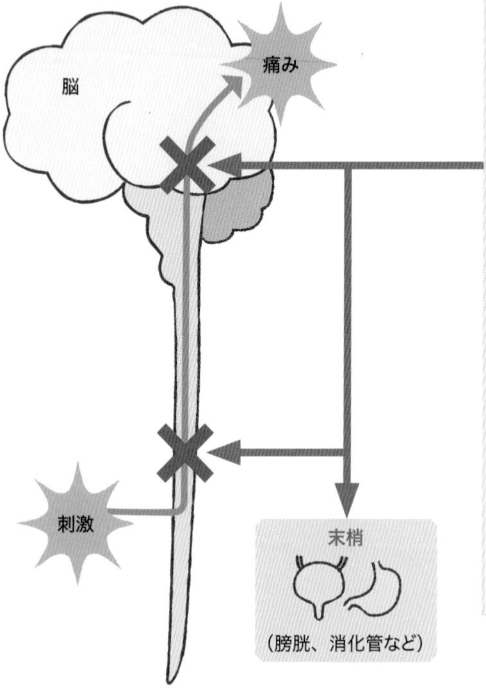

痛み

脳

刺激

末梢

（膀胱、消化管など）

オピオイド受容体

主にココにはたらく

μ（ミュー）

鎮痛、鎮静、消化管運動抑制（便秘）、呼吸抑制、鎮咳、悪心・嘔吐、多幸感（依存性形成）、掻痒感、縮瞳、抗利尿（尿閉）など

δ（デルタ）

鎮痛、鎮静、身体・精神依存、咳嗽反射悪化など

κ（カッパ）

鎮痛、鎮静、身体違和感、嫌悪感（依存性抑制）、呼吸抑制、興奮、幻覚、鎮咳、利尿など

モルヒネ p.24

オキシコドン p.42

フェンタニル p.54

メサドン p.74

タペンタドール p.78

ヒドロモルフォン p.82

● オピオイドは、脳や脊髄にあるオピオイド受容体（主にμ受容体）に作用して、鎮痛効果を発揮する薬物の総称である。投与量に従い、鎮痛効果が発現する。

● 非オピオイド鎮痛薬 p.120 のみでは鎮痛効果が不十分な場合、十分な量の強オピオイド鎮痛薬を投与する。それでも効果が不十分な場合には鎮痛補助薬 p.154 の併用を検討する。

■「経口剤と経皮吸収剤」の換算比（めやす）

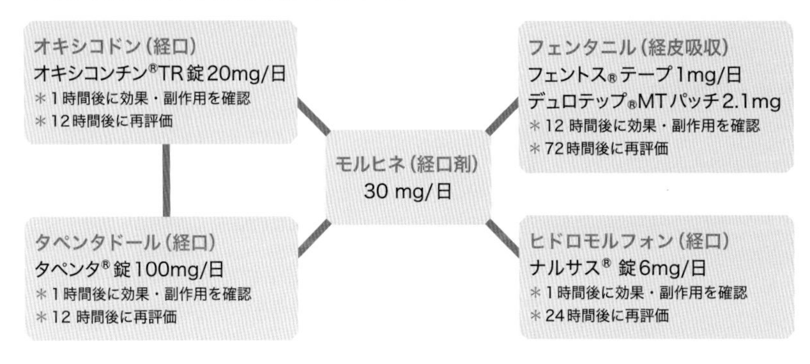

■「メサドンに切り替える場合」の換算のめやす

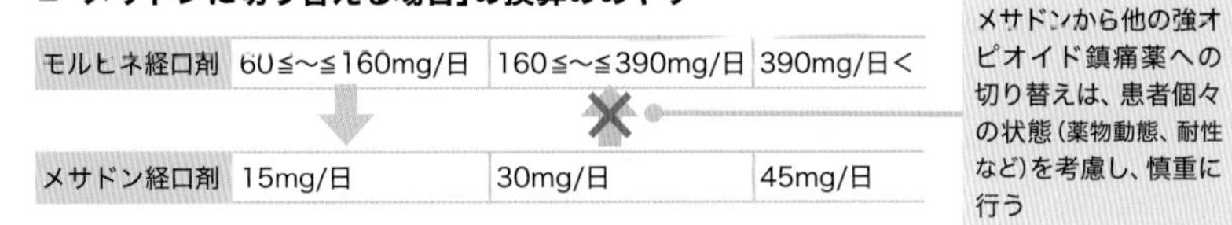

モルヒネ経口剤	60≦～≦160mg/日	160≦～≦390mg/日	390mg/日＜
メサドン経口剤	15mg/日	30mg/日	45mg/日

メサドンから他の強オピオイド鎮痛薬への切り替えは、患者個々の状態（薬物動態、耐性など）を考慮し、慎重に行う

■「注射剤どうし」の換算のめやす

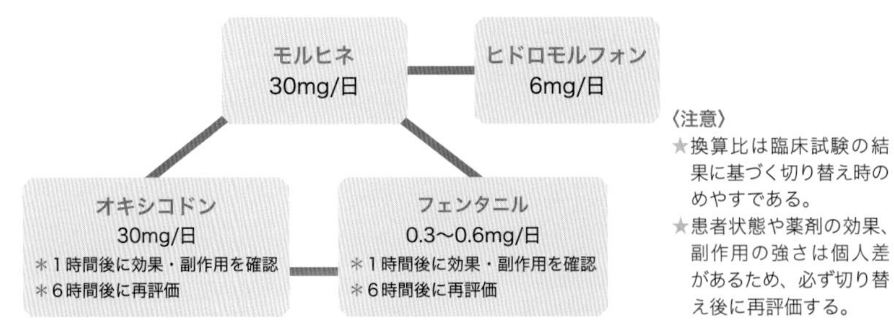

〈注意〉
★換算比は臨床試験の結果に基づく切り替え時のめやすである。
★患者状態や薬剤の効果、副作用の強さは個人差があるため、必ず切り替え後に再評価する。

（岡本禎晃）

強オピオイド鎮痛薬❶

モルヒネ

こんな患者に使用する

- 「中等度〜高度のがん疼痛」がある患者
- 咳嗽や呼吸困難のある患者(症状緩和に有効)
- はじめてオピオイド製剤を使用するがん患者

特徴

- ケシの花から抽出される天然物(アヘン)を原料として製造される。
- 主として脳や脊髄に存在するμオピオイド受容体に作用して、鎮痛効果を発揮する。

★塩酸塩と硫酸塩があるが、鎮痛効果や副作用に差はない。

代謝・排泄経路

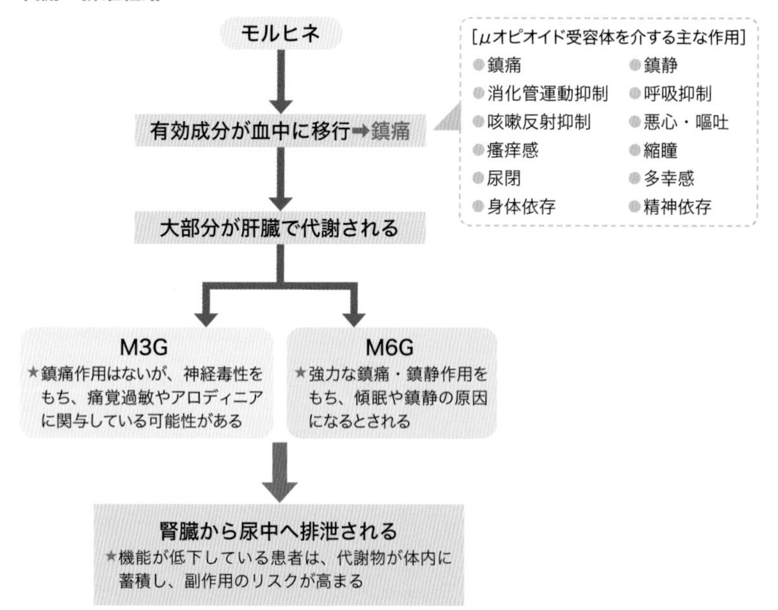

禁忌

- **投与禁忌**:重篤な呼吸抑制・肝機能障害、気管支喘息発作中、慢性肺疾患に続発する心不全、けいれん、急性アルコール中毒、出血性大腸炎。
- **併用禁忌**:ナルメフェン。

併用注意

- 中枢神経抑制作用のある薬物と併用すると、中枢神経抑制作用が相加的に増強する。
- 抗コリン作用のある薬物と併用すると、消化管運動抑制作用などが相加的に増強する。

メリット

- 世界的に、がんの痛みの基本薬とされ、長年使用されてきた薬剤である。効果の予測が容易であり、副作用対策もある程度確立されている。
- 剤形が豊富で、経口、経直腸、皮下、静脈内、脊髄腔内（硬膜下、くも膜下）への投与が可能である。

  ★経口剤には、持続性（徐放性）製剤と速放性製剤がある。
  ★徐放性の散剤があるので、経鼻栄養チューブや胃瘻などからの経管投与が可能である。
  ★高濃度の注射剤があるため、高用量での皮下投与が可能である。
  ★経口投与した場合、静脈内投与の半分程度の効果が期待できる。
- 咳嗽や呼吸困難に対して、少量でも効果が認められている。

デメリット

- 腎機能が低下している場合、体内に活性代謝物が蓄積し、副作用の出現リスクが上昇する。
- 消化管の運動抑制作用に伴う副作用（便秘、麻痺性イレウスなど）が生じる。

  ★消化管に薬剤が長時間停滞し、吸収が高まることがある。併用薬がある場合は、作用の増強に注意する。
- 近年、経口剤の剤形が減少（製造中止）している。

こんなところに要注意

- 腎機能が低下している患者には、基本的にモルヒネ以外のオピオイド（フェンタニルなど）を選択する。
- 消化管の運動抑制作用により、用量依存的に便秘が出現する。常に排便状況を確認し、便秘治療薬の調節が必要である。
- 悪心・嘔吐が出現することがある。制吐薬の予防投与へのエビデンスはないので、常に観察し、状態に応じて適切に制吐薬を投与できるようにする。
- 悪心には、持続する悪心（ドンペリドンやメトクロプラミドが効く）と、体動時の悪心（ドンペリドンやメトクロプラミドが効かない）がある。体動時の悪心には、抗ヒスタミン薬（ジフェンヒドラミン・ジプロフィリン配合錠など）を検討する。

  ★制吐薬でコントロールできない場合は、オピオイドの変更や、投与経路の変更を検討する。
- 投与初期に傾眠が出現することがあるため、ふらつき、転倒に注意する。

  ★傾眠は通常、1週間程度で軽減するが、持続する場合は減量や他剤への変更を検討する。
- 幻覚や妄想、せん妄が出現することがある。

  ★せん妄の原因は多岐にわたるため、モルヒネ以外の原因も検索する。

（岡本禎晃）

一般名 **モルヒネ硫酸塩水和物**

商品名 MSコンチン®錠

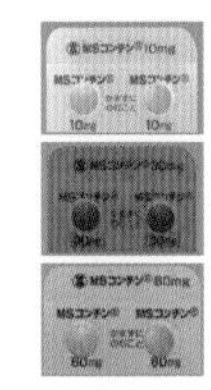

画像提供：シオノギファーマ

投与経路 経口
▶効果発現 徐放性
▶剤形・規格：錠剤 10mg 30mg 60mg

どんな薬か

［製剤の特徴］

- 高級アルコールをコーティングしたモルヒネ粒子を圧縮した構造をしている。
  ★腸管内の水分が高級アルコール膜を透過して侵入すると、モルヒネが徐々に放出され、効果が長時間持続する。
- 水分摂取量不足や脱水、下痢などがあると、腸管からのモルヒネ吸収が低下し、十分な鎮痛効果が得られない場合がある。
- 呼吸困難に対しても有効である。

■薬剤の効き方（イメージ）

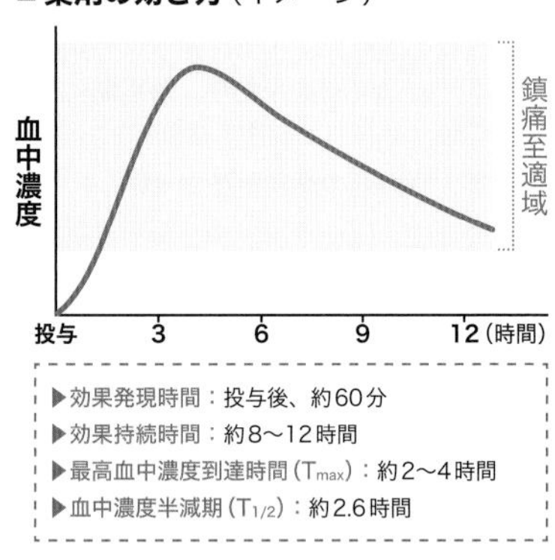

▶効果発現時間：投与後、約60分
▶効果持続時間：約8〜12時間
▶最高血中濃度到達時間（T_{max}）：約2〜4時間
▶血中濃度半減期（$T_{1/2}$）：約2.6時間

［保険適用］

- 激しいがん疼痛。

［用法・用量］

- **定時投与**：1日20mgより、1日2回に分け、12時間ごとに経口投与。
- **増量**：徐々に増量。
  ★例：20mg→40mg→60mg→80mgなど。

使用上の注意点

- 定時投与薬として使用するため、必要に応じてレスキュー薬を準備する。
- 投与禁忌や併用注意については p.24 を参照のこと。

臨床でのエピソード　内服量は「必ず朝晩同じ量」にする必要はない

本剤を9時と21時に10mgずつ内服していた肺がん患者が「最近、夜になると息苦しさが増す」と訴えた。そのため、医師と相談し、9時の内服量は変えず、21時の内服量のみ20mgに増量したところ、夜間の呼吸困難が軽減した（レスキュー薬も併用）。

1日2回内服する際は、必ずしも2回とも同量である必要はなく、症状の出現の仕方に応じて内服する量を調整することが重要である。

起こりうる副作用

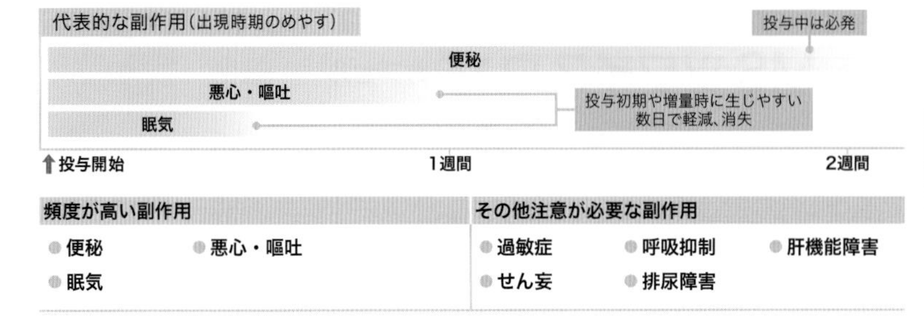

頻度が高い副作用		その他注意が必要な副作用		
便秘	悪心・嘔吐	過敏症	呼吸抑制	肝機能障害
眠気		せん妄	排尿障害	

ケアのポイント

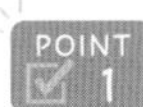

錠剤を粉砕したり、服用時に噛んだりしない。

★徐放性が失われ、急激に血中濃度が上昇し、傾眠や呼吸抑制に至る恐れがある。

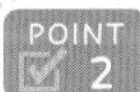

下剤を継続的に使用する。

★オピオイド使用時、用量依存的に便秘が起こるが、耐性はほとんど形成されない。

[患者説明・指導のポイント]

- 食事とは関係なく、決められた時間に規則正しく使用するよう指導する。
- 車の運転や危険を伴う機械の操作は行わないように説明する。
  ★眠気やめまいが生じうることを、患者と家族に説明する（特に高齢者の場合は注意）。
- 悪心は制吐薬でコントロールできること、多くの場合、投与開始から1週間程度で症状が改善することを説明する。
- 排尿障害は、特に高齢男性に多く認められる。前立腺肥大症の患者では尿閉に至る場合もあるため、排尿困難が生じた際は医療者に報告するよう説明する。
- 医療用麻薬について、患者と家族が正しく理解できるように説明・指導する p.278 。

エキスパートからのアドバイス

＊「モルヒネ」「麻薬」という言葉に悪印象をもつ患者はまだ多い。特に「モルヒネ」という言葉に敏感に反応する傾向がある。医師がどのように伝えて処方しているかを確認し、説明を行う必要がある。

＊肺がん患者、胸水貯留や多発肺転移などがある患者は、呼吸困難が出現することがある。モルヒネは呼吸困難に有効なので「定時投与薬を本剤、レスキュー薬をオプソ®」などとし、レスキュー薬を積極的に使用するとよい。

（和田千穂子）

一般名　**モルヒネ硫酸塩水和物**

商品名　**MSツワイスロン®カプセル**

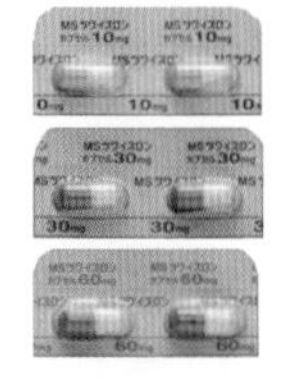

画像提供：帝國製薬

投与経路 経口

▶効果発現 徐放性

▶剤形・規格：**カプセル** 10mg 30mg 60mg

どんな薬か

[製剤の特徴]

● 直径0.6～1mmの徐放性顆粒をカプセルに充填した製剤。

★腸管内の水分により、徐々に製剤中のモルヒネが溶解される。

● 錠剤を内服できない場合に、定時投与薬として使いやすい。

★適応外の使用法だが、脱カプセル（カプセルから顆粒を取り出しての投与）が可能。

● 呼吸困難に対しても有効である。

[保険適用]

● 激しいがん疼痛。

[用法・用量]

● **定時投与**：1日20mgより、1日2回、12時間ごとに経口投与。

★初回投与量は、1回10mgをめやすとする。

● 増量：徐々に増量。

★**例**：20mg→40mg→60mg→80mg。

■ **薬剤の効き方**（イメージ）

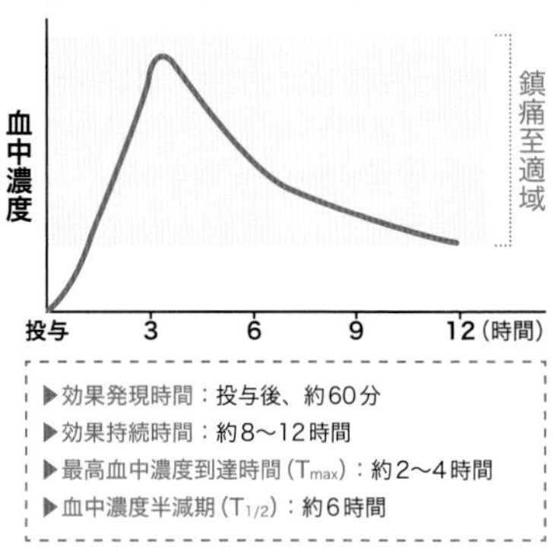

▶効果発現時間：投与後、約60分

▶効果持続時間：約8～12時間

▶最高血中濃度到達時間（T_{max}）：約2～4時間

▶血中濃度半減期（$T_{1/2}$）：約6時間

使用上の注意点

● 定時投与薬として使用するため、必要に応じてレスキュー薬を準備する。

● 投与禁忌や併用注意については p.24 を参照のこと。

エキスパートからのアドバイス

＊モルヒネ製剤を使用している患者に嚥下困難が出現し始めたら、早めにモルヒネ徐放細粒への変更などを検討するとよい。

起こりうる副作用

代表的な副作用（出現時期のめやす）

便秘 — 投与中は必発

悪心・嘔吐、眠気 — 投与初期や増量時に生じやすい 数日で軽減、消失

↑投与開始　1週間　2週間

頻度が高い副作用	その他注意が必要な副作用
便秘　悪心・嘔吐　眠気	過敏症　肝機能障害　排尿障害　せん妄　呼吸抑制

ケアのポイント

POINT 1 嚥下困難の患者にも使用できる。

★カプセルを飲み込みにくい場合、脱カプセルした顆粒を嚥下補助ゼリーなどに混ぜ、噛まずに飲み込んでもらう。

POINT 2 便秘治療薬を継続的に使用する。

★オピオイド鎮痛薬使用時、用量依存的に便秘が起こるが、耐性はほとんど形成されない。

POINT 3 脱カプセル時の管理に注意する。

★顆粒を粉砕したり、内服時に顆粒を噛み砕いたりしない（徐放性が失われ、成分が急速に体内に吸収される危険がある）。

★飛散や紛失などによる曝露に、十分な注意が必要である。

[患者説明・指導のポイント]

- 食事とは関係なく、決められた時間に規則正しく使用するよう指導する。
- 車の運転や危険を伴う機械の操作は行わないように説明する。
  ★眠気やめまいが生じうることを、患者と家族に説明する（特に高齢者の場合は注意）。
- 悪心は制吐薬でコントロールできること、多くの場合、投与開始から1週間程度で症状が改善することを説明する。
- 排尿障害は、特に高齢男性に多く認められる。前立腺肥大症の患者では尿閉に至る場合もあるため、排尿困難が生じた際は医療者に報告するよう説明する。
- 脱カプセルして服用する際、顆粒を粉砕したり噛んだりしないように説明する。

臨床でのエピソード　嚥下困難が予想される際は、早めに顆粒などへ切り替える

MSコンチン®を1日20mg、12時間ごとで内服していた胸椎転移のある肺がん患者に対し、胸部放射線治療を行うこととなった。しかし、照射10回目（照射量20Gy）ごろに放射線性食道粘膜炎が生じ、嚥下時の違和感と痛みが出現した。

そこで医師と相談し、この段階で、脱カプセル投与が可能な本剤に変更することとした。MSコンチン®で疼痛マネジメントはできていたので、投与量はこれまでと変わらない。脱カプセルに関する注意は必要だが、患者は「粉薬になって飲みやすくなった」と話しており、顆粒の有用性を実感した。

（和田千穂子）

一般名　**モルヒネ塩酸塩水和物**

商品名　**パシーフ®カプセル**

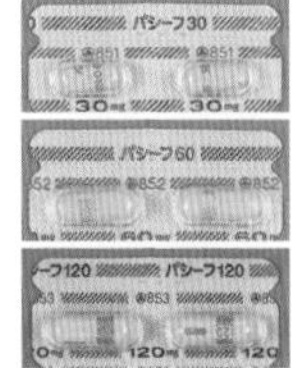

画像提供：武田薬品工業

投与経路 経口

▶効果発現 徐放性

▶剤形・規格：カプセル 30mg 60mg 120mg

どんな薬か

[製剤の特徴]

- 速放性細粒と徐放性細粒をカプセルに充填した製剤である。
  - ★速放性細粒が含まれるため他の徐放性製剤より鎮痛効果の発現が速く、投与後早期から24時間、安定した鎮痛効果を維持できる。
  - ★速放部と徐放部は、異なるタイミングでピークを迎える。
- 口腔内ですべりやすく、くっつきにくいカプセルである。
- モルヒネ製剤の開始薬として使用できる。

[保険適用]

- 中等度～高度のがん疼痛。

■薬剤の効き方（イメージ）

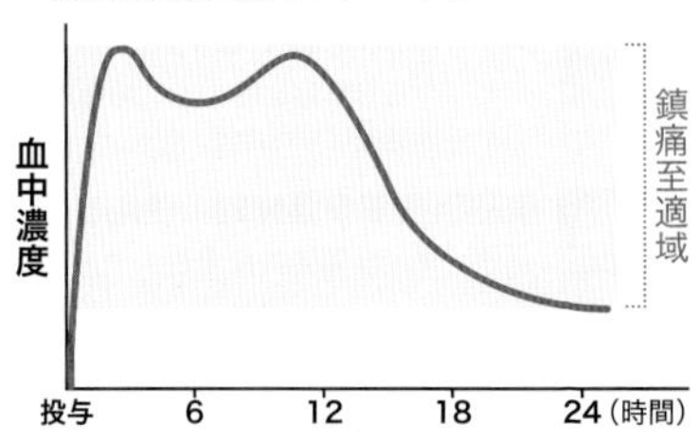

▶効果発現時間：投与後、約30分

▶効果持続時間：約24時間

▶最高血中濃度到達時間（T_{max}）：速放部は0.7～0.9時間、徐放部は8.4～9.8時間

▶血中濃度半減期（$T_{1/2}$）：11.3～13.5時間

[用法・用量]

- **定時投与**：1日30mgより、1日1回、経口投与。
  - ★低用量で鎮痛可能な患者には向かない。1日必要量が30mg（最低規格）未満の場合は別のモルヒネ製剤を使用する。
- **増量**：徐々に増量。
  - ★例：30mg→60mg→90mg→120mgなど。

使用上の注意点

- 定時投与薬として使用するため、必要に応じてレスキュー薬を準備する。
- 投与禁忌や併用注意については p.24 を参照のこと。
- カプセルの飲み込みが困難な場合、脱カプセル（添付文書上承認外）を行う場合もあるが、実施頻度は減っている。
  - ★近年では、モルヒネ徐放細粒への変更を検討するとよい。

起こりうる副作用

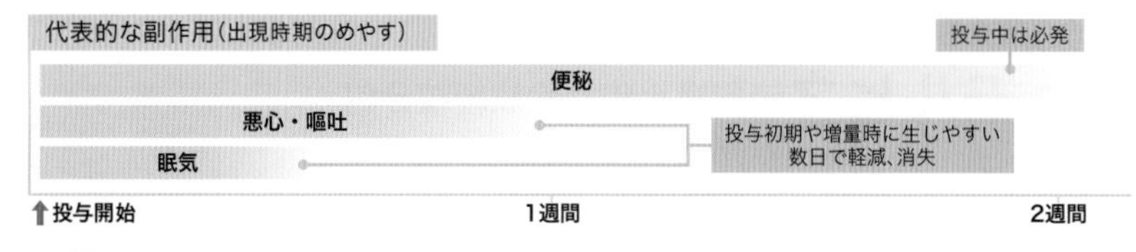

頻度が高い副作用	その他注意が必要な副作用
● 便秘　● 悪心・嘔吐　● 眠気	● 呼吸抑制　● せん妄　● 依存症

ケアのポイント

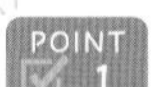

1日1回の投与で鎮痛効果が得られる。

★患者にとって、内服の負担が少なくて済み、在宅療養などでも管理しやすい。

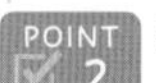

本剤内服から30分以内に、レスキュー薬を追加内服しない。

★血中濃度が必要以上に高くなる可能性がある。

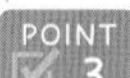

過量投与に特に注意が必要である。

★半減期が12時間前後と長いため、過量投与となった場合に、減量に時間を要する。

[患者説明・指導のポイント]

- 食事とは関係なく、決められた時間に規則正しく使用するよう指導する。
- 眠気が強くなった場合は、早めに医師に相談するよう指導する。

エキスパートからのアドバイス

＊オピオイドの導入は、一般的に、以下の流れで行われる。
①速放性製剤を使用して1日必要量(ベースの投与量)のめやすを決める。
②徐放性製剤に切り替え、定時投与薬の用量を決定する。
③レスキュー薬を「どの程度、どのように使用しているか」を記録し、それに応じて1日量を増やしていく。

＊強オピオイドの投与量に上限はなく、患者の痛みと副作用の状況に応じて調整していくことが大切である。

(石井和美)

一般名　**モルヒネ硫酸塩水和物**

商品名　**モルヒネ硫酸塩水和物徐放細粒分包 10mg/30mg**　＊旧名：モルペス細粒

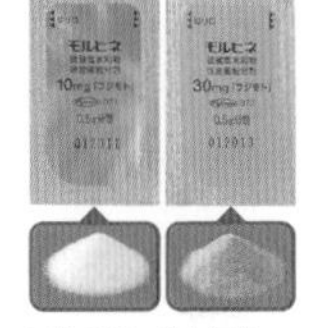
画像提供：藤本製薬

投与経路 経口（経管投与も可）

▶効果発現　徐放性

▶剤形・規格：細粒　10mg　30mg

懸濁可

どんな薬か

［製剤の特徴］

● モルヒネを含む素粒子に徐放性皮膜をかけ、その上に甘味料をコーティングした製剤である。
★内服時に苦みを感じないので、小児でも服用できる。

● 頭頸部がんや食道がんの増大による狭窄、放射線食道炎など、さまざまな理由で錠剤・カプセル剤の嚥下が困難な患者に使用できる。

● 液体に懸濁し、経管栄養チューブや胃瘻からも投与できる。
★顆粒の直径は0.5mm前後。

● 低用量からオピオイド鎮痛薬を開始する場合にも適する。
★細粒のため投与量を細かく設定できる。

● 呼吸困難に対しても有効である。

■ **薬剤の効き方**（イメージ）

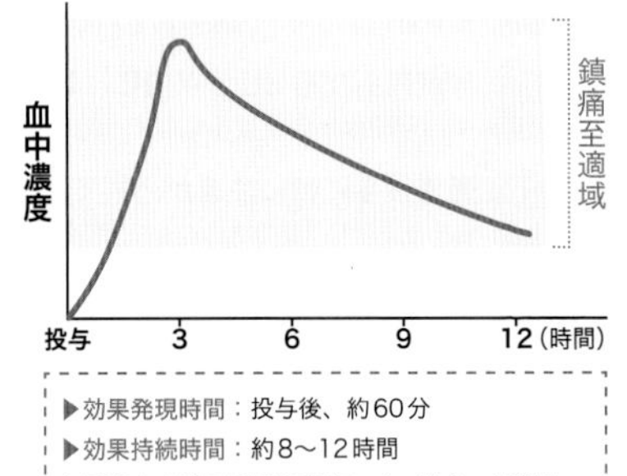

▶効果発現時間：投与後、約60分
▶効果持続時間：約8〜12時間
▶最高血中濃度到達時間（T_{max}）：約2〜4時間
▶血中濃度半減期（$T_{1/2}$）：6.9〜8.7時間

［保険適用］

● 激しいがん疼痛。

［用法・用量］

● 定時投与：1日20mgより、1日2回、12時間ごとに経口投与。
★初回投与量は、1回10mgをめやすとする。

● 増量：1段階ずつ徐々に増量。
★例：20mg→40mg→60mg→80mgなど。

使用上の注意点

● 定時投与薬として使用するため、必要に応じてレスキュー薬を準備する。

● 投与禁忌や併用注意については p.24 を参照のこと。

起こりうる副作用

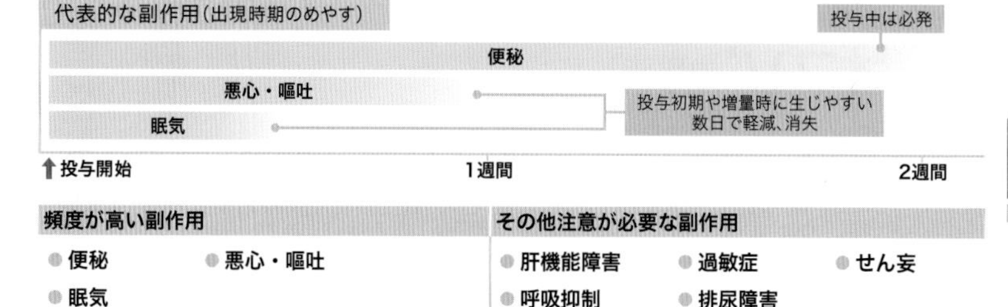

頻度が高い副作用	その他注意が必要な副作用
便秘 悪心・嘔吐 眠気	肝機能障害 過敏症 せん妄 呼吸抑制 排尿障害

ケアのポイント

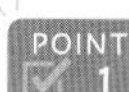

懸濁時は、水または単シロップを使用し、懸濁後10分以内に投与する。

★懸濁後に時間をあけて投与すると、成分が溶解し、徐放性製剤としてはたらかなくなる。

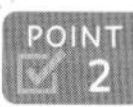

懸濁投与後は、細粒の付着の程度を確認する。

★ゴム栓のないシリンジを使用すると付着が生じにくい(ゴム栓部分のオイルが付着の原因となるため)。

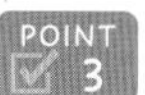

便秘治療薬を継続的に使用する。

★オピオイド鎮痛薬使用時、用量依存的に便秘が起こるが、耐性はほとんど形成されない。

[患者説明・指導のポイント]

- 食事とは関係なく、決められた時間に規則正しく使用するよう指導する。
- 経管栄養チューブや胃瘻から投与する場合は、薬剤の性質をふまえた指導を十分に行う(POINT 1 POINT 2)。
- 副作用に関連する説明のポイントは p.194 を参照。

臨床でのエピソード　治療の影響を予測し、早めにオピオイドの変更を検討する

下咽頭がんに対する放射線治療のために入院した患者。筆者の施設では、通常、放射線治療を行う場合、治療が長期に及ぶ点を考慮して、最初から細粒である本剤を使用しているが、この患者は他院でオキシコドン(オキノーム®)を処方され、定時内服(2.5mgを6時間ごと、1日4回)することで、疼痛マネジメントを図っていた。

下咽頭がんの放射線治療は「60〜70Gyを30〜35回、治療期間6〜7週の外照射」が一般的である。現在のところ疼痛マネジメントはできているが、今後、放射線治療による粘膜炎が出現し、オピオイドの変更が必要となる可能性が高いと予測された。

そのため、オキノーム®が1日15mgに増量となった時点で、本剤1日20mg投与に変更することとした。オーバードーズによる副作用症状出現に注意が必要だが、知識があれば、このような予測性をもった早めの対応も可能になる。

(和田千穂子)

一般名　**モルヒネ塩酸塩水和物**

商品名　**オプソ®内服液**

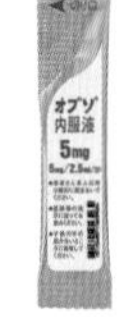
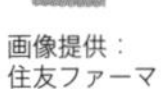
画像提供：
住友ファーマ

投与経路 経口

▶効果発現 速放性

▶剤形・規格：**液剤**（内服液） 5mg/2.5mL 10mg/5mL

どんな薬か

[製剤の特徴]

● ソルビトールやアミノ酸を添加し、モルヒネの苦みをほぼ消失させた製剤である。

★液体は無色澄明で、水なしで内服できる。

● モルヒネ経口投与開始時の用量調節、および用量調節後の疼痛マネジメント（主にレスキュー）に使用できる。

★細かな用量調節が可能で、速放性である（すぐに効く）ため、1日の至適用量を決めるために使用される。

● スティック状分包のため携帯しやすい。

● 水なしで内服でき、経管投与も可能である。

★突出痛で緊急性のあるとき、外出時に簡便に利用できる。

● 呼吸困難に対しても有効である。

■ **薬剤の効き方**（イメージ）

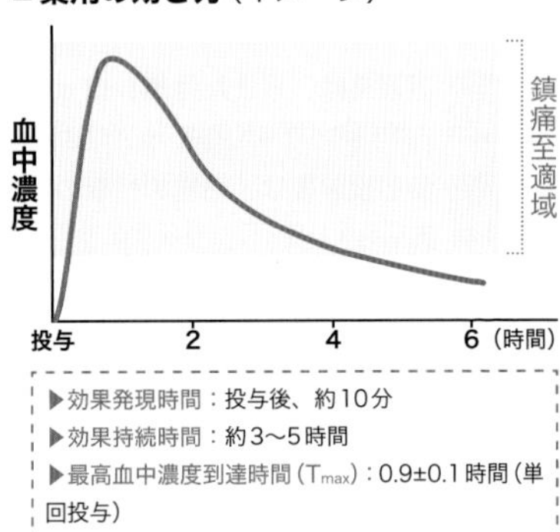

▶効果発現時間：投与後、約10分
▶効果持続時間：約3〜5時間
▶最高血中濃度到達時間（T_{max}）：0.9±0.1時間（単回投与）
▶血中濃度半減期（$T_{1/2}$）：2.2±0.3時間（単回投与）

[保険適用]

● 中等度〜高度のがん疼痛。

[用法・用量]

● **用量調節**：初回は5mg/包を内服し、15〜30分したら痛みの評価を行う。

★鎮痛効果が得られた1日分の使用量を「ベースの投与量」とし、徐放性製剤の定時投与に変える。

● **レスキュー**：定時投与中のモルヒネ1日量の「1/6量」を経口投与とする。

★投与後は痛みを評価し、至適用量を決定する。

● **投与間隔**：レスキューの場合は1時間あけて繰り返し投与可。定時投与の場合は4時間ごと1日6回とする。

★それ以上必要な場合は、持続製剤も含めて鎮痛薬の投与を再検討する。

使用上の注意点

● 投与禁忌や併用注意については p.24 を参照のこと。

起こりうる副作用

代表的な副作用(出現時期のめやす)

副作用	出現時期
便秘	投与開始〜2週間以降(投与中は必発)
悪心・嘔吐	投与開始〜1週間程度(投与初期や増量時に生じやすい 数日で軽減、消失)
眠気	投与開始〜数日(投与初期や増量時に生じやすい 数日で軽減、消失)

投与開始　1週間　2週間

頻度が高い副作用	その他注意が必要な副作用
便秘　悪心・嘔吐　眠気	呼吸抑制　せん妄

ケアのポイント

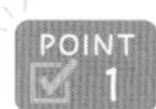

他の薬剤を自己管理している患者は、レスキュー薬も基本的に自己管理とする。

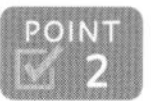

適切な支持療法を行っても副作用が続くときは、他のオピオイドに変更する。

★制吐薬や便秘治療薬でも悪心や便秘をコントロールできない場合もある。その場合はオキシコドンやフェンタニルに変更する。

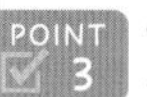

便秘治療薬や制吐薬を適切に用い、副作用のコントロールにつとめる。

★便秘は多くの患者に見られる症状のため、毎日の排便状況のチェックは大切である。
★悪心・嘔吐の多くは1〜2週間で消失するが、まれに長引く患者もいる。

[患者説明・指導のポイント]

- 定時投与薬を内服していても、痛みを感じたらがまんせずに早めに本剤を使用すること、服用後は30分以内に効き始めることを説明する。
- 服用後1時間以上経っても痛みが緩和されないときはがまんせず追加服用すること、追加服用の効果が十分でないときは医療者に相談することを伝える。
  ★どのようなときに、どの程度服用したのかは、記録しておいてもらう。
- 服用後しばらくは、集中力を必要とする行動(車の運転など)を控えるように指導する。
  ★速放性製剤は、服用後すみやかに効果が発現するため、眠気を生じることがあり、危険である。
- 在宅療養中に本剤を開始した場合、服用した時間を記録して医療者に伝えるよう説明する。
  ★投与量がほぼ確定するか、患者が自己管理を理解したら記録は任意とする。

エキスパートからのアドバイス

＊本剤内服時、5分程度口に含んでから嚥下すると、口腔内の痛みの改善も期待できる。がん薬物療法などに伴い、口内炎が生じている際に有効である。

(石井和美)

一般名　**モルヒネ塩酸塩水和物**

商品名　アンペック®坐剤

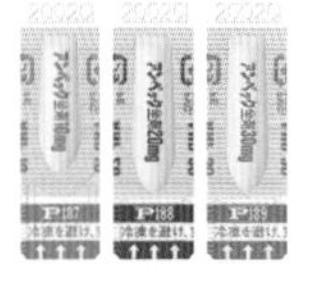
画像提供：
住友ファーマ

投与経路 直腸内

▶効果発現 速放性

▶剤形・規格：**坐剤** 10㎎ 20㎎ 30㎎

どんな薬か

[製剤の特徴]

● 油脂性の基材を用いて吸収を高め、長時間の鎮痛維持を可能とした坐剤である。

★頭頸部がんや、悪心・嘔吐などで内服困難な患者に対し、静脈内投与より簡便に使用できる。

● 定時投与薬としてもレスキュー薬としても使える。

★在宅で他の投与経路（注射など）を選択できない場合などによく用いられる。

● 最高血中濃度への到達が速く、少ない投与回数で安定した除痛状態が得られる。

★おおむね1日3回、患者によっては1日4回投与。

● 呼吸困難に対しても有効である。

■ **薬剤の効き方**（イメージ）

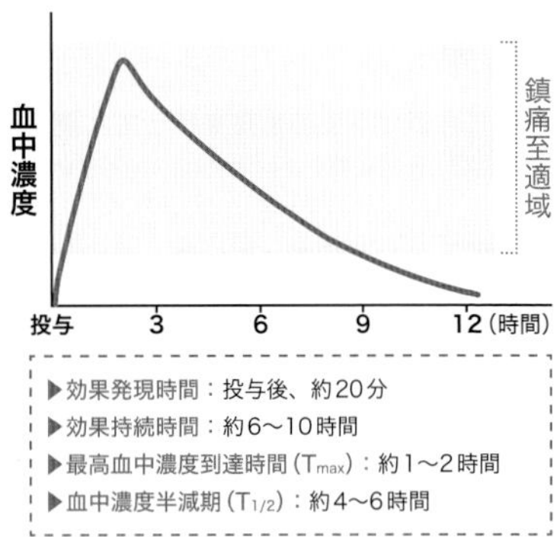

▶効果発現時間：投与後、約20分
▶効果持続時間：約6〜10時間
▶最高血中濃度到達時間（T_{max}）：約1〜2時間
▶血中濃度半減期（$T_{1/2}$）：約4〜6時間

[保険適用]

● 激しいがん疼痛。

[用法・用量]

● **定時投与**：1回10mgより、1日2〜3回、8〜12時間ごとに直腸内投与。

★初回投与量は、1回10mgをめやすとする。

● **増量**：徐々に増量（20mg→30mg→40mg→60mg→80mgなど）。

● **レスキュー**：1回定時投与中のモルヒネ1日量（経口換算）の、1/6量。

● **投与間隔**：2時間あければ、繰り返し追加可能。

使用上の注意点

● 肛門や直腸の病変、下痢や下血がある場合には、使用を避ける。

● **併用注意**：ジクロフェナクナトリウム坐剤（本剤の血中濃度が上昇）、インドメタシン坐剤（本剤の血中濃度が低下）。

★その他の併用注意薬については p.24 を参照のこと。

起こりうる副作用

代表的な副作用（出現時期のめやす）

副作用	出現時期	
便秘	投与開始〜2週間	投与中は必発
悪心・嘔吐	投与開始〜1週間	投与初期や増量時に生じやすい 数日で軽減、消失
眠気	投与開始〜数日	投与初期や増量時に生じやすい 数日で軽減、消失

↑投与開始　1週間　2週間

頻度が高い副作用	その他注意が必要な副作用
便秘　悪心・嘔吐　眠気	肝機能障害　せん妄　呼吸抑制　排尿障害

ケアのポイント

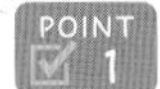

ストーマからの投与は避ける。

★ストーマから投与した場合、経直腸投与より血中濃度が低いとのデータがあり、安定した鎮痛効果が得られにくい。

使用が頻回な場合、投与経路の変更や他剤への変更を検討する。

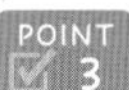

便秘治療薬を継続的に使用する。

★オピオイド鎮痛薬使用患者のほぼ100%に便秘が起こるが、耐性はほとんど形成されない。

[患者説明・指導のポイント]

- 坐剤は、体温で溶けて吸収が始まるため、冷所で保管し、使用時はすみやかに肛門から挿入するよう指導する。
- 挿入時に便意を催すことがあるため、なるべく排便後に使用するよう説明する。
- 本剤の先端に少量の水をつけると、すべりがよくなることを伝える。

エキスパートからのアドバイス

＊坐剤の使い方を説明する際は、「赤ちゃんの坐薬と同じように使ってください」と説明すると、患者・家族が肛門からの挿入について比較的イメージしやすくなる。

＊挿入後に排便などで坐剤が排出されてしまった場合、痛みが残っていなければ再投与はしない。溶け残りがあり、鎮痛も不十分であれば、追加で坐剤を使用する。溶け残りがない場合、過剰投与を防ぐため、次の投与時間まではレスキュー薬を使って痛みに対処する。

臨床でのエピソード　投与経路の工夫で、内服重複の負担を軽減できる

膵臓がんで十二指腸が狭窄しているため、嚥下困難のある（少量ならなんとか内服できる程度）患者に対して、投与経路の変更を試みた。定時投与薬をフェンタニル貼付剤（デュロテップ®MT パッチ）とし、レスキュー薬として本剤を使用した。投与経路を変更することで、患者負担を軽減できた。

ほとんどのがん患者は、通常、何種類もの薬剤が必要になる。内服が重なると、患者にとって大きな負担となることを忘れてはならない。

（和田千穂子）

一般名　**モルヒネ塩酸塩水和物**

商品名　モルヒネ塩酸塩水和物錠

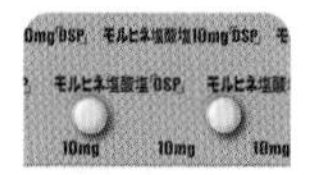

画像提供：
住友ファーマ

投与経路 経口

▶効果発現 速放性

▶剤形・規格：錠剤 10㎎　　＊原末もある

どんな薬か

［製剤の特徴］

- モルヒネ経口投与開始時の用量調節および用量調節後の主にレスキュー薬として使用できる、速放性製剤である。
  - ★細かな用量調節が可能で、すぐに効くため、1日の至適用量を決めるために使用される。
  - ★侵襲がなく、簡便で経済的なので、経口投与はオピオイドの基本の投与経路とされる。
- 呼吸困難に対しても有効である。

■薬剤の効き方（イメージ）

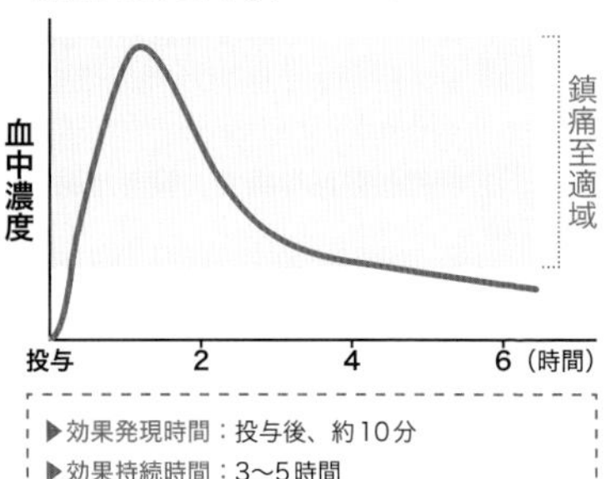

▶効果発現時間：投与後、約10分
▶効果持続時間：3〜5時間
▶最高血中濃度到達時間（T_{max}）：0.5〜1.3時間
▶血中濃度半減期（$T_{1/2}$）：2〜3時間

［保険適用］

- 激しい疼痛時における鎮痛・鎮静。
  - ★激しい咳嗽発作における鎮咳にも適応がある。

［用法・用量］

- **用量調節**：初回5mgを内服し、15〜30分後に痛みの評価を行う。
  - ★鎮痛効果が得られた1日分の使用量を「ベースの投与量」とし、徐放性製剤の定時投与に変える。
- **レスキュー**：定時投与中のモルヒネの1日量の、1/6量を経口投与。
- **投与間隔**：30分あければ、繰り返し追加可能。

使用上の注意点

- 投与禁忌や併用注意については p.24 を参照のこと。

起こりうる副作用

代表的な副作用（出現時期のめやす）

便秘	投与中は必発
悪心・嘔吐	投与初期や増量時に生じやすい数日で軽減、消失
眠気	投与初期や増量時に生じやすい数日で軽減、消失

↑投与開始　　1週間　　2週間

頻度が高い副作用	その他注意が必要な副作用
● 便秘　● 悪心・嘔吐　● 眠気	● 呼吸抑制　● せん妄

ケアのポイント

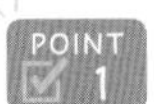

原末が飲みづらい場合は、嚥下補助ゼリーの使用を勧める。

★内服液のほうが飲みやすい場合は、オプソ® p.34 に切り替える。

POINT 2

副作用（悪心や便秘など）が続くときは、制吐薬や便秘治療薬でコントロールする。

★制吐薬や便秘治療薬でコントロールできないときは、オキシコドンやフェンタニルに変更する。

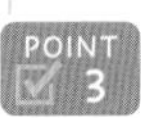

便秘の副作用は、耐性がつかないため、継続的な予防が必要である。

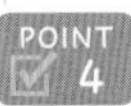

悪心や眠気は、血中濃度が安定すれば、消失する（耐性ができる）ことが多い。

［ 患者説明・指導のポイント ］

- 痛みが強くなり始めたら、がまんせず服用するように伝える。
- 服用後30分経っても痛みが緩和されないときは、再度服用するよう伝える。
  ★どのようなときに、どの程度服用したのかは、記録してもらう。
- 服用後しばらくは、集中力を必要とする行動（車の運転など）を控えるように指導する。
  ★速放性製剤は、服用後すみやかに効果が発現するため、眠気を生じることがあり、危険である。

エキスパートからのアドバイス

＊モルヒネ原末には苦味がある。苦味対策として、原末20mgに単シロップ（6mL）と水を加えて合計60mLとし、モルヒネ水として利用することも可能である。

＊本剤をはじめとした速放性製剤は、用量調節やレスキュー薬として用いられることが多い。速放性製剤を4時間ごと定時投与薬として用いることも可能だが、徐放性製剤のほうが血中濃度が安定しやすく、疼痛マネジメントしやすいため、定時投与薬としては徐放性製剤を用いるのが一般的である。

（石井和美）

一般名　**モルヒネ塩酸塩水和物**

商品名　# **モルヒネ塩酸塩注射液**

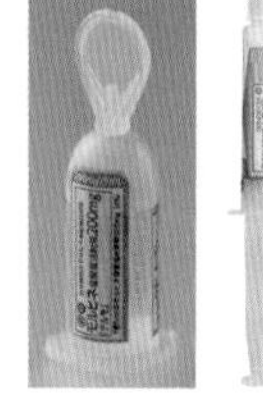
画像提供：テルモ

投与経路 皮下 静脈内 硬膜外 クモ膜下

▶効果発現 速効

▶剤形・規格：**注射剤** 10mg/1mL (1%) 50mg/5mL (1%)
200mg/5mL (4%)
100mgシリンジ

微量ポンプ

どんな薬か

[製剤の特徴]

● 経口投与または直腸内投与が困難なときに用いられることが多い。

★持続静注もしくは持続皮下注で使用する。
★200mg/5mL (4%) 製剤、シリンジ製剤は、皮下または静脈内投与のみ使用可。

● 呼吸困難に対して有効である。

[保険適用]

● 中等度〜高度のがん疼痛。

★シリンジ製剤を除き、激しい咳嗽発作における鎮咳にも適応がある。

■ **薬剤の効き方**（イメージ）

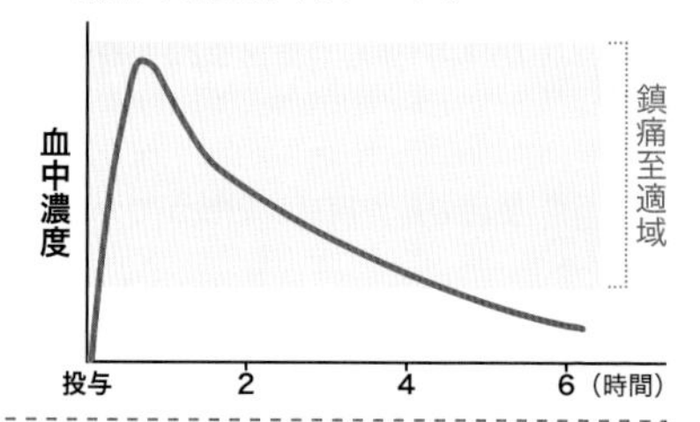

▶効果発現時間：投与直後（静注）／投与後数分（皮下注）
▶効果持続時間：—（持続投与）
▶最高血中濃度到達時間 (T_{max})：30分未満
▶血中濃度半減期 ($T_{1/2}$)：約2時間

[用法・用量]

● **定時投与**：1日10mgより持続皮下注・持続静注（**下表**参照）。

経口	皮下注・静注	硬膜外	クモ膜下投与
60mg/日	20〜30mg/日	2〜3mg/日	0.2〜0.3mg/日がめやす ★難治性の場合

★シリンジ製剤は、皮下注・静注にのみ適応がある。

● **増量**：「モルヒネ1日量＋レスキュー1日総量＝1日量」としてベースアップ。

★**例**：1日に「持続投与量10mg＋レスキュー5回 (0.4mg × 5回＝2.0mg)」の場合、総量12mgを1日の持続投与量とする (12mg/24時間＝0.5mg/時で投与)。
★ただし、体動時痛では定時用量にすべて反映させると過量投与となるため注意する。

● **レスキュー**：定時投与の1時間量を「早送り」。

● **投与間隔・上限**：10分ごとに6回/時間まで追加可能。

★一般的には20〜30分ごとに設定。

使用上の注意点

● モルヒネは、主に尿から排出されるため、腎機能障害のある患者（クレアチニン

≧2.0mg/dLまたは予測クレアチニンクリアランス＜30mL/分)にオピオイド鎮痛薬の定時投与を始める際は、モルヒネ以外のオピオイド鎮痛薬を選択する。

★代謝物(M6G、M3G)が体内に蓄積すると、精神症状や意識障害などの有害作用が生じる可能性がある。

● プレフィルドシリンジ製剤は、輸液剤に配合して投与するか、シリンジポンプか携帯型ディスポーザブル注入ポンプを用いて投与する。

起こりうる副作用

代表的な副作用(出現時期のめやす)

副作用	出現時期
便秘	投与開始～2週間（投与中は必発）
悪心・嘔吐	投与開始～1週間（投与初期や増量時に生じやすい 数日で軽減、消失）
眠気	投与開始～1週間未満（投与初期や増量時に生じやすい 数日で軽減、消失）

↑投与開始　1週間　2週間

頻度が高い副作用	その他注意が必要な副作用
便秘　悪心・嘔吐	呼吸抑制　せん妄
眠気　投与部位の発赤	

ケアのポイント

持続皮下注の場合、「前胸部など」に「少しずつ場所を変えて」穿刺する。

★皮膚が平らで、体動により針が動きにくい場所に穿刺するとよい。

★同じ場所に続けて穿刺すると、発赤や、テープによる瘙痒感が生じうる。

硬膜外投与の際は、チューブの固定方法に注意する。

★背部にチューブを沿わせるため、テープが剥がれないようにしっかり固定する。

どのようなときにレスキュー薬を使用しているか、しっかりアセスメントする。

★「痛くなると心配だからレスキューボタンを押す」という患者の心理が、ケミカルコーピングや過量投与につながることもある。

[患者説明・指導のポイント]

● PCA機能 p.290 のある微量ポンプでは、痛みの増強時に早送りボタン(レスキューボタン)を押すことで、すみやかに疼痛緩和が図れることを説明しておく。

エキスパートからのアドバイス

＊「モルヒネ」という言葉に抵抗を示す患者は、いまだに少なくない。

＊効果的に疼痛マネジメントを行うためには、「モルヒネは痛みに非常に効果的な薬であり、副作用が少ないこと」「疼痛マネジメントのためには患者の協力が何より重要であること」を説明し、理解を得ることが重要である。

(石井和美)

強オピオイド鎮痛薬❷

オキシコドン

こんな患者に使用する

- 「中等度〜高度のがん疼痛」がある患者
- モルヒネを使用できない患者の鎮咳・呼吸困難軽減
- はじめてオピオイド製剤を使用するがん患者

特徴

- ケシの花から抽出される天然物(アヘン)を原料に製造される。
- 主として脳や脊髄に存在するμオピオイド受容体に作用して、鎮痛効果を発揮する p.24。
  - ★モルヒネと同様の鎮痛効果や副作用がある。
  - ★経口投与した場合、モルヒネの1.5倍程度の鎮痛効果が期待できる。

代謝・排泄経路

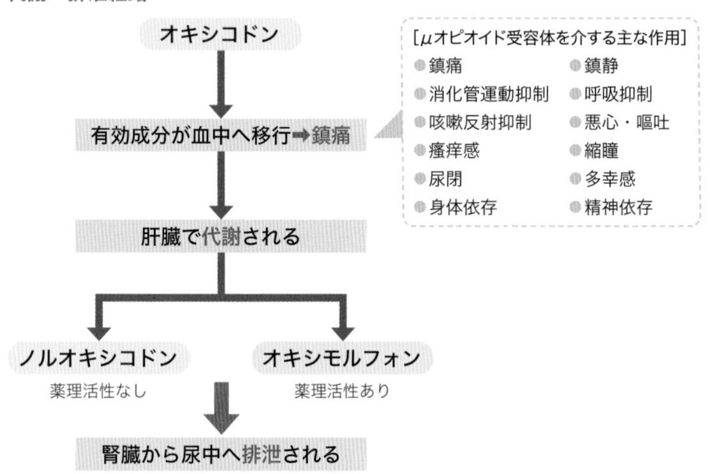

- 主に肝臓のCYP3A4により、大部分が薬理活性のないノルオキシコドンに代謝される。
  - ★CYP2D6によって薬理活性のあるオキシモルフォンに代謝されるのはごく微量。
- 代謝物は、腎臓から尿中に排泄される。
  - ★腎機能が低下している患者は、代謝物が体内に蓄積し、副作用のリスクが高まる。
  - ★ほとんどが薬理活性のないノルオキシコドンに代謝されるため、モルヒネ(代謝物の一部が薬理活性をもつ)より副作用のリスクは少ない。
- 約5.5〜19%は、肝臓での代謝を受けずにそのまま尿中に排泄される。

禁忌

- **投与禁忌**:重篤な呼吸抑制・COPD、気管支喘息発作中、慢性肺疾患に続発する心不全、けいれん、麻痺性イレウス、急性アルコール中毒、出血性大腸炎。
- **併用禁忌**:ナルメフェン(投与中〜中止後1週間)。

併用注意

- 以下の薬剤と併用すると、併用薬の作用増強が起こりうる。
  - ★中枢神経抑制薬、吸入麻酔薬、モノアミン酸化酵素阻害薬、三環系抗うつ薬、β遮断薬、アルコール、抗コリン作用をもつ薬剤。
- 以下の薬剤と併用すると、オキシコドンの作用増強が起こりうる。
  - ★トリアゾール系抗菌薬（CYP3A4阻害作用があるため、オキシコドンの代謝が阻害され、血中濃度が上昇する）。

メリット

- 作用がモルヒネと類似しているため、効果の予測が容易である。
- ある程度、副作用対策が確立されている。
- 腎機能が低下している患者に対しても、モルヒネより安全に使用できる。
  - ★代謝物にほとんど活性がないため。
- 経口剤には、徐放性製剤と速放性製剤がある。

デメリット

- 消化管の運動抑制作用に伴う副作用（便秘、麻痺性イレウスなど）が生じる。
  - ★消化管に薬剤が長時間停滞し、吸収が高まることがある。併用薬がある場合は、作用の増強に注意が必要である。

こんなところに要注意

- 腎機能が低下している患者には少量から開始し、効果と副作用を確認しながら、痛みの程度に応じて慎重に増量する。
- 消化管の運動抑制作用により、用量依存的に便秘が出現する。常に排便状況を確認し、便秘治療薬の調節が必要である。
- 悪心・嘔吐が出現することがある。制吐薬の予防投与へのエビデンスはないが、常に観察し、適切に制吐薬を投与できるようにする（下表参照）。

持続する悪心	ドンペリドンやメトクロプラミドが効く
体動時の悪心	抗ヒスタミン薬（ジフェンヒドラミン・ジプロフィリン配合錠など）を検討する

体動時の悪心には、ドンペリドンやメトクロプラミドが効かない

★制吐薬でコントロールできない場合は、オピオイドの種類の変更や投与経路の変更を検討する。

- 投与初期に傾眠が発現することがあるため、ふらつき、転倒に注意する。
  - ★傾眠は、通常1週間程度で軽減するが、持続する場合は減量や他剤への変更を検討する。
- 幻覚や妄想、せん妄が発現することがあるが、モルヒネよりは出現頻度は低いとされる。
  - ★せん妄の原因は多岐にわたるため、オキシコドン以外の原因も検索する。

（岡本禎晃）

一般名　オキシコドン塩酸塩水和物

商品名　**オキシコンチン®TR錠**

後発品　**オキシコドン徐放錠／徐放カプセル**

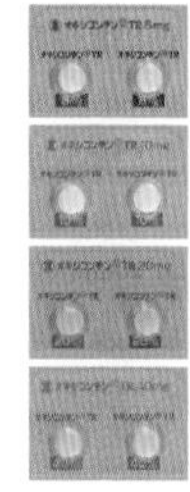
画像提供：
シオノギファーマ

投与経路 経口

▶効果発現 徐放性

▶剤形・規格：錠剤 5mg 10mg 20mg 40mg ■は後発品のみ

カプセル剤 5mg 10mg 20mg 40mg

どんな薬か

[製剤の特徴]

● オキシコンチン®TR錠は、アクロコンチンシステム（薬効成分を均一に分散させた基材を二重の膜で包んだ構成）により、徐放性をもたせた錠剤である。

★服用後、腸管内の水分が浸透すると、それに置き換えられる形で、薬効成分が徐々に小腸内に放出されるため、長時間効果が持続する。

★徐放のメカニズムは2相性（第1のピークは40～60分後、第2のピークは6時間後）ともいわれる。

● 鎮痛効果は、モルヒネと同等である。

● せん妄などの副作用は、モルヒネと比較して少ない。

■ **薬剤の効き方**（イメージ）

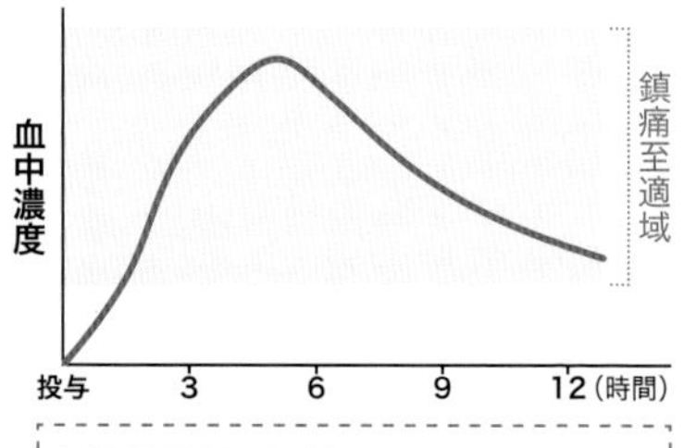

▶効果発現時間：投与後、約1時間

▶効果持続時間：約12時間

▶最高血中濃度到達時間（T_{max}）：4.0±2.5時間

▶血中濃度半減期（$T_{1/2}$）：9.2±2.6時間

● 腎機能低下や腎不全患者に対しても、比較的使用しやすい。

● 低用量製剤（5mg）があるため「中等度の痛み」に対して使用できる。

[保険適用]

● 中等度～高度のがん疼痛。

★オキシコンチン®TR錠のみ慢性疼痛への適応がある。

[用法・用量]

● **定時投与**：1日10～20mgより、1日2回、12時間ごとに経口投与。

★他剤から切り替える際の換算のめやすは、p.23 を参照。

● **増量**：1日使用量の25～50%増をめやすとする。

使用上の注意点

● 定時投与薬として使用するため、必要に応じてレスキュー薬を設定しておく。

起こりうる副作用

代表的な副作用(出現時期のめやす)

副作用	出現時期
便秘	投与中は必発
悪心・嘔吐	開始直後、増量時に出現。1〜2週で消退
眠気	開始直後、増量時、過量時に出現。3〜5日で消退

↑投与開始　　1週間　　2週間

頻度が高い副作用	その他注意が必要な副作用
便秘	ショック、アナフィラキシー
悪心・嘔吐	呼吸抑制
眠気	せん妄、錯乱

ケアのポイント

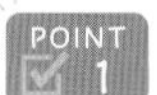

錠剤を粉砕しての投与は行わない。

★徐放機構が失われて、急激に体内に吸収される恐れがあるため。

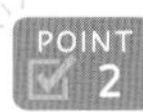

便秘治療薬や制吐薬を適切に用い、副作用のコントロールに努める。

★便秘は、用量依存的に出現するため、毎日の排便状況のチェックも大切である。
★悪心・嘔吐は、投与開始から1〜2週間で消退する。

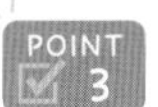

肝・腎機能障害がある際は、特に副作用発現に注意する。

★代謝や排泄が遅れ、副作用が生じやすくなるため。

[患者説明・指導のポイント]

- 服用時に、噛んだり砕いたりしないよう指導する。
- 食事とは関係なく、決められた時間に規則正しく使用するよう指導する。

エキスパートからのアドバイス

＊より効果的な疼痛マネジメントへつなげるために注意したい点を以下に示す。
①内服時間が、患者の生活に適した「飲み忘れのない時間」に設定されているか。
②2.5時間(T_{max})で痛みが軽減しているか。
③疼痛評価スケールの評価結果や日常生活動作はどのように変化しているか。
④次回投与時間の直前に痛みが出現していないか。レスキュー薬の使用回数はどうか。
⑤患者本人の「痛みのマネジメントに対する満足度」はどうか。
⑥段階的に必要な量に増量され、その際に生じる副作用対策はなされているか。

(新井美智子)

一般名　**オキシコドン塩酸塩水和物**

商品名　# オキシコドン徐放錠NX

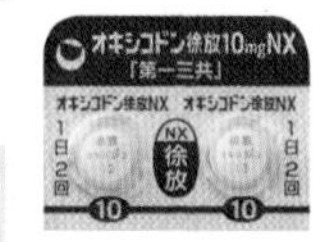

投与経路 経口

▶効果発現 徐放性

▶剤形・規格：錠剤 5mg 10mg 20mg 40mg

どんな薬か

［ 製剤の特徴 ］

● 乱用防止を目的として麻薬拮抗薬（ナロキソン）を添加している。

★ナロキソンは、内服ではオピオイドに拮抗作用を示さないが、静注では拮抗作用を示す。

● GWATab®（ジワッタブ）技術（胃の水分が錠剤表面に浸透し、水溶性高分子ゲル層を形成することで、徐々にオキシコドンが放出されるような設計）により、徐放性をもたせた薬剤である。

■ **薬剤の効き方**（イメージ）

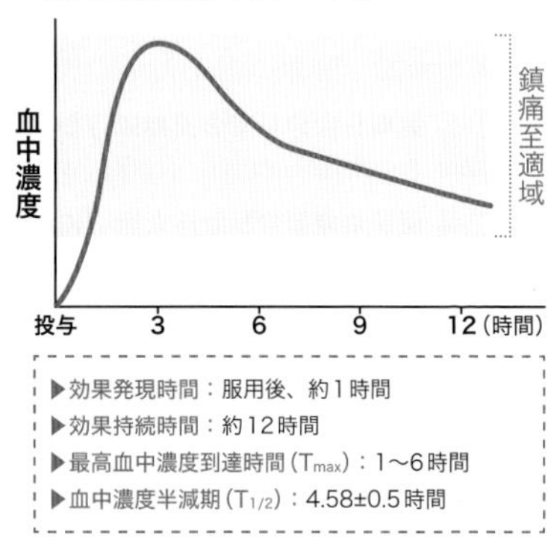

▶効果発現時間：服用後、約1時間
▶効果持続時間：約12時間
▶最高血中濃度到達時間（T_{max}）：1～6時間
▶血中濃度半減期（$T_{1/2}$）：4.58±0.5時間

［ 保険適用 ］

● 中等度～高度のがん疼痛。

［ 用法・用量 ］

● **定時投与**：1日10～20mgより、1日2回、12時間ごとに経口投与。

★他剤から切り替える際の換算のめやすは、p.23 を参照。

● **増量**：1日使用量の25～50%増をめやすとする。

使用上の注意点

● 定時投与薬として使用するため、必要に応じてレスキュー薬を設定しておく。

起こりうる副作用

代表的な副作用(出現時期のめやす)

副作用	出現時期
便秘	投与中は必発
悪心・嘔吐	開始直後、増量時に出現。1〜2週で消退
眠気	開始直後、増量時、過量時に出現。3〜5日で消退

↑投与開始　1週間　2週間

頻度が高い副作用	その他注意が必要な副作用
便秘	ショック、アナフィラキシー
悪心・嘔吐	せん妄、錯乱
眠気	呼吸抑制

ケアのポイント

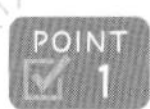

副作用は少量から開始することで、ある程度は回避できる。

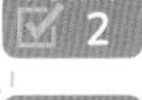

副作用の説明を過度に行うと、ノセボ効果が出現することがある。

★ノセボ効果：プラセボ効果の逆。偽薬によって、望まない副作用(有害作用)が現われること。

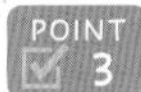

便秘治療薬や制吐薬を適切に用い、副作用のコントロールに努める。

★便秘は多くの患者にみられる症状であるため、毎日の排便状況のチェックは大切である。
★悪心・嘔吐の多くは1〜2週間で消失するが、まれに長引く患者もいる。

[患者説明・指導のポイント]

- 服用時に、噛んだり砕いたりしないよう指導する。
- 食事とは関係なく、決められた時間に規則正しく使用するよう指導する。

(岡本禎晃)

一般名　**オキシコドン塩酸塩水和物**

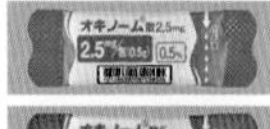

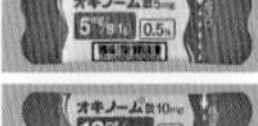

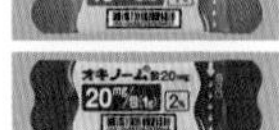

画像提供：
シオノギファーマ

商品名　オキノーム®散

投与経路 経口

▶**効果発現** 速放性

▶**剤形・規格：散剤** 2.5mg/0.5g（0.5%） 5mg/1g（0.5%） 10mg/1g（1%） 20mg/1g（2%）

どんな薬か

［ 製剤の特徴 ］

- オキシコドン徐放製剤を用いる際の用量調節や、突出痛へのレスキュー薬として使用する。
  - ★臨床では主に、オキシコンチン®TRを定時投与薬として用いる際のレスキュー薬として使用する。
  - ★フェンタニル貼付剤、タペンタドール使用時のレスキュー薬として用いることもある。
- 2.5mg製剤があり、少量から投与可能である。
- 柑橘系のような甘みがある。

■ 薬剤の効き方（イメージ）

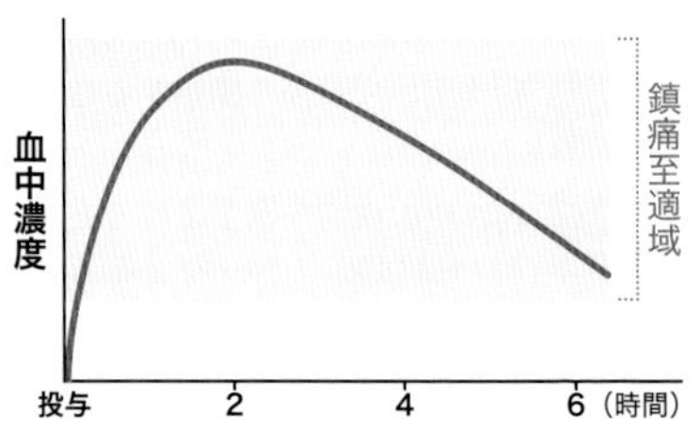

▶効果発現時間：投与後、15〜30分程度
▶効果持続時間：4〜6時間
▶最高血中濃度到達時間（T_{max}）：1.7〜1.9時間
▶血中濃度半減期（$T_{1/2}$）：4.5〜6時間

［ 保険適用 ］

- 中等度〜高度のがん疼痛。

［ 用法・用量 ］

- **レスキュー**：定時投与中のオキシコドン1日量の、1/8〜1/4量を経口投与。
  - ★定時投与薬が別の種類のオピオイド鎮痛薬の場合、オキシコドンに換算して投与量を算出する p.23。
- **投与間隔・上限**：1時間あける。
  - ★それ以上必要な場合は、持続製剤も含めて鎮痛薬の投与を再検討する。
- **用量調節・定時投与**：1日10〜20mgより、1日4回、6時間ごとに経口投与。
- **増量**：1日使用量の25〜50%増をめやすとする。

エキスパートからのアドバイス

＊本剤を効果的に使用するためには、必要時に迅速に提供できる体制を整えることが重要である。

＊「病院・診療上における麻薬管理マニュアル」では、患者自身が服薬管理できる状況であれば、患者に必要最小限の麻薬を保管させることが可能とされている。当院でも、患者自身が判断したタイミングですみやかにレスキュー薬を使用できるよう、自己管理マニュアルを作成・運用している。

＊患者が満足できる疼痛緩和を提供できているか、常にチームで評価しながら、使用目的を十分に患者に説明し、理解を得ておくことが、よりよい疼痛治療につながるカギとなる。

使用上の注意点

● 投与禁忌・併用注意については p.42 を参照のこと。

起こりうる副作用

代表的な副作用（出現時期のめやす）

投与中は必発

便秘

悪心・嘔吐 ―― 開始直後、増量時に出現。1～2週で消退

眠気 ―― 開始直後、増量時、過量時に出現。3～5日で消退

↑投与開始　1週間　2週間

頻度が高い副作用	その他注意が必要な副作用
● 便秘	● ショック、アナフィラキシー
● 悪心・嘔吐	● 呼吸抑制
● 眠気	● せん妄、錯乱

ケアのポイント

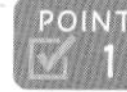

他の薬剤を自己管理している患者は、レスキュー薬も基本的に自己管理とする。

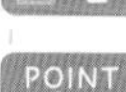

突出痛の場合は、すみやかに投与し、効果・副作用を評価する。

★投与後、効果発現時間、Tmax、持続時間を理解したうえで、痛みの状態を評価する。

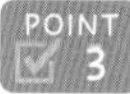

レスキュー後も除痛が不十分な場合、追加投与や1回量の増量を検討する。

★約2時間後（本剤のTmax）でも効いていない場合、効果不十分と考える。

★レスキュー回数が1日4～5回を超えるときは、定時投与薬の増量を医師と検討する。

便秘治療薬や制吐薬を適切に用い、副作用のコントロールに努める。

★便秘は多くの患者にみられる症状であるため、毎日の排便状況のチェックも大切である。

★悪心・嘔吐の多くは1～2週間で消失するが、まれに長引く患者もいる。

[患者説明・指導のポイント]

● 定時投与薬を内服していても、痛みを感じたらがまんせず早めに本剤を使用すること、服用後は30～40分経過すると効き始めることを説明する。

● 服用してから1時間以上経っても痛みが軽くならないときは、がまんせず追加服用すること、追加服用の効果が十分でないときは医療者に相談することを説明する。

● レスキュー薬としての効果的な使い方を伝える。

● 在宅療養中に本剤を開始した場合は、服用した時間を記録して、医療者に伝えるよう説明する。

★投与量がほぼ確定するか、患者が自己管理を理解したら記録は任意とする。

● 散剤の内服が難しい場合、10mL程度の水などに溶かして内服するよう説明する。

（新井美智子）

一般名　**オキシコドン塩酸塩水和物**

商品名　オキシコドン内服液

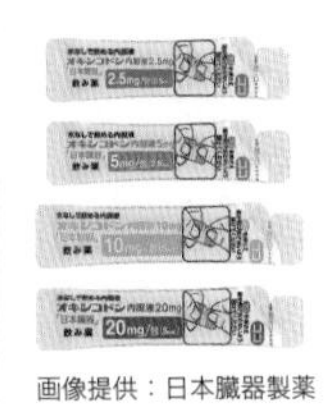
画像提供：日本臓器製薬

投与経路 **経口**

▶効果発現 **速放性**

▶剤形・規格：**液剤** 2.5mg 5mg 10mg 20mg

どんな薬か

[製剤の特徴]

● 1回量包装された液剤である。

● オキシコドン徐放製剤を用いる際の用量調節や、突出痛へのレスキュー薬として使用する。

★オキシコンチン®TRや他のオピオイド鎮痛薬を定時投与薬として用いている際や、フェンタニル貼付剤、タペンタドール使用時のレスキュー薬として使用する。

● 2.5mg製剤があり、少量から投与可能である。

■ **薬剤の効き方**（イメージ）

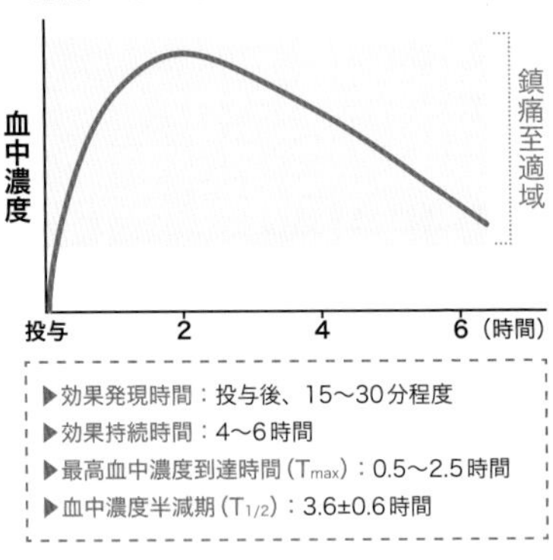

▶効果発現時間：投与後、15〜30分程度
▶効果持続時間：4〜6時間
▶最高血中濃度到達時間（T_{max}）：0.5〜2.5時間
▶血中濃度半減期（$T_{1/2}$）：3.6±0.6時間

[保険適用]

● 中等度〜高度のがん疼痛。

[用法・用量]

● **レスキュー**：定時投与中のオキシコドン1日量の、1/8〜1/4量を経口投与。

★定時投与薬が別の種類のオピオイド鎮痛薬の場合、オキシコドンに換算して投与量を算出する p.23。

● 投与開始後はレスキュー薬のタイトレーションを行う。

● **投与間隔**：1時間あけて追加可能。

★それ以上必要な場合は、持続製剤も含めて鎮痛薬の投与を再検討する。

● **用量調節・定時投与**：1日10〜20mgより、1日4回、6時間ごとに経口投与。

★他剤から切り替える際の換算のめやすは、p.23 を参照。

● **増量**：1日使用量の25〜50%増をめやすとする。

使用上の注意点

● 投与禁忌・併用注意については p.42 を参照のこと。

起こりうる副作用

代表的な副作用（出現時期のめやす）

副作用	出現時期
便秘	投与中は必発
悪心・嘔吐	開始直後、増量時に出現。1〜2週で消退
眠気	開始直後、増量時、過量時に出現。3〜5日で消退

↑投与開始　1週間　2週間

頻度が高い副作用	その他注意が必要な副作用		
● 便秘	● ショック、アナフィラキシー		● 呼吸抑制
● 悪心・嘔吐	● 無気肺	● 気管支けいれん	● 喉頭浮腫
● 眠気	● 麻痺性イレウス	● せん妄、錯乱	● 肝機能障害

ケアのポイント

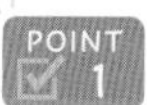

他の薬剤を自己管理している患者は、レスキュー薬も基本的に自己管理とする。

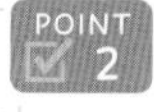

突出痛の場合は、すみやかに投与し、効果・副作用を評価する。

★投与後、効果発現時間、Tmax、持続時間を理解したうえで、痛みの状態を評価する。

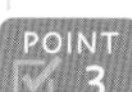

レスキュー後も除痛が不十分な場合、追加投与や1回量の増量を検討する。

★約2時間後（本剤のTmax）でも効いていない場合、効果不十分と考える。
★レスキュー回数が1日4〜5回を超えるときは、定時投与薬の増量を医師と検討する。

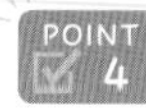

便秘治療薬や制吐薬を適切に用い、副作用のコントロールに努める。

★便秘は多くの患者にみられる症状であるため、毎日の排便状況のチェックも大切である。
★悪心・嘔吐の多くは1〜2週間で消失するが、まれに長引く患者もいる。

[患者説明・指導のポイント]

- 定期投与薬を内服していても、痛みを感じたらがまんせずに早めに本剤を使用すること、服用後は30分以内に効き始めることを説明する。
- 服用してから1時間以上経っても痛みが軽くならないときは、がまんせずに追加服用すること、追加服用の効果が十分でないときは医療者に相談することを伝える。
- レスキュー薬としての効果的な使い方を伝える。
- 在宅療養中に本剤を開始した場合は、服用した時間を記録して、医療者に伝えるよう説明する。投与量がほぼ確定するか、患者が自己管理を理解したら記録は任意とする。

（岡本禎晃）

一般名 **オキシコドン塩酸塩水和物**

商品名 **オキファスト®注**

後発品 **オキシコドン注射液**

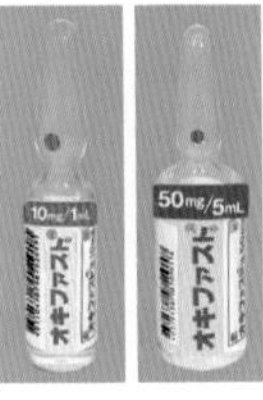

画像提供：
シオノギファーマ

投与経路 皮下 静脈内

▶効果発現 速効

▶剤形・規格：**注射剤** 10mg/1mL 50mg/5mL

微量ポンプ

どんな薬か

[製剤の特徴]

● 鎮痛効果はモルヒネと同等である。

★モルヒネと比較して、せん妄などの副作用が少ない。

● 腎機能低下や腎不全でも、比較的使用しやすい。

● 経口投与が困難な場合に用いられる。

★オキシコドン経口剤から投与経路を変更する際、本剤を使用。

● 他のオピオイド鎮痛薬では副作用が強い場合や、増量しても十分な鎮痛効果が得られなかった場合、本剤への変更が行われる。

● モルヒネ注射剤との換算比は、モルヒネ注：本剤＝約1：1である。

■薬剤の効き方（イメージ）

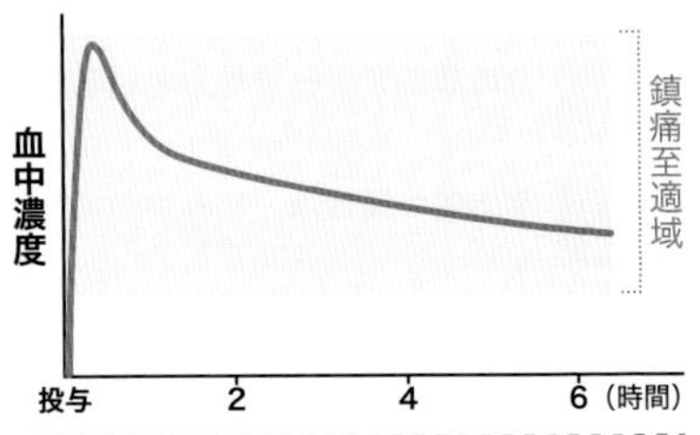

▶効果発現時間：投与後5分以内（持続静注）、10分以内（持続皮下注）

▶効果持続時間：約3〜4時間

▶最高血中濃度到達時間（T_{max}）：約5分（急速単回静注）

▶血中濃度半減期（$T_{1/2}$）：3〜5時間（持続静注）

[保険適用]

● 中等度〜高度のがん疼痛。

[用法・用量]

● **定時投与**：1日7.5mgより、持続静注または持続皮下注。

★はじめてオピオイドを使用する場合、1日7.5〜12.5mgより開始する。他剤から切り替える際の換算のめやすは、p.23 を参照。

★持続皮下注の場合、安定した吸収のためには、流量は1mL/時を超えない。

★静注と皮下注で投与量はほぼ同じと考えてよいが、皮下注のほうが静注より血中濃度上昇が少し遅いため、効果発現はやや遅れる。

● **増量**：前日の1日投与量の25〜50％増をめやすとする。

● **レスキュー**：定時投与の1時間量を早送りする。

● **投与間隔**：30分間あけて繰り返し追加可能。

使用上の注意点

● 投与禁忌・併用注意については p.42 を参照のこと。

起こりうる副作用

代表的な副作用(出現時期のめやす)

副作用	出現時期
便秘	投与中は必発
悪心・嘔吐	開始直後、増量時に出現。1～2週で消退
眠気	開始直後、増量時、過量時に出現。3～5日で消退

↑投与開始　1週間　2週間

頻度が高い副作用	その他注意が必要な副作用
● 便秘　● 悪心・嘔吐	● ショック、アナフィラキシー
● 眠気　● 投与部位の発赤	● 呼吸抑制　● せん妄、錯乱

ケアのポイント

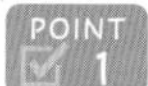
投与開始後は呼吸状態に注意する。

★過量投与により呼吸抑制が生じる恐れがあるため、呼吸回数を観察する。

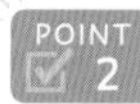
他剤からの切り替え時は、特に副作用の徴候に注意する。

★モルヒネやフェンタニルからの切り替え時に副作用が発現する傾向がある。

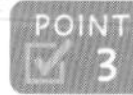
持続皮下注の穿刺部位は、前胸部あるいは腹部が理想である。

★神経や血管が少なく、皮下表面近くに骨がなく、皮下結合組織が厚くて固定しやすく、体動により緊張がかかりにくい部位が適している。

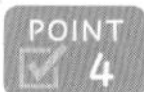
持続皮下注の穿刺部位は1週間ごとに変更し、皮膚状態を観察する。

★同じ部位で穿刺を続けると、硬結など皮膚異常が生じる恐れがある。
★皮膚血流が乏しくなると、薬剤吸収の効果が低下する恐れがある。
★針の固定には、皮膚状態を観察できるよう透明なフィルムドレッシング材を用いる。

[患者説明・指導のポイント]

● 注射部位の選択理由 POINT 3 POINT 4 を伝え、協力を得る。

● 刺入部周囲に発赤・硬結・痛み p.334 があると、薬剤の吸収が低下し、効果に影響が出るため、このような症状がある際は医療者に知らせるよう伝える。

エキスパートからのアドバイス

＊これまで経口剤や貼付剤を使用していた患者が、本剤のような持続静注や持続皮下注に変更となった場合、機器（微量ポンプ p.290 ）が常時必要となる。患者は移動時も機器に配慮しなければならないうえに、チューブ類があることでの拘束感も生じる。

＊患者の日常生活にどのような支障が生じるのか、患者と状況を共有し、工夫など検討する必要がある。

（新井美智子）

強オピオイド鎮痛薬❸

フェンタニル

こんな患者に使用する

- 「中等度～高度のがん疼痛」がある患者
- モルヒネやオキシコドンで副作用が発現した患者

特徴

- 合成のオピオイド製剤で、特にμオピオイド受容体に選択的に作用する。
- モルヒネより少量で鎮痛効果が期待でき、副作用の頻度も程度も低い。
- 脳や脊髄にあるμオピオイド受容体に作用して、鎮痛効果を発揮する p.24。

代謝・排泄経路

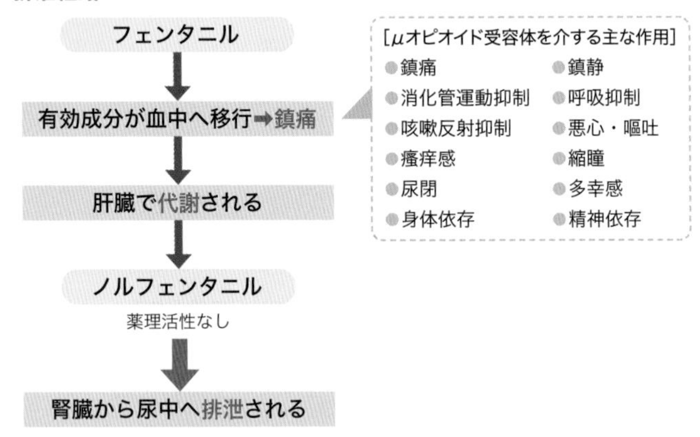

- 大部分が、肝臓でCYP3A4により、ノルフェンタニルに代謝される。
- 代謝物は、腎臓から尿中に排泄される。

禁忌

- 併用禁忌：ナルメフェン（投与中～中止後１週間）。

併用注意

- 以下の薬剤と併用すると、併用薬の作用増強が起こりうる。
  - ★中枢神経抑制薬、吸入麻酔薬、モノアミン酸化酵素阻害薬、三環系抗うつ薬、β遮断薬、アルコール、抗コリン作用をもつ薬剤。
  - ★セロトニン再取り込み阻害作用をもつ薬剤（SSRI、SNRIなど）では、脳内のセロトニン濃度が上昇し、セロトニン症候群 p.79 発症の恐れがある。
- 以下の薬剤等併用すると、フェンタニルの作用増強が起こりうる。
  - ★CYP３A４阻害作用をもつ薬剤（トリアゾール系抗菌薬など）。
- 以下の薬剤と併用すると、フェンタニルの作用減弱が起こりうる。
  - ★CYP３A４を誘導する薬剤（カルバマゼピンやフェノバルビタールなど）。

メリット

- モルヒネやオキシコドンに比べて、副作用の頻度も程度も低い。
- 代謝物に活性がないため、腎機能低下・腎不全患者に対して、モルヒネやオキシコドンより安全に使用できる。
- 経口摂取が困難な患者には、貼付剤による経皮投与が可能である。
- 突出痛のある患者には、レスキュー薬として、効果発現の速い口腔粘膜吸収剤（舌下錠、バッカル錠）を使用できる。

デメリット

- 内服薬がない。
- 高濃度の注射剤がないため、高用量の持続皮下投与はできない。
- 高用量では、消化管の運動抑制作用に伴う副作用に注意が必要である。

こんなところに要注意

- 貼付剤は、オピオイド製剤をはじめて使用する痛みの強い患者には使用しない。
  ★ただし、フェントス®テープ0.5mgは使用可能。
- 便秘は、モルヒネやオキシコドンより軽度だが、投与量に応じて出現する。常に排便状況を確認し、便秘治療薬を調節する必要がある。
- 悪心・嘔吐は、モルヒネやオキシコドンより頻度も程度も低い（まったく発現しないわけではない）。
- 悪心には、持続する悪心（ドンペリドンやメトクロプラミドが効く）と、体動時の悪心（ドンペリドンやメトクロプラミドが効かない）がある。
  ★体動時の悪心には、抗ヒスタミン薬（ジフェンヒドラミン・ジプロフィリン配合錠など）を検討する。
- 急な増量を行うと、突然、呼吸抑制が発現することがある。
  ★通常、オピオイドによる呼吸抑制は、傾眠より後に発現するが、フェンタニルでは傾眠がモルヒネやオキシコドンと比較して少ないため。
- 貼付剤や舌下錠、バッカル錠などの使用方法が難しいと感じる患者もいる。通常のレスキュー薬の説明に加えて、使用方法の説明や、アドヒアランスの確認が必要である。

（岡本禎晃）

一般名　**フェンタニルクエン酸塩**

商品名　**フェントス®テープ**

後発品　**フェンタニル1日用テープ**

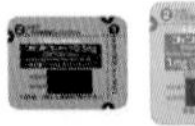
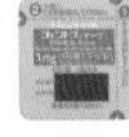
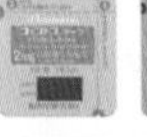

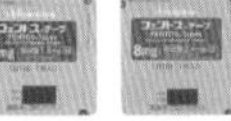

画像提供：久光製薬

投与経路　経皮

▶効果発現　徐放性

▶剤形・規格：貼付剤　0.5mg　1mg　2mg　4mg　6mg　8mg

どんな薬か

[製剤の特徴]

- 嚥下困難や消化管障害などで、内服が困難な患者にも投与できる。
- 迅速な投与量の変更が難しいため、原則として疼痛マネジメントの安定している場合に使用する。
  ★持続痛がない場合、過量投与のリスクがあるので避ける。
- 定時投与に用いているオピオイド鎮痛薬で安定した鎮痛効果が得られた後、本剤に切り替えて使用することが多い。
  ★はじめてオピオイドを使用する患者には不向き。はじめてのオピオイドとして使用する場合は、最低量(0.5mg)を使用し、眠気や呼吸抑制などの副作用に注意して観察する。

■薬剤の効き方（イメージ）

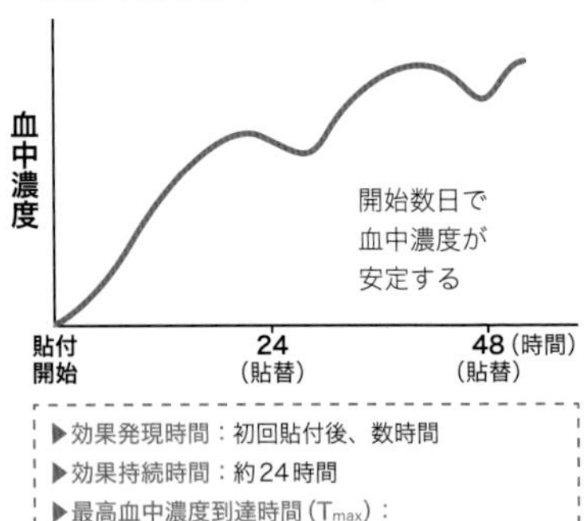

▶効果発現時間：初回貼付後、数時間
▶効果持続時間：約24時間
▶最高血中濃度到達時間 (T_{max})：20.1±6.1時間 (2mg製剤)
▶血中濃度半減期 ($T_{1/2}$)：27.09±14.14時間 (2mg製剤)

- 胸部、腹部、上腕部、大腿部などに貼付し、毎日(24時間ごと)違う場所に貼り替えて使用する。
- 効果発現に時間がかかるため、激しい痛みがあり、早急なタイトレーションが必要な場合など、細かな用量変更や調整が必要な際には不向きである。
  ★フェンタニルは皮下に貯留され、毛細血管から吸収されて体循環に至るため、血中濃度は徐々に上昇し、十分な鎮痛効果を得られるまで3〜5日程度かかる。
- 高度腎機能低下のある患者や透析を行っている患者にも使用できる。
  ★肝臓で、主にCYP3A4により代謝され、非活性のノルフェンタニルになり尿中に排泄されるため。

[保険適用]

- 中等度〜高度のがん疼痛・慢性疼痛。

[用法・用量]

● **定時投与**：1日1回、貼付（貼り替え）投与。

★他剤から切り替える際の換算のめやすは、p.23 を参照。

● **増量**：1回当たりの貼付（投与）量の30～50%をめやすに増量し、増量後3日間は経過をみる。

★3～5日以上ごとが安全である。

使用上の注意点

● 痛みの増強時や突出痛出現時のために、レスキュー薬をすぐに使用できるよう準備しておく。

★レスキュー薬として、モルヒネ速放性製剤、オキシコドン速放性製剤、ヒドロモルフォン速放性製剤を用いる。

★上記でマネジメント困難な場合、フェンタニル口腔粘膜吸収剤（速効性オピオイド：ROO）を用いる。

起こりうる副作用

代表的な副作用（出現時期のめやす）

- 貼付部位の発赤・瘙痒感（貼付直後から生じうる）
- 便秘（増量により増悪する）
- 悪心・嘔吐、眠気（投与初期や増量時に生じやすい。数日で軽減、消失）

↑投与開始　　1週間　　2週間

頻度が高い副作用	その他注意が必要な副作用
● 貼付部位の発赤・瘙痒感　● 悪心・嘔吐	● 呼吸抑制　● 意識障害
● 便秘　● 下痢　● 眠気	● ショック、アナフィラキシー

ケアのポイント

貼付部位は毎回変え、皮膚の状態を観察する。

★垢や発汗が多い、多毛の場合は剥がれやすいだけでなく、吸収が妨げられるので注意する。

★発赤や表皮剥離などがないか、患者にも確認してもらう。

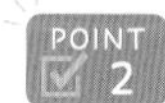

体温上昇により、フェンタニルの吸収量が増加するため注意する。

★発熱時は過量投与になる恐れがあるため、副作用（眠気、呼吸抑制）に注意する。

★電気毛布、湯たんぽ、カイロなどを直接貼付部位に当てると体温が上昇し、過量投与になる恐れがある。

★入浴は、ぬるめのお湯（40℃程度）とし、長湯・汗をかくような高温は避けるよう指導する。

[患者説明・指導のポイント]

● 本剤を「痛みのある部位に貼付したほうがよい」と患者が誤解していることがある。

★湿布と異なり、痛みのある部位から離れていても効果があること、剥がれにくく確認しやすい部位に貼付することを説明する。

● 垢や汗を拭き取って皮膚の状態を整え、なるべく体毛のない部位に貼付するよう伝える。

★やむを得ず体毛のある部位に貼付する場合は、ハサミで体毛をカットしてから貼付するよう説明する。皮膚を損傷する可能性があるため、カミソリや除毛剤は使用しない。

● 皮膚損傷のある部位（発赤や表皮剥離など）への貼付は避けるよう説明する。

● 貼付後は手のひらでしっかり押さえ、全体を皮膚に接着させるよう指導する。

● 皮膚が濡れた状態（入浴やシャワー、汗をかいた後など）だと剥がれやすいことを伝える。

★本剤は毎日交換が必要なため、入浴前に剥がし、入浴後に貼付するのも1つの方法である。管理しやすい貼付時刻や部位など、患者の生活スタイルを聞きながら、一緒に話し合うとよい。

★剥がれそうなときは四辺を紙テープで固定する（全面をドレッシング剤で覆うと、発汗や乾燥による貼付剤の浮きに気づかず、過少投与になる可能性がある）。剥がれてしまったときの対応は p.59 を参照。

● 高い湯温での入浴を避け、電気毛布、湯たんぽなどを貼付部位に当てないよう指導する。

● 痛みの増強時には、自己判断で本剤を追加貼付せず、レスキュー薬を使用し、医師に相談するよう説明する。

● 最高血中濃度、剥離後半減期が長いため、その他のオピオイド製剤から貼付剤、貼付剤からその他のオピオイド製剤への切り替え時に注意が必要である。

★切り替えの詳細は p.59 を参照。

エキスパートからのアドバイス

＊1日製剤と3日製剤は、患者の服薬アドヒアランスや薬剤管理方法で選択する。

〈アドヒアランスの観点から、1日製剤が適する〉

★毎日貼り替えのほうが習慣化しやすいので忘れにくい。

★毎日シャワー浴や入浴する場合、そのタイミングで貼り替えると剥がれにくい。

〈管理の観点から、3日製剤のほうがよい場合もある〉

★自分で貼り替えられない場合。

★別居家族や訪問看護師が貼り替える場合。

（池長奈美）

おさえよう!「貼付剤」使用のポイント

[薬剤や投与経路の変更について]

- フェンタニル貼付剤は、効果の持続時間によって1日製剤(フェントス®テープ p.56、ワンデュロ®パッチ p.62、フェンタニルクエン酸塩1日用テープ)と3日間製剤(デュロテップ®MT パッチ p.60、ラフェンタ®テープ p.64、フェンタニル3日用テープ)に分けられる。
- 3日間製剤でも1日製剤でも、切り替え時期は基本的に変わらない。
- フェンタニルは、血中濃度の上昇・下降がゆるやかであるため、他剤との切り替え時には注意が必要である。

■オピオイド製剤からフェンタニル貼付剤への切り替え　1日製剤の場合

	薬品名	貼付12	貼付時0	4	6	8	12(時間)
経口	オプソ®・モルヒネ塩酸塩錠・モルヒネ塩酸塩		○	○			
	オキノーム®散		○		○		
	MSコンチン®・モルヒネ徐放細粒 オキシコドン・タペンタドール	○	○				
	ナルサス®など24時間製剤	○					
坐薬	アンペック®坐剤		○				
注射	塩酸モルヒネ注・オキシコドン注					50%減量	
	フェンタニル注・ナルベイン®注						中止

■フェンタニル貼付剤(1日製剤)から他のオピオイド製剤への切り替え

疼痛マネジメント良好なとき	剥離12時間後に経口・座薬・注射を開始
疼痛マネジメント不良なとき	特に、オピオイド持続注射に変更するときは、切り替え予定の半量を剥離と同時に開始するなど配慮する

- 数mmのみ剥がれている場合は、押さえて粘着すれば継続使用可能。
  ★紙テープで四辺を固定し、剥がれにくくする。
- すべて剥がれている場合は、新しい貼付剤へ交換する。
  ★一度剥がれた貼付剤は粘着が弱くなっており、皮膚から適切な量が吸収されない場合がある。

(池長奈美)

一般名　**フェンタニル**

商品名　**デュロテップ®MTパッチ**

後発品　**フェンタニル3日用テープ**

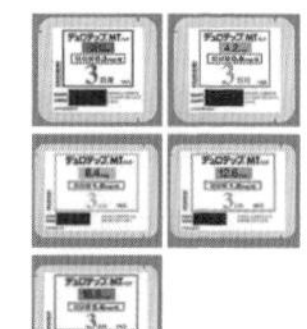
画像提供：ヤンセンファーマ

投与経路 **経皮**

▶効果発現 徐放性

▶剤形・規格：**貼付剤** 2.1mg 4.2mg 8.4mg 12.6mg 16.8mg

どんな薬か

[製剤の特徴]

- 嚥下困難や消化管障害などで、内服が困難な患者にも投与できる。
- 迅速な投与量の変更が難しいため、原則として疼痛マネジメントの安定している場合に使用する。
  - ★持続痛がない場合、過量投与のリスクがあるので避ける。
- すでに定時投与に用いているオピオイド鎮痛薬から、本剤に切り替えて使用することが多い。
- 効果発現に時間がかかるため、激しい痛みがあり、早急なタイトレーションが必要な場合など、細かな用量変更や調整が必要な際には不向きである。

■ **薬剤の効き方**（イメージ）

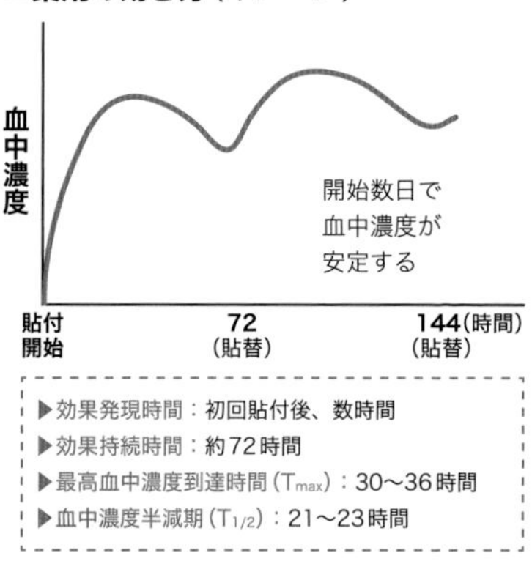

▶効果発現時間：初回貼付後、数時間

▶効果持続時間：約72時間

▶最高血中濃度到達時間（T_{max}）：30～36時間

▶血中濃度半減期（$T_{1/2}$）：21～23時間

- 胸部、腹部、上腕部、大腿部などに貼付し、3日（72時間）ごとに、違う場所に貼り替えて使用する。
  - ★フェンタニルは皮下に貯留され、毛細血管から吸収され体循環に至るため、血中濃度は徐々に上昇する。そのため、十分な鎮痛効果を得られるまで3～5日程度かかる。
- 高度腎機能低下のある患者や透析を行っている患者にも使用できる。
  - ★肝臓で主にCYP3A4により代謝され、非活性のノルフェンタニルになり尿中に排泄されるため。

[保険適用]

- 中等度～高度のがん疼痛・慢性疼痛。

[用法・用量]

- **定時投与**：3日に1回、貼付（貼り替え）投与。
  ★他剤から切り替える際の換算のめやすは、p.23 を参照。
- **増量**：1回当たりの貼付（投与）量の25〜50%をめやすに増量する。
  ★本剤貼付後3〜5日以上ごとに増量するのが安全。万一、早くに増量する場合は、血中濃度が後から予想以上に上昇し、副作用が現れる可能性を念頭に置く。

使用上の注意点

- 痛みの増強時や突出痛出現時のために、レスキュー薬をすぐに使用できるよう準備しておく。
  ★レスキュー薬として用いる薬剤については p.57 を参照。

起こりうる副作用

代表的な副作用（出現時期のめやす）

副作用	出現時期
貼付部位の発赤・瘙痒感	投与開始〜2週間（貼付直後から生じうる）
便秘	投与開始〜2週間（増量により増悪する）
悪心・嘔吐、眠気	投与開始〜（投与初期や増量時に生じやすい。数日で軽減、消失）

↑投与開始　1週間　2週間

頻度が高い副作用	その他注意が必要な副作用
●貼付部位の発赤・瘙痒感　●悪心・嘔吐	●呼吸抑制　●意識障害
●便秘　●下痢　●眠気	●ショック、アナフィラキシー

ケアのポイント

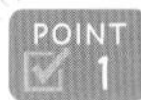

貼付部位は毎回変え、皮膚の状態を観察する p.57。

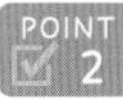

体温上昇により、フェンタニルの吸収量が増加するため注意する p.57。

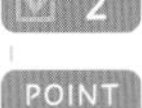

3日（72時間）ごとの貼り替えを忘れずに行う。

★カレンダーやメモなどを活用する。
★入院中は日中に交換する時間設定のことが多いが、退院後の患者の生活スタイルを聞きながら、管理しやすい貼付時刻や部位などを一緒に話し合うとよい。

[患者説明・指導のポイント]

- 貼付剤の使用法や貼り方、剥がれてしまったときの対応など、基本的な注意点については p.59 を参照。
- 最高血中濃度、剥離後半減期が長いため、その他のオピオイド製剤から貼付剤、貼付剤からその他のオピオイド製剤へ変更する際には注意が必要である。

（池長奈美）

一般名　**フェンタニルクエン酸塩**

商品名　# ワンデュロ®パッチ

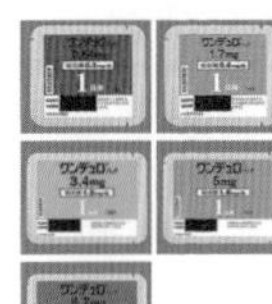

画像提供：
ヤンセンファーマ

投与経路 経皮

▶効果発現 徐放性

▶剤形・規格：**貼付剤** 0.84mg 1.7mg 3.4mg 5mg 6.7mg

どんな薬か

[製剤の特徴]

● 嚥下困難や消化管障害などで内服困難な患者にも投与できる。

● 迅速な投与量の変更が難しいため、原則として疼痛マネジメントの安定している場合に使用する。

★持続痛がない場合、過量投与のリスクがあるので避ける。

● すでに定時投与に用いているオピオイド鎮痛薬から、本剤に切り替えて使用することが多い。

★はじめてオピオイドを使用する患者には不向きである。

■ **薬剤の効き方**（イメージ）

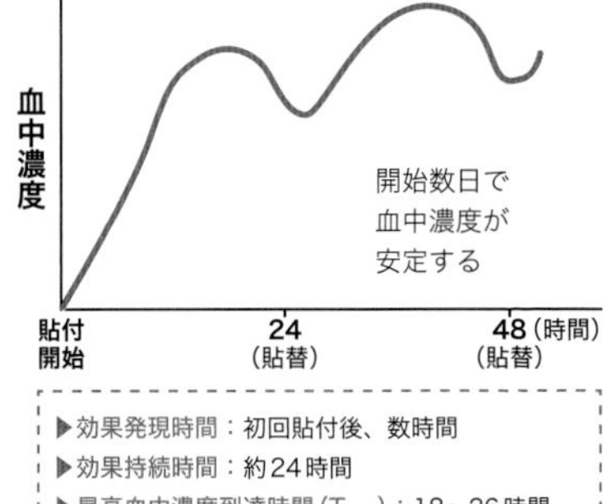

▶効果発現時間：初回貼付後、数時間
▶効果持続時間：約24時間
▶最高血中濃度到達時間（T_{max}）：18～26時間
▶血中濃度半減期（$T_{1/2}$）：20.0～22.4時間

● 効果発現に時間がかかるため、激しい痛みがあり、早急なタイトレーションが必要な場合など細かな用量変更や調整が必要な際には不向きである。

★フェンタニルは皮下に貯留され、毛細血管から吸収され体循環に至るため、血中濃度は徐々に上昇し、十分な鎮痛効果を得られるまで時間を要する（3～5日程度）。

● 高度腎機能低下のある患者や透析を行っている患者にも使用できる。

★肝臓で主にCYP3A4により代謝され、非活性のノルフェンタニルになり尿中に排泄されるため。

[保険適用]

● 中等度～高度のがん疼痛・慢性疼痛。

エキスパートからのアドバイス

＊フェントス®テープと本剤は、同じ1日用製剤であるが、オピオイド製剤の初回導入には、適応のあるフェントス®テープが向いている（低容量の規格があり、小児への適応がある）。

[用法・用量]

- **定時投与**：1日1回、貼付（貼り替え）投与。
  - ★胸部、腹部、上腕部、大腿部などに貼付し、毎日（24時間ごと）違う場所に貼り替えて使用する。
  - ★他剤から切り替える際の換算のめやすは、p.23 を参照。
- **増量**：1回当たりの貼付（投与）量の25〜50%をめやすに増量。
  - ★フェンタニルの血中濃度は徐々に上昇するため、本剤貼付後3〜5日以上ごとに増量するのが安全。万が一、早くに増量する場合は、血中濃度が後から予想以上に上昇し、副作用が現れる可能性を念頭に置く。

使用上の注意点

- 痛みが増強したときや、突出痛が出現したときのために、レスキュー薬をすぐに使用できるよう準備しておく。
  - ★レスキュー薬として用いる薬剤については p.57 参照のこと。

起こりうる副作用

代表的な副作用（出現時期のめやす）

- 貼付部位の発赤・瘙痒感（貼付直後から生じうる）
- 便秘（増量により増悪する）
- 悪心・嘔吐、眠気（投与初期や増量時に生じやすい。数日で軽減、消失）

↑投与開始　　1週間　　2週間

頻度が高い副作用			その他注意が必要な副作用	
貼付部位の発赤・瘙痒感		悪心・嘔吐	呼吸抑制	意識障害
便秘	下痢	眠気	ショック、アナフィラキシー	

ケアのポイント

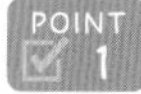

貼付部位は毎回変え、皮膚の状態を観察する p.57。

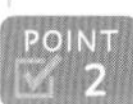

体温上昇により、フェンタニルの吸収量が増加するため注意する p.57。

[患者説明・指導のポイント]

- 貼付剤の使用法や貼り方、剥がれてしまったときの対応など、基本的な注意点については p.59 を参照。
- 最高血中濃度、剥離後半減期が長いため、その他のオピオイド製剤から貼付剤、貼付剤からその他のオピオイド製剤へ変更する際には注意が必要である。
  - ★切り替えの詳細は p.59 を参照。

（池長奈美）

一般名　**フェンタニル**

商品名　# ラフェンタ®テープ

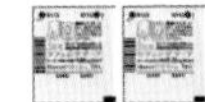
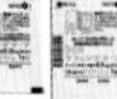
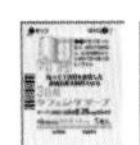
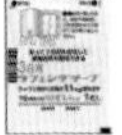

画像提供：日本臓器製薬

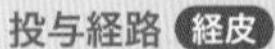

投与経路 経皮

▶効果発現 徐放性

▶剤形・規格：**貼付剤** 1.38mg 2.75mg 5.5mg 8.25mg 11mg

どんな薬か

[製剤の特徴]

- 72時間製剤である。
- 先行品より面積が20%小さい。
- 経口摂取が困難な患者にも使用できる。
- すでに定時投与に用いているオピオイド鎮痛薬から、本剤に切り替えて使用する。
  - ★はじめてオピオイドを使用する患者には、原則として使用できない。
- 胸部、腹部、上腕部、大腿部などに貼付して使用する。
- 効果発現に時間がかかるため、細かな用量の変更や調整には不向き。

[保険適用]

- 中等度〜高度のがん疼痛。

■ **薬剤の効き方**（イメージ）

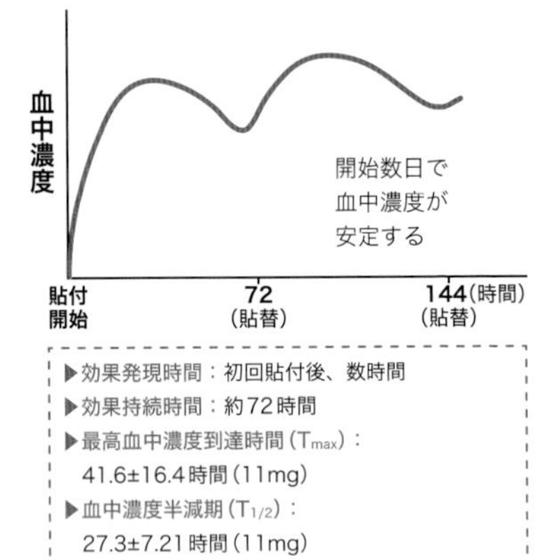

[用法・用量]

- **定時投与**：3日に1回、貼付（貼り替え）投与。
  - ★他剤から切り替える際の換算のめやすは、p.23 を参照。
  - ★基本的には3日ごとに張り替えるが、吸収速度の個人差が大きく、増量しても張り替え日の3日目には痛みが増強するパターンが変わらない場合は2日ごとの張り替えを検討することがある。
- **増量**：1回当たりの貼付（投与）量の25〜50%をめやすに増量する。
  - ★本剤貼付後3〜5日以上ごとに増量するのが安全。万一、早くに増量する場合は、血中濃度が後から予想以上に上昇し、副作用が現れる可能性を念頭に置く。

使用上の注意点

- 痛みの増強時や突出痛出現時のために、レスキュー薬をすぐに使用できるよう準備しておく。
  - ★レスキュー薬として用いる薬剤については p.57 を参照。

起こりうる副作用

代表的な副作用(出現時期のめやす)

副作用	備考
貼付部位の発赤・瘙痒感	貼付直後から生じうる
便秘	増量により増悪する
悪心・嘔吐、眠気	投与初期や増量時に生じやすい。数日で軽減、消失

↑投与開始　1週間　2週間

頻度が高い副作用	その他注意が必要な副作用
● 貼付部位の発赤・瘙痒感　● 眠気 ● 悪心・嘔吐　● 便秘　● 下痢	● 呼吸抑制　● 意識障害 ● ショック、アナフィラキシー

ケアのポイント

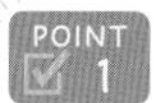

貼付部位は毎回変え、皮膚の状態を観察する p.57。

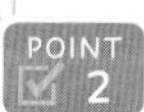

体温上昇により、フェンタニルの吸収量が増加するため注意する p.57。

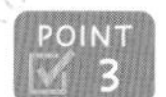

3日(72時間)ごとの貼り替えを忘れずに行う。

★カレンダーやメモなどを活用する。
★退院後の患者の生活スタイルを聞きながら、管理しやすい貼付時刻や部位などを一緒に話し合うとよい。

[患者説明・指導のポイント]

- 貼付剤の使用法や貼り方、剥がれてしまったときの対応など、基本的な注意点については p.59 を参照。
- 最高血中濃度到達時間、剥離後半減期が長いため、その他のオピオイド製剤から貼付剤、貼付剤からその他のオピオイド製剤へ変更する際には注意が必要である。

エキスパートからのアドバイス

＊ラフェンタ®テープは、剥がれにくい印象がある。それが理由かはわからないが、鎮痛効果も3日間安定する患者が多い。

(岡本禎晃)

一般名　フェンタニルクエン酸塩

商品名　アブストラル®舌下錠

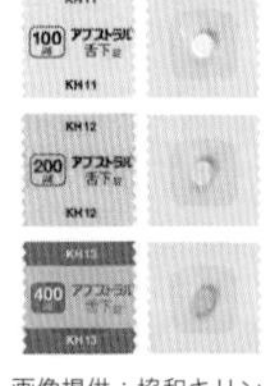

画像提供：協和キリン

投与経路 口腔粘膜（舌下）

▶効果発現 即効性

▶剤形・規格：錠剤（舌下錠） 100μg 200μg 400μg

どんな薬か

［ 製剤の特徴 ］

- 舌下ですみやかに崩壊し、口腔粘膜から吸収される製剤である。
- 従来のオピオイド速放性製剤では突出痛のマネジメントが難しい患者や、経口摂取や嚥下が困難な患者に使用する。
- 定時投与量が、経口モルヒネ換算で1日60mg以上投与されており、安静時痛がマネジメントできている患者に使用する。

■ 薬剤の効き方（イメージ）

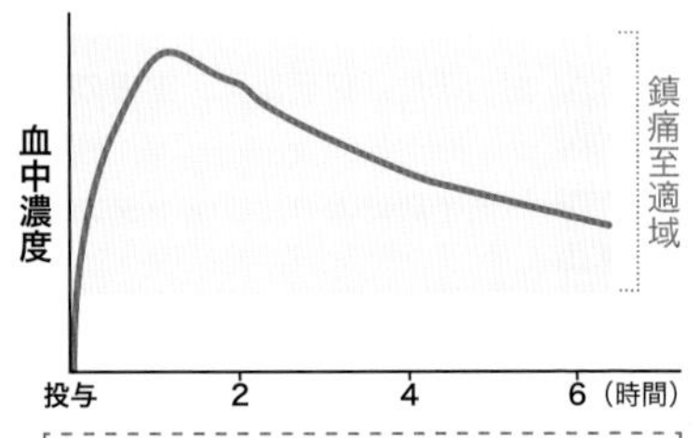

▶効果発現時間：投与後10分以内（投与1分程度で吸収開始）

▶効果持続時間：1〜2時間

▶最高血中濃度到達時間（T_{max}）：0.5〜1.0時間

▶血中濃度半減期（$T_{1/2}$）：5.02〜13.5時間

［ 保険適用 ］

- 強オピオイド鎮痛薬を定時投与中のがん患者における突出痛の鎮痛。

［ 用法・用量 ］ 具体的な投与イメージは p.70 参照

- **突出痛出現時**：1回100〜800μgを舌下投与。1日4回まで使用できる。
  - ★低用量（1回100μg）から開始し、効果判定を行いながら至適用量を決定する（タイトレーション p.70）。
  - ★イーフェン®から本剤に変更する場合でも、必ず1回100μgから開始する（フェンタニル含有量が同じであっても、剤形によって吸収量が異なる）。
- **用量調節**：タイトレーション期においてのみ、1回100〜600μgでは十分な鎮痛効果が得られなかった場合、投与30分後以降に1回のみ追加投与可能とし、それをふまえて1回用量を決定する。
  - ★追加投与量は1回目の服用量を超えてはいけない。追加投与が複数回必要となったら一段階増量。
  - ★突出痛に対して2回続けて効果があったときの投与量を至適投与量とする。
- **増量**：100→200→300→400→600→800μgの順に一段階ずつ調節（1回800μgが上限）。
- **投与間隔**：投与から次の投与までには、2時間以上あける。

使用上の注意点

● 舐めたり噛み砕いたりしない。
　★舌下（口腔粘膜）から薬効成分が吸収されるため、吸収が低下し、効果が低下する可能性がある。

起こりうる副作用

特に注意が必要な副作用

傾眠
悪心・嘔吐
呼吸数減少
―― 投与直後はこれらに注意して観察する

投与直後

頻度が高い副作用	その他注意が必要な副作用
悪心・嘔吐	呼吸抑制（呼吸数減少）
便秘	依存性
傾眠	意識障害

ケアのポイント

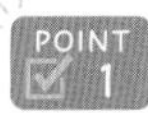
特に、予測できない突出痛へのレスキュー p.308 に有効である。

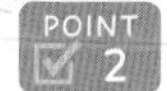
使用前に口腔内を観察する。
★口腔内に炎症や傷があると、血中濃度が上昇し、副作用が生じやすくなる。
★口腔内乾燥時は、使用前に口腔内を水で湿らせるとよい。

[患者説明・指導のポイント]

● 舐めたり、噛み砕いたりせず、舌下に錠剤を挟み込み、使用するよう指導する。
　★誤って飲み込んだ場合も1回の服用とし、追加服用しないように伝える。

● 投与間隔は2時間以上あけ、1日4回以下の使用にとどめるよう指導する。
　★追加服用が可能になるまでの間や、4回使用後に突出痛が生じた場合、モルヒネやオキシコドンの速放性製剤をレスキュー薬として使用することを説明する p.71。

● 口内炎や口腔内出血、口腔粘膜欠損などがみられた際は、すみやかに医師や薬剤師に相談するよう指導する。

● 在宅療養の際、完全に溶けきる前に錠剤を吐き出してしまった場合、残薬は放置せず、洗面所やトイレなどに水で流して安全に処分するように指導する。

（高田博美）

一般名　フェンタニルクエン酸塩

商品名　イーフェン® バッカル錠

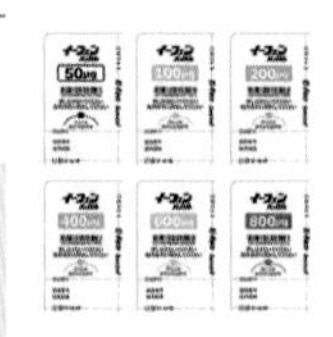
画像提供：
大鵬薬品工業

投与経路 口腔粘膜（バッカル部位）
▶効果発現 即効性
▶剤形・規格：錠剤（バッカル錠） 50μg 100μg 200μg 400μg 600μg 800μg

どんな薬か

[製剤の特徴]

- バッカル部位（上大臼歯歯茎と頬粘膜の間）ですみやかに崩壊し、口腔粘膜で吸収される製剤である。
- 従来のオピオイド速放性製剤では突出痛のマネジメントが難しい患者や、経口摂取や嚥下が困難な患者に使用する。
- 定時投与量が、経口モルヒネ換算で1日30mg以上投与されており、安静時痛がマネジメントされている患者に使用する。

[保険適用]

- 強オピオイド鎮痛薬を定時投与中のがん患者における突出痛の鎮痛。

■ 薬剤の効き方（イメージ）

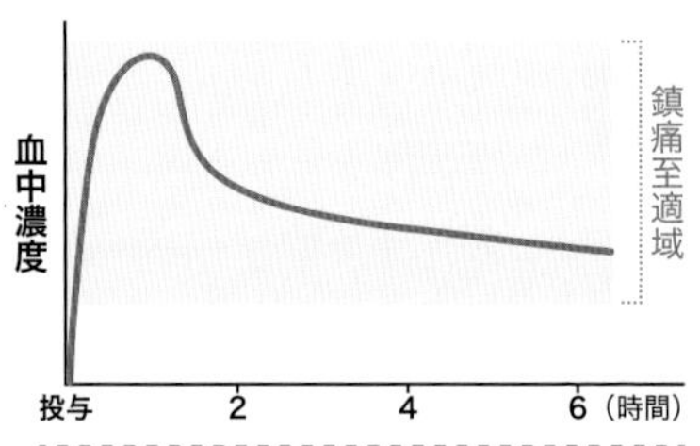

▶効果発現時間：投与後10分以内（投与1分程度で吸収開始）
▶効果持続時間：1～2時間
▶最高血中濃度到達時間（T_{max}）：0.59～0.67時間
▶血中濃度半減期（$T_{1/2}$）：3.37～10.49時間

[用法・用量] 具体的な投与イメージは p.70 参照

- **突出痛出現時**：1回50～800μgをバッカル部位に投与。1日4回まで使用できる。
  ★低用量から開始し、効果判定を行いながら至適用量を決定する必要がある（タイトレーション p.70）。
- **開始時**：1回50～100μgより。
  ★アブストラル®から本剤に変更する場合でも、必ず1回50μgから投与を開始する（フェンタニルの含有量が同じであっても、剤形によって吸収量が異なるため）。
- **用量調節**：タイトレーション期において、1回50～600μgを服用しても十分な鎮痛効果が得られなかった場合、投与30分後以降に、1回のみ追加投与可能とし、それをふまえて1回用量を増量する。
  ★追加投与量は1回目の服用量を超えてはいけない。追加投与が複数回必要となったら一段階増量する。
  ★突出痛に対して、2回続けて効果があったときの投与量を、至適投与量とする。
- **増量**：50→100→200→400→600→800μgの順に一段階ずつ適宜調節（1回800μgが上限）。

● **投与間隔**：投与から次の投与までには、4時間以上あける。

使用上の注意点

● 舐めたり噛み砕いたりすると口腔粘膜からの吸収が低下し、効果が低下する可能性がある。

★バッカル錠は、バッカル部位（頬と歯茎の間）の口腔粘膜から吸収される製剤である。

起こりうる副作用

特に注意が必要な副作用

投与直後	
傾眠 **悪心・嘔吐** **呼吸数減少**	投与直後はこれらに注意して観察する

頻度が高い副作用	その他注意が必要な副作用
悪心・嘔吐	呼吸抑制（呼吸数減少）
便秘	依存性
傾眠	意識障害

ケアのポイント

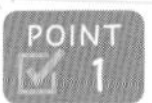

特に、予測できない突出痛 p.308 **へのレスキューに有効である。**

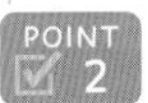

使用前に口腔内を観察する。

★口腔内に炎症や傷があると、血中濃度が上昇し、副作用が生じやすくなるため。

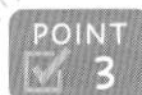

左右の頬に交互に使用する。

★同一部位への連続的な刺激を避けるため。

[患者説明・指導のポイント]

● 舐めたり噛み砕いたりせず、バッカル部位 p.70 に錠剤を挟み込んで使用するよう指導する。

★義歯を使用中でも安全に使用できることを伝える。

★投与後30分以上経っても口腔内に残っている薬剤は、水で飲み込んでもかまわないことを伝える。

● 投与間隔は4時間以上あけ、1日4回以下の使用にとどめるよう指導する。

● その他の指導ポイントは、p.67 を参照。

（高田博美）

おさえよう！「口腔粘膜吸収剤」使用のポイント

[フェンタニル口腔粘膜吸収剤の投与について]

- アブストラル®舌下錠 p.66 とイーフェン®バッカル錠 p.68 は、効果発現が非常にすみやかで、予測できない突出痛に特に有効である。

★舌下錠は「舌下の口腔粘膜」、バッカル錠は「バッカル部位の口腔粘膜」から薬効成分が吸収されるようにつくられているため、正しい投与部位を患者に説明しておくことが必要となる。

■舌下錠の投与部位

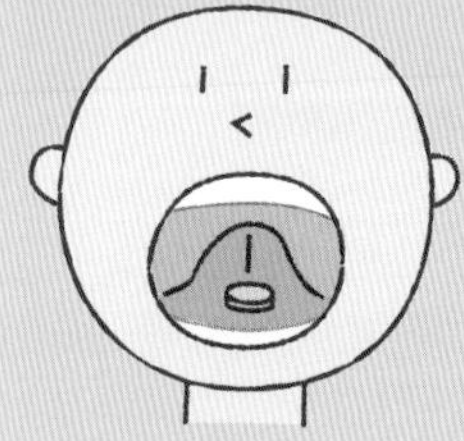

■バッカル錠の投与部位

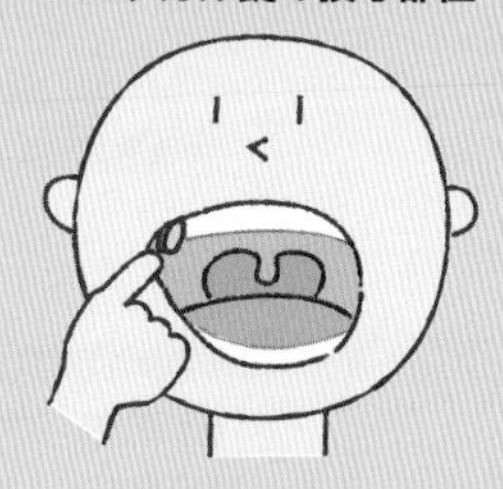

- 投与間隔や1日の投与回数に制限が設けられているため、突出痛の出方に応じて、他のレスキュー薬を併用するなどの工夫が必要になることもある。
- 必ず低用量から投与を開始し、効果判定を行い至適用量を決定する（下図参照）。

■フェンタニル口腔粘膜吸収剤の至適用量決定（タイトレーション）

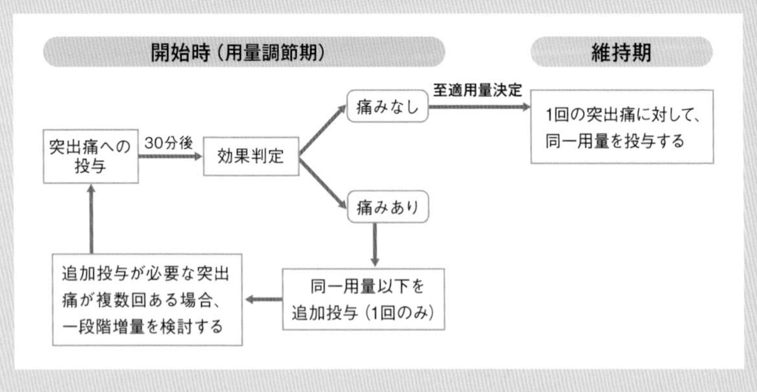

[口腔粘膜吸収剤(ROO)と口腔内崩壊錠(OD錠)との違い]

- 口腔粘膜吸収剤は、舌下やバッカル部位など口腔粘膜から吸収され、肝臓のファーストパスを受けずに、注射薬と同様に全身に作用する。
  ★口腔粘膜吸収剤も、一部は嚥下し、消化管から吸収される。
- 口腔内崩壊錠は、唾液など口腔内の水分で崩壊した後、嚥下し、消化管から吸収されるため、内服薬と同様に肝臓のファーストパスを受ける。
- 患者・家族には、以下のように説明すると伝わりやすい。
  ★口腔内吸収剤:「口の中で"転がす"と粘膜から吸収されます」「飲み込んでしまうと効果がなくなってしまいます」
  ★OD錠:「ラムネのように口の中で溶けたら飲み込みます」

■フェンタニル口腔粘膜吸収剤の投与例

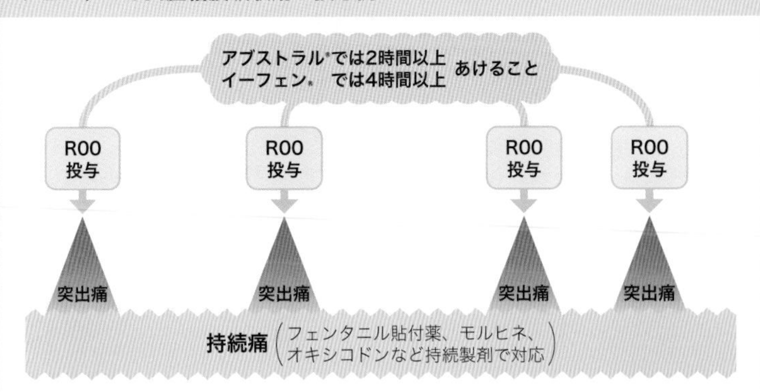

[レスキュー薬選択について]

- レスキュー薬は、患者の好みで使い分けることができる(定時投与されている徐放製剤の種類によらない)。
- レスキュー薬は、レスキュー薬としてのタイトレーションが必要である。
- レスキュー薬は、1日4回程度の使用が妥当である。回数が多くなる場合は、痛み治療全体の見直しが必要である。

(岡本禎晃)

一般名　フェンタニルクエン酸塩

商品名　フェンタニル注射液

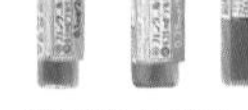

投与経路 皮下（添付文書上承認外） 静脈内 くも膜下 硬膜外

▶効果発現 速放性

微量ポンプ

▶剤形・規格：注射剤 0.1mg/2mL 0.25mg/5mL 0.5mg/10mL

画像提供：テルモ

どんな薬か

[製剤の特徴]

● 持続静注、持続皮下注（添付文書上承認外）を行うことが多い。

★硬膜外投与、くも膜下投与も可能だが、がん疼痛に対して用いられることは少ない。

● 高度腎機能低下のある患者や透析を行っている患者にも使用できる。

● 腸閉塞時にも使いやすい。

★モルヒネ、ヒドロモルフォン、オキシコドンからフェンタニルへの変更では、腸蠕動の亢進が起こることが多いため、便秘治療薬の減量などが必要なことがある。

● モルヒネやオキシコドンからフェンタニルへの変更では、眠気やせん妄が改善することがある。

★悪心・嘔吐は同様に生じるが、便秘や眠気は比較的少ない。

★眠気が少ないため、増量時には知らない間に過量となり、呼吸抑制が出現することがある。

■ 薬剤の効き方（イメージ）

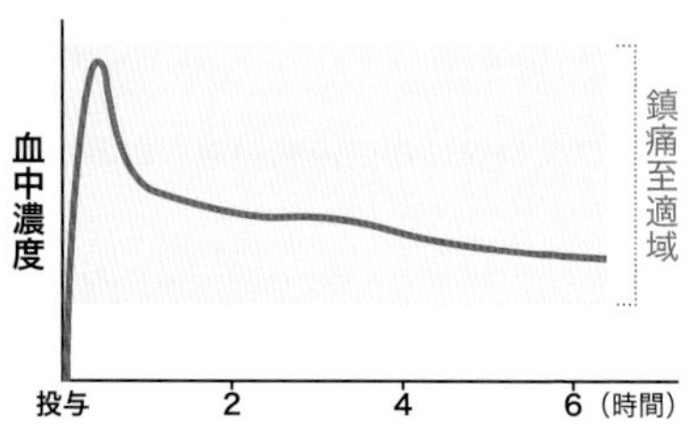

▶効果発現時間：投与後ただちに（静注）、投与後数分（皮下注）

▶効果持続時間：—（持続投与）

▶最高血中濃度到達時間（T_{max}）：投与直後（静注）、0.2～0.5時間未満（硬膜外）

▶血中濃度半減期（$T_{1/2}$）：3.65±0.17時間（静注）

● フェンタニル経皮吸収型製剤では十分な効果が得られない場合、持続静注・持続皮下注に変更するとすみやかに疼痛緩和できる可能性がある。

★モルヒネや他のオピオイドと比較して速効性がある（静注後、約5分で最大鎮痛効果に到達）。

[保険適用]

● 激しい疼痛（術後疼痛、がん疼痛）の鎮痛、全身麻酔による鎮痛、局所麻酔の鎮痛補助。

[用法・用量]

● **定時投与**：1日0.1～0.3mgを、持続静注あるいは持続皮下注。

★持続皮下注の場合、投与速度の上限は1mL/時とされている。他剤からの切り替えのめやすは p.23 参照。

● **増量**：前日のレスキュー回数（投与量）を参考に、1日量を30～50%増量する。

● **レスキュー**：持続注射1日量の1/24（1時間量）とすることが多い。

★持続皮下注の場合、レスキューとして早送りしたときに、痛みが生じないか患者に確認する。痛みがあれば刺入部を変更するか、流量を検討する。

使用上の注意点

● 微量ポンプやPCAポンプ p.290 を使用し、投与する。

★PCA（患者自己疼痛管理法）は、患者が痛みを感じたときに注射用鎮痛薬を自己注入できる方法である。メリットは、①突出痛に対して遅延なくオピオイドを投与できること、②傾眠時は患者がPCAボタンを押さないため極端な過量投与を予防しうること、③患者自身が疼痛マネジメントに参画するためセルフケア能力を維持できること、などである。

● CYP3A4阻害作用を有する薬剤と併用すると、作用が増強する可能性がある。

起こりうる副作用

代表的な副作用（出現時期のめやす）

便秘 — 投与中は生じやすい

悪心・嘔吐、眠気 — 投与初期や増量時に生じやすい 数日で軽減、消失

↑投与開始　1週間　2週間

頻度が高い副作用	その他注意が必要な副作用
悪心・嘔吐　便秘　眠気　瘙痒感	呼吸抑制　ショック、アナフィラキシー

ケアのポイント

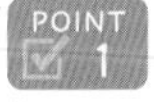

持続皮下注では、針刺入部を定期的に観察する。

★痛みや発赤、硬結が認められた場合、刺入部を変更する。

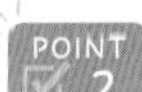

効果が安定するまで（6～12時間）は痛み・眠気や呼吸抑制に注意して観察する。

★眠気がある場合は、過量投与またはオピオイドだけでは対応できない痛みの可能性がある。

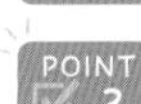

痛みの残存がある場合、医師に増量を相談する。

★レスキュー薬の使用回数、鎮痛効果、副作用の有無や程度をアセスメントする。

★患者の訴えに加え、表情や睡眠状態、体動などの客観的情報も含めて薬剤の効果を評価する。

[患者説明・指導のポイント]

● PCAポンプは誤ってボタンを押しても誤投与されないしくみになっていることを説明する。

★患者がPCAポンプのレスキュー薬を適切に使用できているか、確認する。

● 体動前など、予防的にレスキュー薬を使用するタイミングについても説明する。

エキスパートからのアドバイス

＊がん患者の場合、脳転移や低酸素状態、電解質異常によってせん妄が生じることがある。せん妄によって適切にレスキュー薬を使用できなくなることがあるので注意する。

＊鎮痛薬の投与量が増えると不安になる患者もいる。適切に使用していれば安全であることや、副作用には対処方法があることを説明するとよい。

＊持続静注の場合は上限なく使用できるが、持続皮下注の場合は投与量に限度があり、モルヒネやオキシコドン、ヒドロモルフォンに変更せざるを得ないこともある。

（池長奈美）

強オピオイド鎮痛薬❹

メサドン

こんな患者に使用する

- 「強いがん疼痛」があり、他の強オピオイド製剤では効果不十分な患者や副作用が問題となる患者
- 神経障害性疼痛が強い患者にも有用

特徴

- μオピオイド受容体と、NMDA受容体などに作用する、合成のオピオイド製剤である。
- 主に、脳や脊髄にあるμオピオイド受容体に作用することで、鎮痛効果を発揮する p.22。
- 中枢神経系を中心に分布しているNMDA受容体への拮抗作用により、神経障害性疼痛への効果も期待できる。

代謝・排泄経路

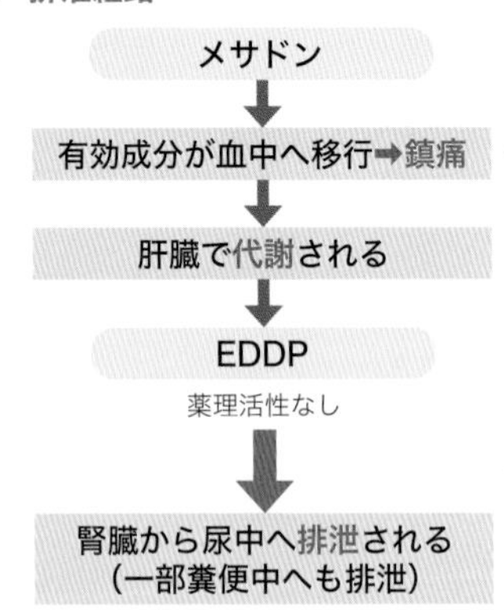

[μオピオイド受容体を介する主な作用]

- 鎮痛
- 鎮静
- 呼吸抑制
- 消化管運動抑制
- 咳嗽反射抑制
- 瘙痒感
- 悪心・嘔吐
- 縮瞳
- 尿閉
- 多幸感
- 身体依存
- 精神依存

[NMDA受容体への拮抗作用]

- 神経障害性疼痛の鎮痛

★神経障害性疼痛は、特に脊髄後角でNMDA受容体が活性化することで脊髄神経がより強く興奮し、痛覚過敏やアロディニアが生じていると考えられている(中枢性感作)

- 主に肝臓で、CYP3A4とCYP2B6により薬理活性のないEDDPに代謝される。

  ★上記の他、CYP2C8、CYP2C6、CYP2C19、CYP2D6によっても代謝される。

- 20～80%は尿中に、20～40%は糞便中に排泄される。

禁忌

- **投与禁忌**：重篤な呼吸抑制・COPD、気管支喘息発作中、麻痺性イレウス、急性アルコール中毒、出血性大腸炎。
- **併用禁忌**：ナルメフェン(投与中～中止後1週間)。
- **原則禁忌**：細菌性下痢。

併用注意

- 以下の薬剤と併用すると、併用薬の作用増強が起こる。

  ★中枢神経抑制薬、吸入麻酔薬、モノアミン酸化酵素阻害薬、三環系抗うつ薬、β遮断薬、アルコール、抗コリン作用をもつ薬剤、QT延長に関係する薬剤。

● 以下の薬剤と併用すると、メサドンの作用増強が起こる。
★CYP3A4阻害作用をもつ薬剤（トリアゾール系抗菌薬など）。

● 以下の薬剤と併用すると、メサドンの作用減弱が起こる。
★CYP3A4を誘導する薬剤（カルバマゼピンやフェノバルビタールなど）。

メリット

● 他のオピオイド製剤と比べ、便秘や悪心・嘔吐、せん妄の副作用が少ない。
● 神経障害性疼痛への効果も期待できる。

デメリット

● 高用量の経口剤しかないため、適切な用量調節が困難。
★上記の理由から、傾眠の副作用が他のオピオイドより多い。

● 血中濃度半減期が長い。
● 薬物動態の個人差が大きい。

こんなところに要注意

● 開始時や、投与量が1日100mgを超える場合、QT延長が起こりうる薬物（三環系抗うつ薬、一部の抗菌薬や抗真菌薬、抗精神病薬など）を併用している場合は、初回投与時入院して心電図モニターの監視を行う。
★QT延長や心室頻拍による死亡例が報告されている。

● 他のオピオイド製剤から切り替える際は、患者ごとに換算量を検討し、過量投与に注意する（個人差が大きく、換算比が一定しないため）。

● 他のオピオイド製剤を長期間使用している場合や、高用量での切り替えが難しい。
★メサドンには、他のオピオイド製剤との交差耐性（連用により、他のオピオイド製剤も薬剤耐性を獲得すること）がないためである。

● 代謝物に薬理活性はないが、血中濃度半減期が長いため、腎機能低下患者には注意が必要である。

● 血中濃度半減期が長く、効果安定まで3～7日かかるため、増量は1週間ごとに行う。

● 本剤を使用する有益性が危険性を上回ると判断される場合に限り、本剤のリスクなどについて十分な知識を持つ医師のもとで、適切と判断される患者にのみ用いる。
★処方する医師は、医師免許・麻薬免許以外に、適正使用のためのe-ラーニングの受講および「理解度確認試験」を受け、処方医師登録が必要となる。
★調剤や交付は、事前に適正使用のためのe-ラーニングを受講し、「調剤責任薬剤師」の登録を受けた薬剤師のいる薬局でしか実施できない。

（岡本禎晃）

メサドン 徐放性製剤

一般名　メサドン塩酸塩

商品名　メサペイン®錠

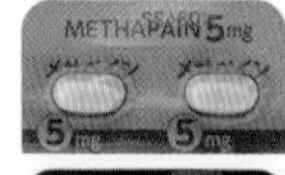

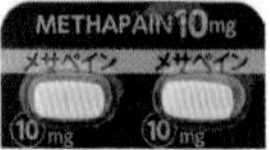

画像提供：帝國製薬

投与経路 経口

▶効果発現 徐放性（長時間型）

▶剤形・規格：錠剤 5mg 10mg

どんな薬か

［製剤の特徴］

● 比較的すみやかに吸収され、約4時間程度で最高血中濃度に達する。

★個人差はあるが、8〜12時間程度鎮痛効果が期待できる強オピオイド鎮痛薬である。

★必要な血中濃度に達し、安定した鎮痛効果が得られるまでに時間がかかる場合がある。

● 経口モルヒネ60mg/日以上定時で内服している場合に、他の強オピオイド鎮痛薬から切り替えて使用する。

★初回導入には使用できない。

［保険適用］

● 他の強オピオイド鎮痛薬では治療困難な中等度〜高度のがん疼痛。

薬剤の効き方（イメージ）

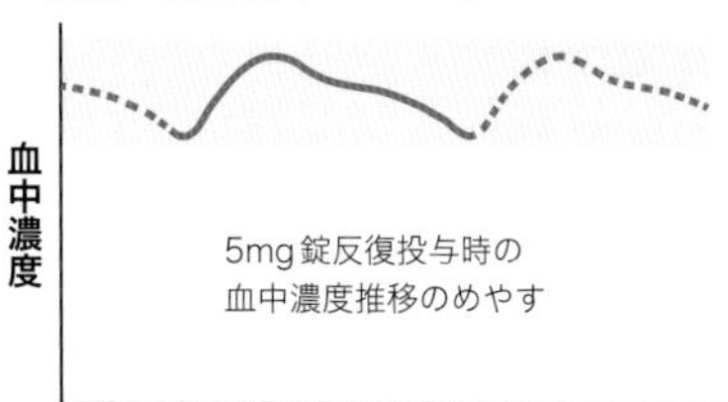

▶効果発現時間：投与後、数時間〜1週間程度（個人差が大きい）

▶効果持続時間：約8〜12時間

▶最高血中濃度到達時間（T_{max}）：4.9±2.1時間（5mg錠）、3.3±2.4時間（10mg錠）

▶血中濃度半減期（$T_{1/2}$）：37.2±4.6時間（5mg錠）、38.3±4.9時間（10mg錠）

［用法・用量］

● **定時投与（開始時）**：1回5〜15mgを1日3回、8時間ごとに経口投与。

★他の強オピオイド鎮痛薬と異なり、切り替え時の換算比が明確ではなく、他の強オピオイドとの交差耐性も不完全である。p.23 の換算表をめやすとし、患者の全身状態を考慮して開始する。

● **増量**：1日投与量の50%、1回5mgを上限に増量する。

★過量投与を避けるため、投与後血中濃度が安定するまで（少なくとも7日間）は増量しない。

★効果安定後は、患者状態に応じて、1日2〜3回の経口投与で継続する。

使用上の注意点

● 定時投与薬として使用するため、必要に応じてレスキュー薬を設定しておく。

● CYPで代謝されるため、薬物相互作用に注意する p.74 。

● QT延長や心室頻拍、遅発性呼吸抑制など致死的な有害事象発生の可能性がある。

起こりうる副作用

代表的な副作用（出現時期のめやす）

副作用	出現時期・特徴
便秘	耐性形成なし、増量時に悪化
悪心・嘔吐	開始直後、増量時に出現。1〜2週間で軽減
眠気	開始直後、増量時、過量時に出現。半減期が長く遷延することも

↑投与開始　　1週間　　2週間

頻度が高い副作用	その他注意が必要な副作用
● 便秘　● 悪心・嘔吐　● 眠気	● QT延長、心室性不整脈　● 呼吸抑制　● 麻痺性イレウス　● せん妄

ケアのポイント

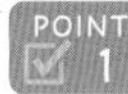

開始・増量時の十分な観察と、定期的な検査（採血・心電図）を行う。

★患者ごとに適切な量や副作用の出るタイミングが大きく異なる。特に、遅れて起こる呼吸抑制や過鎮静、不整脈には注意が必要である。

★採血の際は、特に電解質（Ca、K、Mg）の低下に注意して確認する。

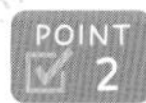

眠気の増強時は、過鎮静、呼吸抑制に注意する。

★半減期が長く、過量投与となっている可能性がある。特に呼吸数が減少しているときはただちに医師に連絡し減量を相談する。

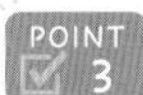

便秘治療薬や制吐薬を適切に用い、副作用のコントロールに努める。

★便秘はほぼ100％出現するため、毎日の排便状況のチェックも大切である。

★悪心・嘔吐は、投与開始から1〜2週間で消退する。

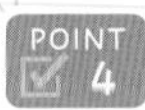

併用薬との相互作用に十分注意する。

★投与開始時や併用薬の変更時は、医師・薬剤師に相互作用について確認する。

[患者説明・指導のポイント]

● 噛んだり割ったりせず、そのまま服用するように指導する。

● 食事とは関係なく、決められた時間に規則正しく使用するよう指導する。

エキスパートからのアドバイス

＊臨床で本剤の使用が推奨される場合を以下に示す。
①神経叢・筋肉浸潤の神経障害性疼痛、破壊性骨転移の体動時痛、悪性腸腰筋症候群などの難治性疼痛。
②他の強オピオイド鎮痛薬、鎮痛補助薬などを高用量・多種類使用しても効果不十分な患者。
③十分な認知機能、介護者の協力などのある患者。
④安定した内服が可能な患者（サブイレウスがない、予後が1か月以上あるなど）。

＊難治性疼痛と判断された場合、早期から本剤の使用を念頭に置いて処方医師・医療施設・薬剤師を手配し、がん治療とスケジュールを合わせて本剤への切り替えを計画するとよい。

＊本剤導入により、使用するオピオイド鎮痛薬や鎮痛補助薬を整理できれば、副作用や費用を負担軽減できる。

＊鎮痛薬を多剤併用しても残存する痛みや眠気により、がん治療や余暇活動、外出が行えなかった患者が上記の効果で行うことができるようになる利点もある。

（荒川さやか）

強オピオイド鎮痛薬⑤

タペンタドール

こんな患者に使用する

- 「中等度～高度のがん疼痛」がある患者
- 神経障害性疼痛が強い患者にも有用
- はじめてオピオイド製剤を用いる患者、他のオピオイド製剤で副作用が問題となった患者にも使用可能

特徴

- μオピオイド受容体と、ノルアドレナリントランスポーターに作用する、合成のオピオイド製剤である。
- 主に脳や脊髄にあるμオピオイド受容体に作用することで、鎮痛効果が発揮される。
- 神経終末におけるノルアドレナリン再取り込み阻害作用により、神経障害性疼痛への効果も期待できる。

代謝・排泄経路

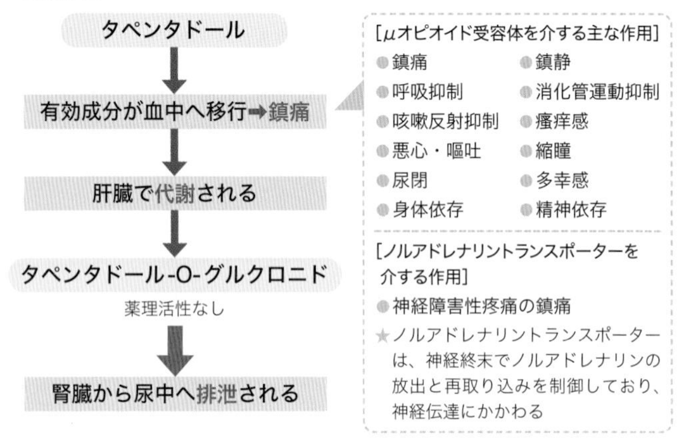

代謝・排泄経路

- 主に肝臓において、薬理活性のないタペンタドール-O-グルクロニドに代謝される。
- ほとんどが腎臓から尿中に排泄される。

禁忌

- **投与禁忌**：重篤な呼吸抑制・COPD、気管支喘息発作中、麻痺性イレウス、アルコール・睡眠薬・中枢性鎮痛薬・向精神薬による急性中毒、出血性大腸炎。
- **併用禁忌**：MAO阻害薬（投与中～中止後14日間）、ナルメフェン（投与中～中止後1週間）。
- **原則禁忌**：感染性下痢。

併用注意

- 以下の薬剤と併用すると、併用薬の作用増強が起こりうる。
  - ★中枢神経抑制薬、吸入麻酔薬、モノアミン酸化酵素阻害薬、三環系抗うつ薬、β遮断薬、アルコール、セロトニン再取り込み阻害作用をもつ薬剤(SSRI、SNRIなど)
  - ★セロトニン再取り込み阻害作用をもつ薬剤と併用すると、脳内のセロトニン濃度が上昇し、セロトニン症候群発症の恐れがある。

メリット

- 他のオピオイド製剤と比較して、便秘や悪心・嘔吐の副作用が少ない。
- 神経障害性疼痛に効果が期待できる。
- 乱用防止製剤である p.80。
- 代謝物に活性がないため、腎機能が低下している患者に、モルヒネやオキシコドンよりも安全に使用できる。

デメリット

- 経口の持続性製剤(錠剤)しかない。
- 錠剤が他のオピオイド製剤より大きく、嚥下機能に問題がある患者は服用困難な場合がある。

こんなところに要注意

- 本剤でオピオイドを導入する場合は少量から開始する。
- 他のオピオイド製剤で副作用が問題となる場合、切り替えて使用することもできる。
  - ★オキシコドン徐放性製剤5mgと、タペンタドール25mgの鎮痛効果が同等とされる。
- 必ずしも便秘治療薬を併用する必要はないが、投与量に応じて便秘が生じる可能性が高くなるため、排便状況を注意して観察する。
- セロトニン症候群に注意する(下表参照)。

精神症状	不安、混乱、イライラ、興奮、錯乱、動き回るなど
錐体外路症状	手足が勝手に動く、震える、身体がこわばるなど
自律神経症状	発汗、発熱、下痢、頻脈など

  - ★服用開始数時間以内に発症し、中止後24時間以内に消失することが多いが、まれに重篤化することがあるため注意が必要。
  - ★ノルアドレナリン再取り込み作用は、SNRIよりかなり少ない。
- まれに、幻視や幻覚の副作用が出現することがある。

(岡本禎晃)

一般名 タペンタドール塩酸塩

商品名 **タペンタ®錠**

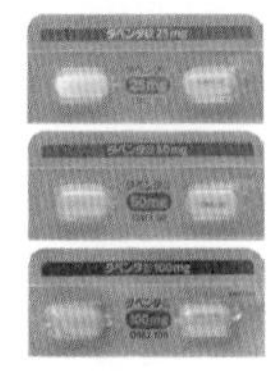

画像提供：ムンディファーマ

投与経路 経口

▶効果発現 徐放性

▶剤形・規格：錠剤 25mg 50mg 100mg

どんな薬か

[製剤の特徴]

- μオピオイド受容体への結合、ノルアドレナリン再取り込み阻害作用により、鎮痛効果を発揮する。
- 神経障害性疼痛を含めた広範ながん疼痛への効果が期待される。
- 薬物乱用防止のために、麻薬を再使用しにくいように工夫された製剤である。
  - ★ミキサーなどを用いて粉砕しようとしても、刃がこぼれて粉砕できない。
  - ★水やエタノールに溶かすと粘度をもつゲル状になるため、排水口に流さないよう注意する。
  - ★薬局で廃棄する際は、焼却するか、ガムテープに包んで錠剤が見えない状態として通常の医薬品と同様に廃棄する。

■薬剤の効き方（イメージ）

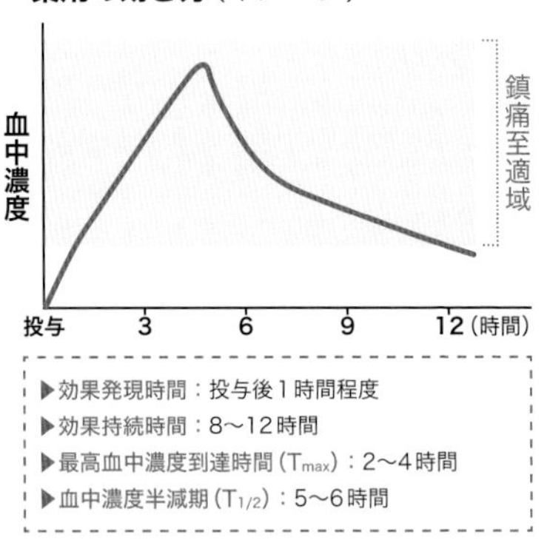

▶効果発現時間：投与後1時間程度
▶効果持続時間：8〜12時間
▶最高血中濃度到達時間（T_{max}）：2〜4時間
▶血中濃度半減期（$T_{1/2}$）：5〜6時間

- 安定した内服が可能な患者（イレウスの徴候などがない、予後が1か月以上あるなど）に使用する。

[保険適用]

- 中等度〜高度のがん疼痛。

[用法・用量]

- **定時投与**：1回25mgより、1日2回、12時間ごとに経口投与。
  - ★初回投与量として400mg/日を超える用量は推奨されない。600mg/日（経口モルヒネ換算180mg/日）以上となる場合は、他のオピオイドへの変更を検討する（エビデンスの蓄積が少ないため）。
- **増量**：1日使用量の25〜50%をめやすに増量する。

使用上の注意点

- 定時投与薬として使用するため、必要に応じてレスキュー薬を設定しておく。
  - ★タペンタドールの速放性製剤はないため、レスキュー薬にはモルヒネやオキシコドンの速放性製剤を用いる。

● 投与禁忌：MAO阻害薬（セレギリン[エフピー®]）投与中〜投与後14日以内の患者
● SSRI（デュロキセチン[サインバルタ®]など）や三環系抗うつ薬と併用すると、セロトニン症候群 p.157 発生のリスクが高まる。

起こりうる副作用

代表的な副作用（出現時期のめやす）

副作用	出現時期
便秘	投与開始〜2週間以降（増量により増悪）
悪心・嘔吐	開始直後、増量時に出現。1〜2週で消退
眠気	開始直後、増量時、過量時に出現。3〜5日で消退

↑投与開始　1週間　2週間

頻度が高い副作用	その他注意が必要な副作用
● 便秘　● 悪心・嘔吐　● 眠気	● 呼吸抑制　● アナフィラキシー

ケアのポイント

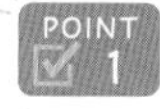

非常に硬い薬剤である。

★ハンマーで叩いてもつぶれない。患者が誤って噛むと、歯が欠ける恐れがある。

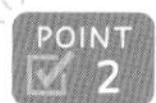

便秘治療薬や制吐薬を適切に用い、副作用のコントロールに努める。

★便秘は他のオピオイド鎮痛薬より軽度ではあるが出現するため、毎日の排便状況のチェックも大切である。
★悪心・嘔吐は、投与開始から1〜2週間で消退する。

［ 患者説明・指導のポイント ］

● 開始時や増量時に眠気が一時的に強まることがあるが、3〜5日で消退することを伝える。
　★気分転換、制限がなければカフェイン入りの飲み物などの摂取を勧める。転倒防止についても指導する。
　★眠気が持続する場合は、本剤以外の薬剤の影響や、夜間の睡眠状態、検査データを確認する。
● 噛んだり割ったりせず、そのまま服用するよう指導する。

エキスパートからのアドバイス

＊本剤は、鎮痛薬としてはもちろん、神経障害性疼痛に対する鎮痛補助薬としても使用できる。効率的な使用によって、内服薬の数を減らすことができる。
＊大きい錠剤（長径17mm、短径7mm、厚さ5mm）なので、嚥下機能の低下している患者は飲みづらい。このため、嚥下状態のアセスメントも必要となる。
＊モルヒネやオキシコドンと比べ、副作用は少ない印象である。副作用のコントロールが難しいときに、他剤から変更することもある。

（高田博美）

強オピオイド鎮痛薬⑥

ヒドロモルフォン

こんな患者に使用する

- 「中等度～高度のがん疼痛」がある患者
- はじめてオピオイド製剤を使用する患者に使用可能
- モルヒネを使用できない患者の咳嗽・呼吸困難の緩和にも有効

特徴

- ヒドロモルフォンは、モルヒネから合成される半合成のオピオイド製剤である。
- 世界的に、がんによる痛みに対するモルヒネの代替薬として使われている。

★副作用や相互作用は、モルヒネに類似している。

- 主に脳や脊髄に存在するμオピオイド受容体に作用して、鎮痛効果を発揮する p.22。

代謝・排泄経路

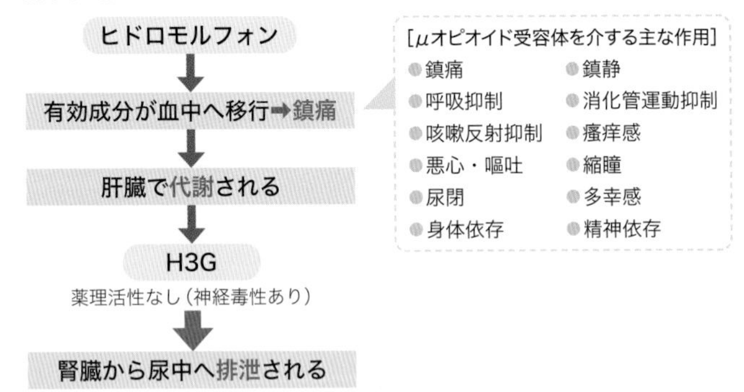

- 主に肝臓で代謝され、代謝物としてH3Gを生じる。

★H3Gに鎮痛活性はないが、神経毒性をもつとされている。

- 代謝物は、腎臓から尿中に排泄される。

禁忌

- **投与禁忌**：重篤な呼吸抑制、気管支喘息発作中、慢性肺疾患に続発する心不全、けいれん、麻痺性イレウス、急性アルコール中毒、出血性大腸炎。
- **併用禁忌**：ナルメフェン（投与中～中止後1週間）。

併用注意

- 以下の薬剤と併用すると、併用薬の作用増強が起こる。

★中枢神経抑制薬、吸入麻酔薬、MAO阻害薬、三環系抗うつ薬、β遮断薬、抗コリン作用をもつ薬剤、ジドブジン。

メリット

- 効果がモルヒネと似ているため、効果の予測が容易である。

●ある程度、副作用対策が確立されている。

●経口剤には徐放性製剤と速放性製剤があり、注射薬には高濃度製剤もある。

★鎮痛効果は、経口投与：静脈内投与＝約1：2〜5である。

●咳嗽や呼吸困難に対して、少量でも効果が認められている。

デメリット

●消化管の運動抑制作用に伴う副作用（便秘、麻痺性イレウスなど）が生じる。

★消化管に薬剤が長時間停滞し、吸収が高まることがある。併用薬がある場合は、作用の増強に注意が必要である。

こんなところに要注意

- 痛みの程度に応じて、できるだけ少量から開始する。

★少量から開始することで副作用が軽減できる。

- 消化管の運動抑制作用により、投与量に応じて便秘が出現する。常に排便状況を確認し、下剤の調節が必要である。

- 悪心・嘔吐が発現することがある。

★少量から開始することでリスクが軽減されるため、最近は制吐薬の予防投与は行わないが、常に観察し、状態に応じて適切に制吐薬を投与できるようにする。

- 悪心には、持続する悪心（ドンペリドンやメトクロプラミドが効く）と、体動時の悪心（ドンペリドンやメトクロプラミドが効かない）がある。体動時の悪心には、抗ヒスタミン薬（ジフェンヒドラミン・ジプロフィリン配合錠など）を検討する。

★悪心・嘔吐が制吐薬でコントロールできない場合は、他の強オピオイドへの変更や、投与経路の変更を検討する。

- 投与初期に傾眠が発現することがあるため、ふらつき、転倒に注意する。

★傾眠は通常、1週間程度で軽減するが、持続する場合は減量や他剤への変更を検討する。

- まれに幻視などが発現することがある。

エキスパートからのアドバイス

＊患者・家族によって、強オピオイドへの理解度はさまざまである。「医療用麻薬」に対して誤解を抱いている場合もあるため、説明は慎重かつていねいに行う必要がある p.278 。

＊特にレスキュー薬は、患者が痛みと薬剤の関係を正しく理解していないと「飲み方がわからないから飲まなかった」「依存になるのが怖くて飲んでいない」「飲みすぎると、もっと痛くなったときに効かないのではないか」と、大量に飲み残すことがある。一方、「少しでも痛くなったら」「痛くなりそうだから」と、依存的になる患者もいるため注意する。

（岡本禎晃）

一般名 **ヒドロモルフォン塩酸塩**

商品名 ナルサス®錠

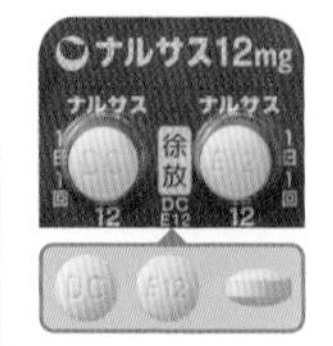

投与経路 経口

▶効果発現 徐放性

▶剤形・規格：錠剤 2mg 6mg 12mg 24mg

どんな薬か

[製剤の特徴]

- 強オピオイド鎮痛薬の徐放性製剤であり、定時投与薬として用いられる。
  - ★レスキュー薬にはナルラピド®などを用いることが多い。
- 主としてμオピオイド受容体に結合してアゴニスト（作動薬）として作用し、鎮痛作用を示す。

[保険適用]

- 中等度～高度のがん疼痛。

[用法・用量]

- **定時投与**：1日4mgを1日1回経口投与。
- **開始時**：1日4mgより（はじめてオピオイド鎮痛薬を使用する場合）。
  - ★他のオピオイド鎮痛薬から本剤に変更する場合には、前治療薬の投与量を考慮し、投与量を決定する。
  - ★モルヒネ経口剤からの変更の場合、1日用量の1/5量をめやすとする。
- **増量**：1日使用量の30～50%をめやすに増量する。

薬剤の効き方（イメージ）

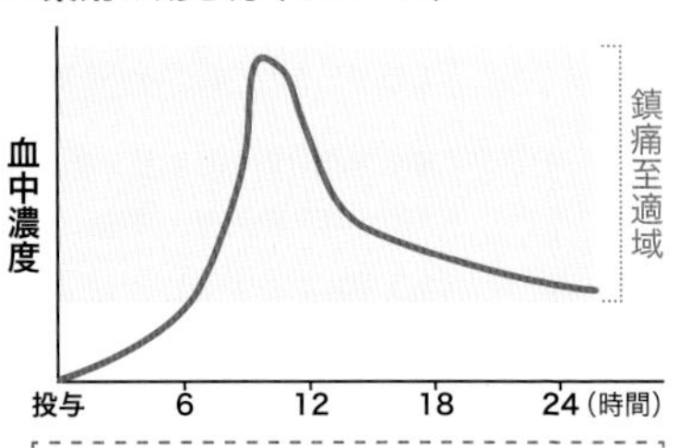

▶効果発現時間：投与後約6時間
▶効果持続時間：約24時間
▶最高血中濃度到達時間（T_{max}）：5（1～10）時間（2mg錠）、3.25（1～8）時間（6mg錠）
▶血中濃度半減期（$T_{1/2}$）：8.88±2.25時間（2mg錠）、16.8±6.69時間（6mg錠）

使用上の注意点

- 定時投与薬として使用するため、必要に応じてレスキュー薬を準備する。

起こりうる副作用

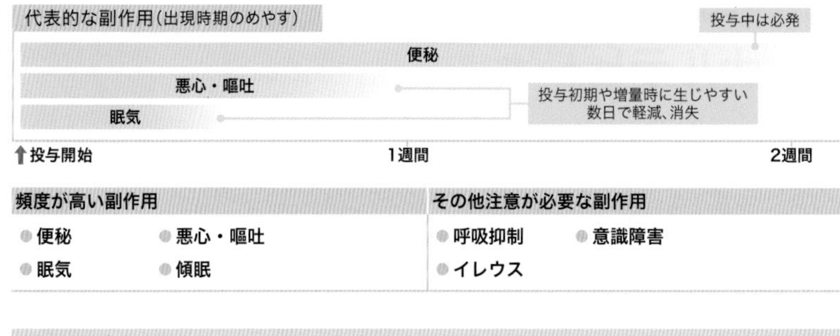

頻度が高い副作用		その他注意が必要な副作用	
便秘	悪心・嘔吐	呼吸抑制	意識障害
眠気	傾眠	イレウス	

ケアのポイント

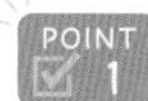
POINT 1 **肝・腎機能障害のある場合は、薬剤成分や代謝物の蓄積に留意する。**

★本剤は肝臓で代謝され、代謝物は腎臓から排泄されるためである。

POINT 2 **便秘に対しては便秘治療薬、悪心・嘔吐に対しては制吐薬を考慮する。**

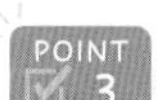
POINT 3 **過量投与の徴候や薬物依存のないことなどを確認する。**

★縮瞳、呼吸抑制、傾眠は、過量投与の徴候である。

[患者説明・指導のポイント]

- 徐放性製剤なので、割ったり、砕いたり、噛み砕かないよう指導する。
- 食事とは関係なく、決められた時間に規則正しく使用するよう指導する。
- レスキュー薬としてナルラピド®錠が処方されている場合、飲み間違えないよう指導する。
  ★必ずシートのまま保管し、シートから取り出したらすぐ服用するよう伝える。

エキスパートからのアドバイス

＊がん疼痛治療でナルサス®を定時投与薬として用いる場合、レスキュー薬にはナルラピド®p.86を用いることが多い。患者が飲み間違えないように注意する。

＊どちらも薄い白色の錠剤だが、ナルサス®は円形、ナルラピド®は五角形なのが見きわめポイントである。

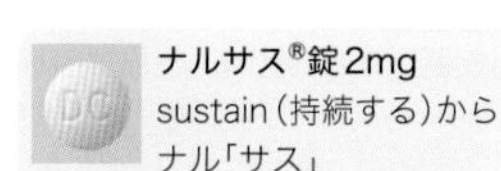
ナルサス®錠2mg
sustain(持続する)から
ナル「サス」

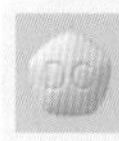
ナルラピド®錠1mg
rapid(急速な、迅速な)
だからナル「ラピド」

(清水正樹)

一般名　ヒドロモルフォン塩酸塩

商品名　ナルラピド®錠

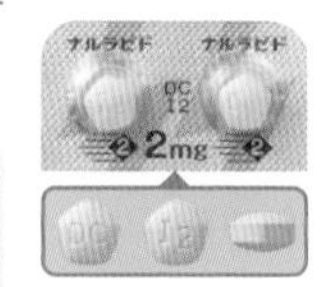

投与経路 経口

▶効果発現 速放性

▶剤形・規格：錠剤 1mg 2mg 4mg

どんな薬か

[製剤の特徴]

- 主としてμオピオイド受容体に対して結合し、アゴニスト（作動薬）として作用し、鎮痛作用を示す。
- 強オピオイド鎮痛薬の速放性製剤である。
- ヒドロモルフォン徐放性製剤（ナルサス®）を定時投与薬として用いる場合のレスキュー薬として使用することが多い。

■ 薬剤の効き方（イメージ）

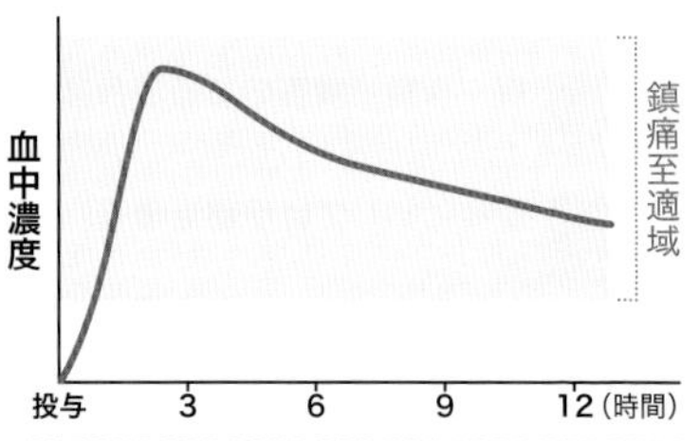

▶効果発現時間：投与後15〜30分

▶効果持続時間：約4時間

▶最高血中濃度到達時間（T_{max}）：0.5（0.25〜1）時間（1mg錠）、1（0.50〜1.02）時間（4mg錠）

▶血中濃度半減期（$T_{1/2}$）：5.26±3.35時間（1mg錠）、18.3±11.7時間（4mg錠）

[保険適用]

- 中等度〜高度のがん疼痛。

[用法・用量]

- **レスキュー**：定時投与中のヒドロモルフォン1日量の1/6〜1/4量を経口投与。1時間あけて追加投与可能。
- **定時投与**：1日量を4〜6回に分割し、経口投与。
- **開始時**：1回1mg、1日4〜6回より。

★他のオピオイド鎮痛薬から本剤に定時投与薬を変更する場合、前治療薬の投与量を考慮して与量を決定する。モルヒネ経口剤からの変更の場合、1日用量の1/5量をめやすとする。

使用上の注意点

- 速放性製剤のなかでは半減期が短いことに注意が必要である。

起こりうる副作用

代表的な副作用(出現時期のめやす)

- 便秘 —— 投与中は必発
- 悪心・嘔吐 —— 投与初期や増量時に生じやすい 数日で軽減、消失
- 眠気 —— 投与初期や増量時に生じやすい 数日で軽減、消失

投与開始 ／ 1週間 ／ 2週間

頻度が高い副作用	その他注意が必要な副作用
● 便秘　● 悪心・嘔吐	● 呼吸抑制　● 意識障害
● 眠気　● 傾眠	● イレウス

ケアのポイント

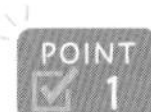

肝・腎機能障害がある場合は、薬剤成分や代謝物の蓄積に留意する。

★本剤は肝臓で代謝され、代謝物は腎臓から排泄されるためである。

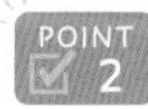

便秘に対しては便秘治療薬、悪心・嘔吐に対しては制吐薬を考慮する。

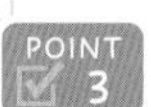

過量投与の徴候や薬物依存のないことなどを確認する。

★縮瞳、呼吸抑制、傾眠は、過量投与の徴候である。

[患者説明・指導のポイント]

- 定時投与薬を内服していても痛みを感じたらがまんせず早めに本剤を使用すること、服用後15～30分で効き始めることを説明する。
- 服用後1時間以上経っても痛みが軽減しなければ、がまんせず追加服用するよう伝える。
  ★追加服用した量と時間を記録しておくように伝える。
- レスキュー薬としての効果的な使い方を伝える。
- 在宅管理の際は、服用した時間を記録して、医療者に伝えるよう説明する。
- 徐放性製剤としてナルサス®錠が処方されている場合、飲み間違えないよう指導する。
- 必ずシートのまま保管し、シートから取り出したらすぐ服用するよう伝える。

エキスパートからのアドバイス

＊がん疼痛治療でナルサス® p.84 を定時投与薬として用いる場合、レスキュー薬にはナルラピド®を用いることが多い。患者が飲み間違えないように注意する。

＊どちらも薄い白色の錠剤だが、ナルサス®は円形、ナルラピド®は五角形なのが見きわめポイントである。

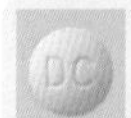

ナルサス®錠2mg
sustain (持続する) から
ナル「サス」

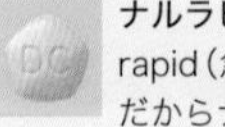

ナルラピド®錠1mg
rapid (急速な、迅速な)
だからナル「ラピド」

(清水正樹)

一般名　**ヒドロモルフォン塩酸塩**

商品名 # ナルベイン®注

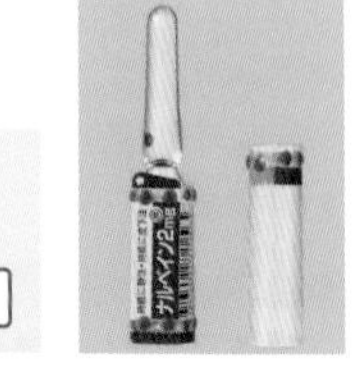

投与経路 皮下 静脈内

▶効果発現 速効

▶剤形・規格：注射剤 2mg/1mL 20mg/2mL

微量ポンプ

どんな薬か

[製剤の特徴]

- 経口投与が困難な場合、痛みが激しくすみやかに鎮痛する必要があるとき、他のオピオイドで副作用が強い場合や増量しても十分な鎮痛効果が得られない場合に用いられる。
- 主にμオピオイド受容体に結合してアゴニスト（作動薬）として作用し、鎮痛作用を示す。
  - ★鎮痛効果と副作用は、モルヒネと類似している。副作用対策はモルヒネに準じて行う。
- 代謝産物H3Gには鎮痛活性がない。
  - ★軽度腎機能低下時に使用するときはAUCが増加することに注意する。
- ヒドロモルフォン内服との換算比は、添付文書上では内服：本剤≒5：1であるが、変更後のタイトレーションが必要である。
  - ★持続皮下注の場合、安定した吸収のために流量1mL/時を超えないことが望ましい。
- 濃度が異なる２つの規格（2%製剤、10%製剤）があるため注意する。

■ **薬剤の効き方**（イメージ）

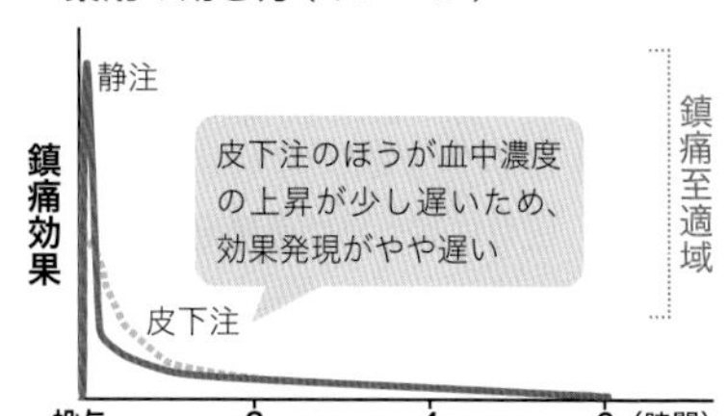

▶効果発現時間：投与後ただちに（静注）、あるいは投与後数分（皮下注）

▶効果持続時間：—（持続的に静注・皮下注を行う）

▶最高血中濃度到達時間（T_{max}）：投与直後（静注）、0.2〜0.5時間未満（皮下注）

▶血中濃度半減期（$T_{1/2}$）：2.5時間（静注）、5時間（皮下注）

[保険適用]

- 中等度〜高度のがん疼痛。

[用法・用量]

- **定時投与**：1日0.5mg〜20mgを持続静注または持続皮下注。
  - ★はじめてオピオイドを使用する場合は、1日0.5mg〜1.0mgより開始する。
  - ★他剤から本剤に切り替える場合は p.23 の換算比をめやすとし、前治療薬の投与量を考慮し、投与量を決定する。
- **増量**：1日投与量の25〜50%の増量をめやすにする。
- **レスキュー**：定時投与の1時間量を早送り。
  - ★**投与間隔・上限**：30分ごとに2回/時間まで、何度でも追加でレスキュー可能。

使用上の注意点

● 微量ポンプやPCAポンプ p.290 を用いて持続的に投与する。

起こりうる副作用

代表的な副作用(出現時期のめやす)

副作用	出現時期
便秘	投与開始〜2週間（投与中は必発）
悪心・嘔吐	投与開始〜1週間（投与初期や増量時に生じやすい 数日で軽減、消失）
眠気	投与開始〜（投与初期や増量時に生じやすい 数日で軽減、消失）

↑投与開始　1週間　2週間

頻度が高い副作用	その他注意が必要な副作用
● 便秘　● 悪心・嘔吐	● 呼吸抑制　● せん妄
● 眠気　● 投与部位の発赤・疼痛	● 意識障害　● イレウス

ケアのポイント

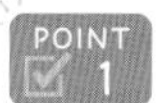
投与開始後や、他剤からの切り替え時には、眠気や呼吸状態に注意する。

★縮瞳、呼吸抑制、傾眠は、過量投与の徴候である。

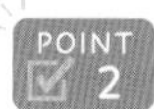
便秘に対しては便秘治療薬、悪心・嘔吐に対しては制吐薬を考慮する。

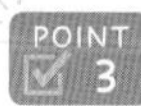
持続皮下注の穿刺部位は前胸部または腹部とし、1週間ごとに針を刺し替え、毎日観察する。

★痛みや発赤、硬結がないか確認し、これらが生じたら刺入部を変更する。
★皮膚血流が乏しくなると、薬剤吸収の効果が低下する恐れがある。

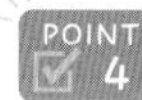
痛みの残存がある場合、医師に増量を相談する。

[患者説明・指導のポイント]

● PCA機能のある微量ポンプでは投与量や投与間隔などが設定されており、痛みの増強時に早送り(レスキュー)ボタンを押すと、すみやかに疼痛緩和が図れることを説明しておく。

★患者がレスキュー薬を適切に使用できているか、確認する。

● 痛みがあるときだけでなく、体動前など、予防的にレスキュー薬を使用するタイミングについても、患者と相談しながら説明する。

● 刺入部周囲に発赤、硬結、痛みが生じた状態では、薬剤の吸収が低下し、効果に影響がでるため、このような症状がある場合には医療者に知らせるように伝える。

(竹田雄馬)

2 がん疼痛治療薬　知っておきたいポイント❷

その他のオピオイド鎮痛薬

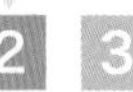

■強オピオイドの作用機序

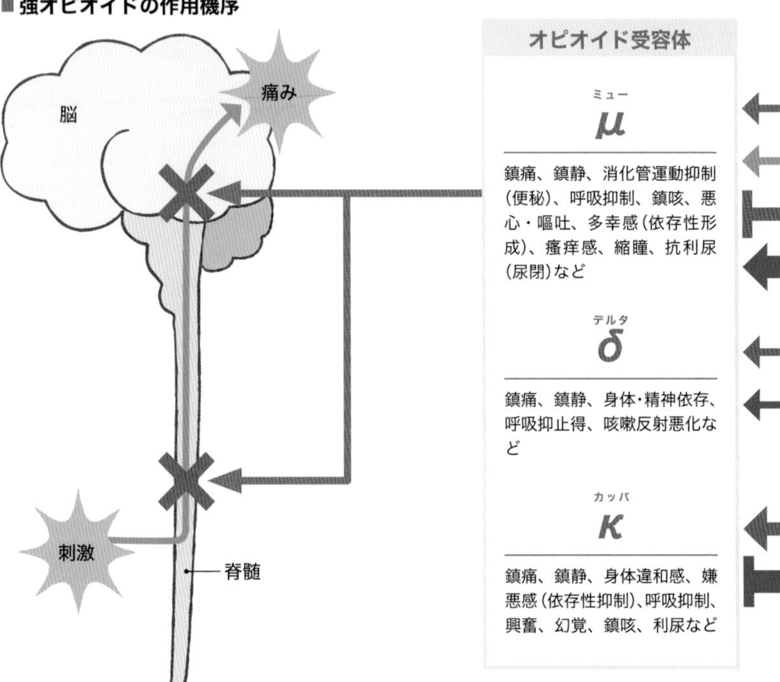

- コデインとトラマドールは、強オピオイド鎮痛薬と同様、主にμ受容体に作用することで効果を発揮する。
- ペンタゾシンとブプレノルフィンは、μ受容体だけでなく、δ受容体・κ受容体にも作用する。そのため、強オピオイド鎮痛薬とは異なる副作用が生じる可能性があることを念頭に置く。
- 多くは肝臓で代謝される。

- 強オピオイド鎮痛薬と同様に、主に脳や脊髄に存在するオピオイド受容体に作用する。
- 強オピオイド鎮痛薬と異なり、天井効果(一定量以上に投与量を増やしても、鎮痛効果が頭打ちとなること)をもつため、投与量の上限が決まっていることに注意が必要である。
- 弱オピオイド鎮痛薬とも呼ばれる(ペンタゾシンを除く)。

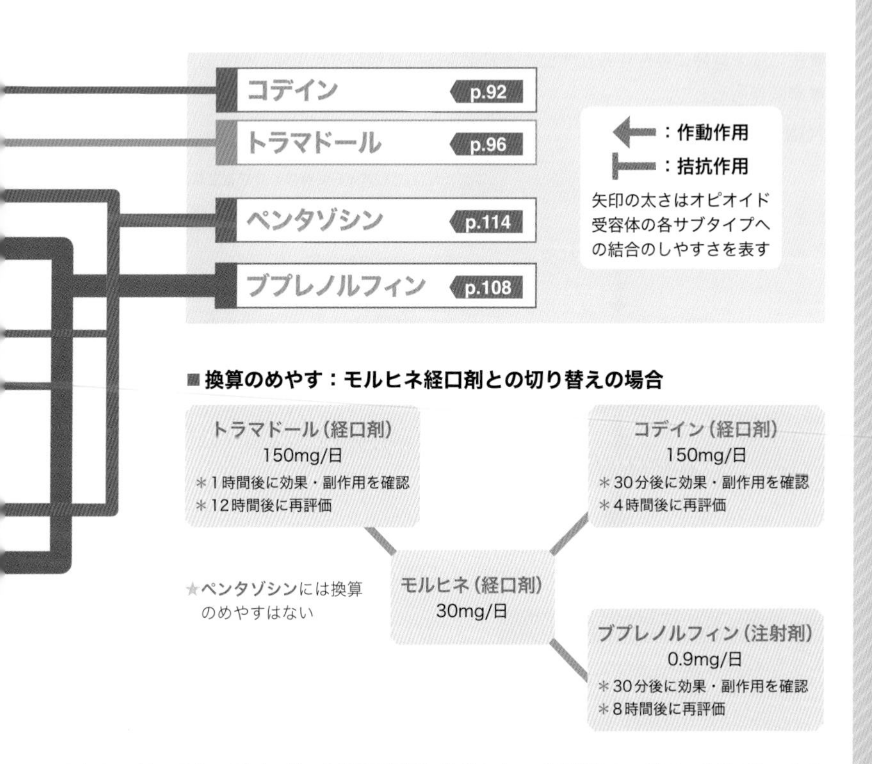

- トラマドールとコデインは、医療用麻薬に該当しない(高濃度のコデインを除く)。そのため、患者、家族が「麻薬を使用したくない」と意思表示している場合、非麻薬性の鎮痛薬として使用できる。
- ブプレノルフィンは、副作用によって他のオピオイド鎮痛薬を使用できない場合に推奨されている。

(岡本禎晃)

その他のオピオイド鎮痛薬❶

コデイン

こんな患者に使用する

- 「軽度～中等度のがん疼痛」がある患者
- 咳嗽や呼吸困難のある患者（症状緩和に有効）
- 医療用麻薬に抵抗のある患者（非麻薬性鎮痛薬）

特徴

- 肝臓で一部がモルヒネに代謝され、鎮痛効果を発揮する。
  ★モルヒネと同様の副作用が生じる。
- 主に脳や脊髄に存在するμオピオイド受容体に作用して、鎮痛効果を発揮する。
- 鎮咳作用をもつ。

代謝・排泄経路

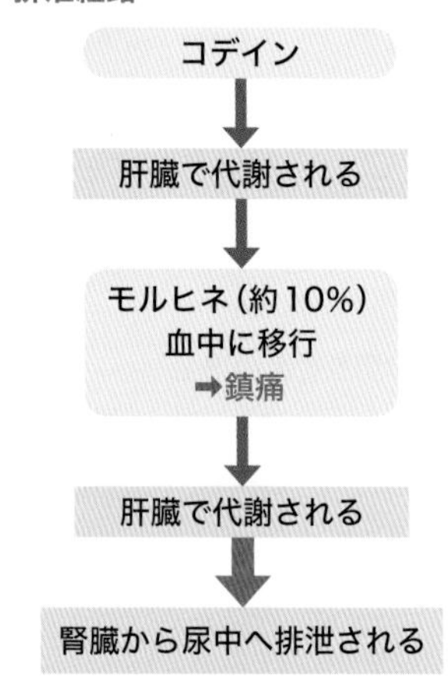

［μオピオイド受容体を介する主な作用］

- 鎮痛
- 鎮静
- 消化管運動抑制
- 呼吸抑制
- 咳嗽反射抑制
- 悪心・嘔吐
- 瘙痒感
- 縮瞳
- 尿閉
- 多幸感
- 身体依存
- 精神依存

エキスパートからのアドバイス

＊日本緩和医療学会の『がん疼痛の薬物療法に関するガイドライン2020年版』、WHOのガイドライン（訳本：WHOガイドライン 成人・青年における薬物療法・放射線治療によるがん疼痛マネジメント）、ASCOのガイドライン（Use of Opioids for Adults With Pain From Cancer or Cancer Treatment：ASCO Guideline）では、がん患者への使用を推奨していない。

＊上記から、NSAIDsやアセトアミノフェンの効果が不十分な場合は、少量の強オピオイド鎮痛薬を使用することが原則となる。

禁忌（成人の場合）

- 重篤な呼吸抑制・肝機能障害、気管支喘息発作中、慢性肺疾患に続発する心不全、けいれん、急性アルコール中毒、出血性大腸炎。

併用注意

- 中枢神経抑制薬、吸入麻酔薬、MAO阻害薬、三環系抗うつ薬、β遮断薬、アルコール、ワルファリン、抗コリン作動性薬剤、ナルメフェン。

メリット

- 濃度が低い場合は法律上麻薬扱いにならない。
- 鎮咳薬として使用されている。

デメリット

- 副作用はモルヒネと同様である。
- 個人差が大きい。

こんなところに要注意

- コデインはプロドラッグであり、個人差の大きい薬物であるが、弱オピオイド鎮痛薬ということもあり、個人差が大きいことを医療者が認識していない。
- コデインには鎮痛効果があまりなく、内服後に肝臓にあるCYP2D6（薬物を代謝する酵素）でモルヒネに代謝（変換）されて鎮痛効果を発揮する。個人差は、CYP2D6がほとんどない人から、強く作用する人までさまざまであることによって生じる。

  ★代謝酵素がほとんどない＝欠損している人（PM）や、代謝酵素を阻害する薬を使用している人は、コデインの鎮痛効果を期待できない。
- 多くの医療者は、弱オピオイド鎮痛薬の鎮痛効果が得られなかった場合に「効果が弱いから鎮痛効果が得られない」のか、「代謝酵素の遺伝子多型で効果が得られない」のか区別がつかない。
- 以上のことから、コデインから強オピオイド鎮痛薬へ変更する場合は、以下の注意が必要となる。

  ①コデインの効果があるが、痛みが強く、コデインでは対応できなくなった人には、換算比に基づいて強オピオイド鎮痛薬へ変更する。

  ②PMや薬物相互作用でコデインの効果がない人は、換算比に基づいて変更すると、オピオイド過量投与になる可能性がある。

（岡本禎晃）

一般名　コデインリン酸塩水和物

商品名　**コデインリン酸塩錠／散**

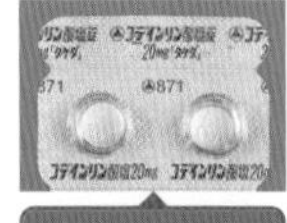
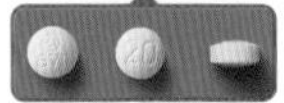
画像提供：
武田薬品工業

投与経路 経口

▶効果発現 速放性　　20mg錠と10%散は麻薬指定

▶剤形・規格：錠剤 5mg 20mg ／散剤 1% 10%

どんな薬か

[製剤の特徴]

- WHOの分類では、弱オピオイド鎮痛薬に分類されている。
- コデインは、約10%が肝薬物代謝酵素CYP2D6によるO-脱メチル化を受けてモルヒネに変わることにより、鎮痛効果を示す。
  ★鎮痛効果はモルヒネの1/6〜1/10である p.91。
- 他のオピオイド製剤よりも比較的安価である。
- コデインは、延髄の咳中枢に作用して、咳反射を抑制する。

■ 薬剤の効き方（イメージ）

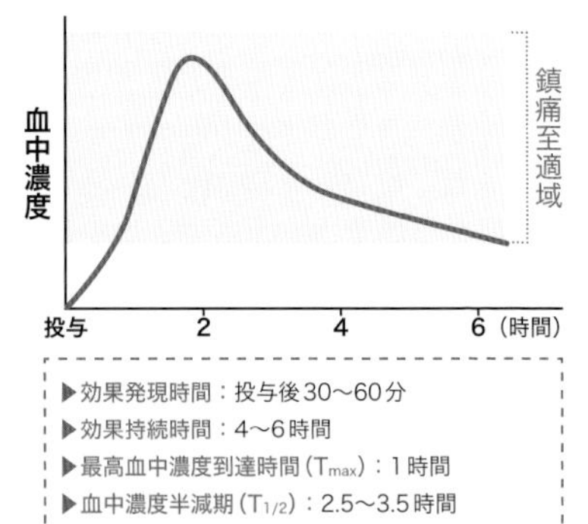

▶効果発現時間：投与後30〜60分
▶効果持続時間：4〜6時間
▶最高血中濃度到達時間（T_{max}）：1時間
▶血中濃度半減期（$T_{1/2}$）：2.5〜3.5時間

[保険適用]

- 疼痛時における鎮痛、各種呼吸器疾患における鎮咳・鎮静、激しい下痢の改善。

[用法・用量]

- **定時投与**：1回20mg、1日60mg（年齢・症状により適宜増減）。等間隔に1日3回の経口投与から開始することが多い。
- **増量**：1〜3日ごとに、1日量の30〜50%ずつ増量する。
  ★投与量が40mg/回を超える場合は、内服への負担が大きく、増量しても効果が頭打ちとなってしまう（天井効果）ため、モルヒネなど強オピオイド鎮痛薬に変更する。
- **レスキュー**：1日量の10〜20%。次の投与までは1時間程度あける。

使用上の注意点

- 日本人の約20〜40%はCYP2D6活性が低く、コデインの鎮痛効果が乏しい。
- 腎機能障害がある患者には、投与を控えることが望ましい。
  ★コデインから変換されたモルヒネが代謝されて生じるM6Gが蓄積し、副作用が強く出るリスクがあるためである。
- 肝臓で代謝されるため、重篤な肝機能障害時には投与を控える。

起こりうる副作用

代表的な副作用（出現時期のめやす）

投与中は必発

便秘

悪心・嘔吐

眠気

投与初期や増量時に生じやすい

↑投与開始　1週間　2週間

頻度が高い副作用	その他注意が必要な副作用
● 便秘　● 悪心・嘔吐 ● 眠気	● 呼吸抑制　● 依存性 ● 錯乱、せん妄

ケアのポイント

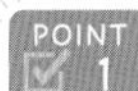

POINT 1 個々のCYP2D6活性の度合いによって鎮痛効果に差が出る。

★強オピオイドに変更する場合、換算比から算出すると患者によっては過量となる。

POINT 2 夜間～朝方に痛みが出現・増強する際は、1日4回投与とすることもある。

★本剤の効果持続時間は4～6時間と短く、就寝中に効果が切れて、痛みが出ている可能性がある。

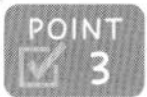

POINT 3 緩和ケアの臨床では、がんによる咳嗽や呼吸困難の緩和にも用いられる（適応外）。

★鎮痛目的で用いるときより少ない量で効果を発揮するため、より少量から開始することが望ましい。

★開始時のめやすは「1回10mg、4～6時間ごとの経口投与」とされている。

[患者説明・指導のポイント]

● 副作用として悪心・嘔吐、便秘が出現するため、制吐薬や便秘治療薬を使用してコントロールできるよう説明する。

エキスパートからのアドバイス

＊強オピオイドの最低投与量は「オキシコドン10mg/日」であるが、コデインであれば、さらに少量から開始することが可能である。散剤もあるため、より細かい用量調節が可能である。

（細矢美紀）

その他のオピオイド鎮痛薬❷

トラマドール

こんな患者に使用する

- 「軽度〜中等度のがん疼痛」がある患者
- 神経障害性疼痛に有効

特徴

- 「オピオイド受容体への結合」と「セロトニン・ノルアドレナリン再取り込み阻害による下行性抑制系の活性化」の2つの作用によって鎮痛効果を発揮する。
  ★セロトニン・ノルアドレナリン再取り込み阻害作用をもつため、神経障害性疼痛に有効である。
- 高用量でセロトニン症候群の恐れがある。
- 少量開始で、悪心の副作用を軽減できる。

代謝・排泄経路

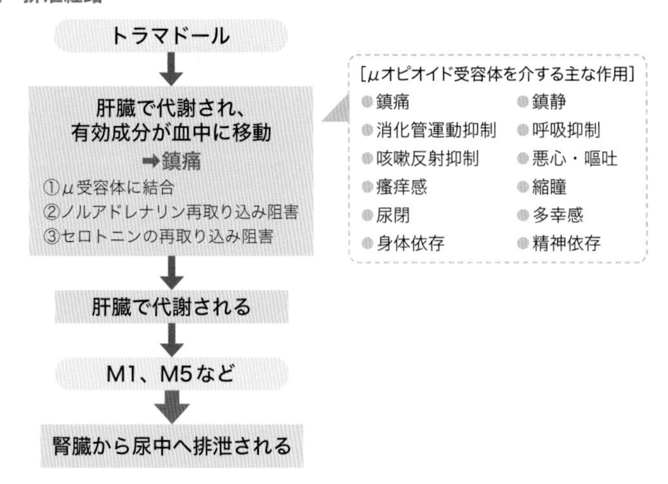

禁忌(成人の場合)

- **投与禁忌**：急性中毒(アルコール・睡眠薬・鎮痛薬・向精神薬)、未治療のてんかん。
- **併用禁忌**：MAO阻害薬(投与中〜中止後14日間)、ナルメフェン(投与中〜中止後1週間)。

相互作用

- 選択的セロトニン再取り込み阻害薬(SSRI)や三環系抗うつ薬と併用すると、セロトニンが蓄積され、セロトニン症候群 p.156 発生のリスクが高まるため、注意する。

メリット

- 法律上麻薬扱いにならない。

- ノルアドレナリン再取り込み阻害作用により、神経障害性疼痛にも鎮痛効果が期待できる。
- 速放錠以外に、12時間製剤や24時間製剤など剤型が多い。

デメリット

- 副作用は強オピオイド鎮痛薬と同様である。
- 個人差が大きい。
- 投与量が多くなるとセロトニン症候群の可能性がある。

こんなところに要注意

- トラマドールはプロドラッグであり、個人差の大きい薬物であるが、弱オピオイド鎮痛薬ということもあり、個人差が大きいことを医療者が認識していない。
- トラマドールには鎮痛効果があまりなく、内服後に肝臓にあるCYP2D6（薬物を代謝する酵素）でモルヒネに代謝（変換）されて鎮痛効果を発揮する。個人差は、CYP2D6がほとんどない人から、強く作用する人までさまざまであることによって生じる。

★代謝酵素がほとんどない＝欠損している人（PM）や、代謝酵素を阻害する薬を使用している人は、トラマドールの鎮痛効果を期待できない。

- 多くの医療者は、弱オピオイド鎮痛薬の鎮痛効果が得られなかった場合に「効果が弱いから鎮痛効果が得られない」のか、「代謝酵素の遺伝子多型で効果が得られない」のか区別がつかない。
- 以上のことから、トラマドールから強オピオイド鎮痛薬へ変更する場合は、以下の注意が必要となる。

①トラマドールの効果があるが、痛みが強く、トラマドールでは対応できなくなった人には、換算比に基づいて強オピオイド鎮痛薬へ変更する。

②PMや薬物相互作用でトラマドールの効果がない人は、換算比に基づいて変更すると、オピオイド過量投与になる可能性がある。

エキスパートからのアドバイス

＊日本緩和医療学会の『がん疼痛の薬物療法に関するガイドライン』、WHOのガイドライン（訳本：WHOガイドライン 成人・青年における薬物療法・放射線治療によるがん疼痛マネジメント）、ASCOのガイドライン（Use of Opioids for Adults With Pain From Cancer or Cancer Treatment：ASCO Guideline）では、がん患者への使用を推奨していない。

＊上記から、NSAIDsやアセトアミノフェンの効果が不十分な場合は、少量の強オピオイド鎮痛薬を使用することが原則となる。

（岡本禎晃）

一般名　**トラマドール塩酸塩**

商品名　トラマール®OD錠

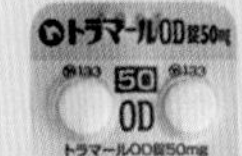

画像提供：日本新薬

投与経路 経口

▶効果発現 速放性

▶剤形・規格：**錠剤**（OD錠） 25mg 50mg

どんな薬か

［ 製剤の特徴 ］

■薬剤の効き方（イメージ）

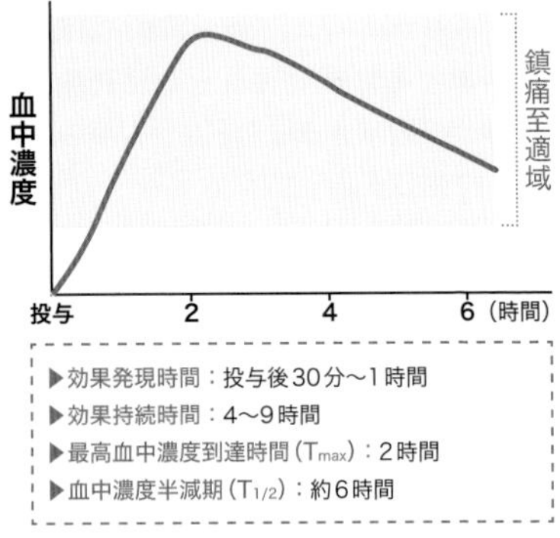

- 「μオピオイド受容体への結合」と「セロトニン・ノルアドレナリン再取り込み阻害」の2つの作用により、鎮痛効果を発揮する。
  ★神経障害性疼痛に効果があるといわれる。
- オピオイド鎮痛薬に分類されるが、麻薬扱いにはならないので、麻薬処方せんは不要である。
- オピオイド鎮痛薬の副作用が懸念される場合に、本剤を用いることで、スムーズな導入につながることが多い。
- 経口の生体内利用率は約68%である。肝薬物代謝酵素CYP2D6によってM1（O-デスメチルトラマドール）に、CYP3A4によってM2（N-デスメチルトラマドール）に代謝される。
  ★日本人の約20〜40%はCYP2D6活性が低く、M1が生成されにくいため、トラマドールが効きにくい。
- 効果はモルヒネの1/5〜1/10である p.91 。

［ 保険適用 ］

- 非オピオイド鎮痛薬のみでは鎮痛困難ながん疼痛・慢性疼痛。

［ 用法・用量 ］

- **定時投与**：1回25mgを、1日4回（100mg/日）の経口投与から開始。
- **レスキュー**：定時投与中のトラマドール1日量の1/8〜1/4量を経口投与。追加投与が必要な場合、2時間以上あける。
- 定時投与薬とレスキュー薬の投与量を合わせ、1日量が300mgを超える場合には、強オピオイド鎮痛薬への変更を考慮する。
- 投与量が400mg/日を超えないようにする。
  ★本剤の血中濃度が高い状態で持続し、作用・副作用が増強する恐れがある。
  ★75歳以上の高齢者では、1日量が300mgを超えないことが望ましい。

使用上の注意点

- 腎機能障害があると血中のトラマドールおよびM1の濃度が上昇するため注意する。
- 選択的セロトニン再取り込み阻害薬（SSRI）や三環系抗うつ薬と併用するとセロトニンが蓄積され、セロトニン症候群 p.156 発生のリスクが高まるため、注意する。

起こりうる副作用

代表的な副作用（出現時期のめやす）

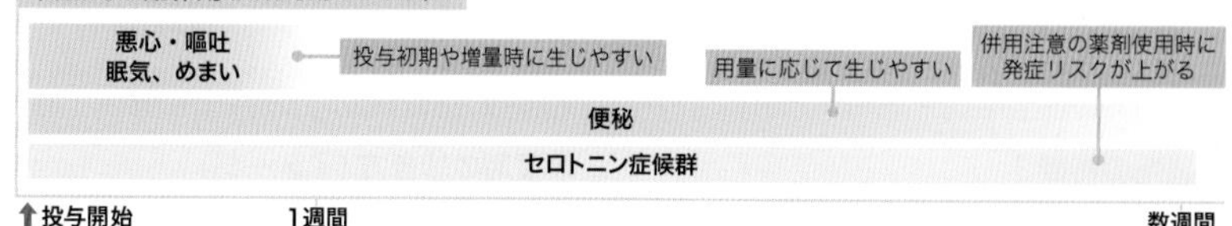

頻度が高い副作用	その他注意が必要な副作用
眠気、めまい　便秘　悪心・嘔吐	ショック、アナフィラキシー　けいれん　呼吸抑制

ケアのポイント

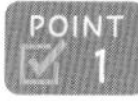

強オピオイド鎮痛薬と同様の副作用に注意する。

★出現頻度は、コデインやモルヒネよりもやや少ない。必要に応じて制吐薬や便秘治療薬を使用するなど適切な対処を行う。

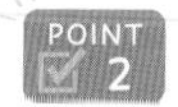

定時投与薬としてもレスキュー薬としても使用される。

★トラマドールの徐放性製剤（ワントラム®）を定時投与薬、本剤をレスキュー薬として用いることがある。

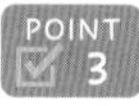

下行性抑制系に作用することで、神経障害性疼痛への効果も期待できる。

[患者説明・指導のポイント]

- OD錠は、口腔内で崩壊させて唾液で飲み込んでも、水で内服してもよいことを伝える。
  ★口腔粘膜から吸収する製剤ではないことを伝えておく。
- 他のオピオイドと同様に、副作用として悪心・嘔吐、便秘が出現することから、制吐薬や便秘治療薬でコントロールできるよう説明する。

エキスパートからのアドバイス

＊非オピオイド鎮痛薬で十分に痛みが緩和されていなくても、オピオイド鎮痛薬導入に抵抗や不安を感じ、痛みをがまんしようとする患者もいる。本剤は、オピオイド鎮痛薬でありながら、麻薬には分類されないため、医療用麻薬と比較して、オピオイド鎮痛薬導入がスムーズに行われやすくなる。
＊本剤を定時投与薬として用いる場合は、血中濃度を安定させるため、4〜6時間ごとの決まった時間に投与する。生活時間帯に合わせて投与間隔を調整することも可能である。

（細矢美紀）

一般名　**トラマドール塩酸塩**

商品名　# ツートラム®錠

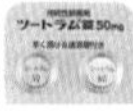

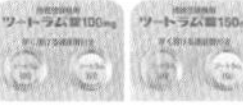

画像提供：
日本臓器製薬

投与経路 経口

▶効果発現 徐放性

▶剤形・規格：**錠剤**（OD錠） 25mg 50mg 100mg 150mg

どんな薬か

[製剤の特徴]

- 12時間製剤である。
- 「オピオイド受容体への結合」と「セロトニン・ノルアドレナリン再取り込み阻害」の2つの作用によって鎮痛効果を発揮する。
- オピオイド鎮痛薬に分類されるが麻薬扱いにはならないので、麻薬処方せんは不要である。
- オピオイド鎮痛薬への偏見や誤解がある場合、本剤を用いるとスムーズな導入につながることが多い。

■ 薬剤の効き方（イメージ）

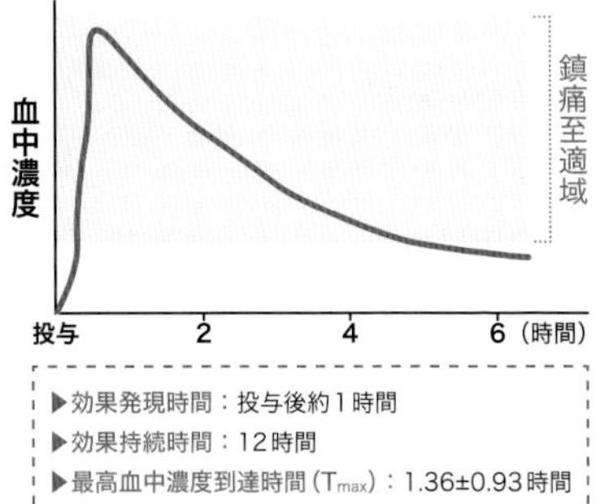

▶効果発現時間：投与後約1時間
▶効果持続時間：12時間
▶最高血中濃度到達時間（T_{max}）：1.36±0.93時間
▶血中濃度半減期（$T_{1/2}$）：8.463±1.219時間

[保険適用]

- 非オピオイド鎮痛薬で治療困難な慢性疼痛・疼痛を伴う各種がん。

[用法・用量]

- **定時投与**：1日100〜300mgを2回に分けて経口投与。
  ★**最大投与量**：1回200mg、1日400mgを超えないこと。
- **増量**：1回50mg、1日100mgずつ行う（できれば数日ごとに増量）。
  ★ノルアドレナリン再取り込み阻害作用はすぐに発現しないため。

使用上の注意点

- デュロキセチン（サインバルタ® p.156）などのセロトニン・ノルアドレナリン再取り込み阻害薬（SNRI）や三環系抗うつ薬 p.158 と併用すると、セロトニンが蓄積され、セロトニン症候群 p.156 発生のリスクが高まるため、注意する。

起こりうる副作用

代表的な副作用（出現時期のめやす）

副作用	出現時期
悪心・嘔吐 眠気、めまい	投与初期や増量時に生じやすい
便秘	用量に応じて生じやすい
セロトニン症候群	併用注意の薬剤使用時に発症リスクが上がる

↑投与開始　1週間　数週間

頻度が高い副作用	その他注意が必要な副作用
眠気、めまい 便秘 悪心・嘔吐	セロトニン症候群 呼吸困難 けいれん 意識消失

ケアのポイント

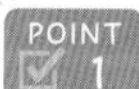

強オピオイド鎮痛薬と同様の副作用に注意する。

★副作用の頻度や程度は、強オピオイド鎮痛薬と差はない（ただし、個人差がある）。
★少量から開始することで、悪心の発現は回避できる。

［ 患者説明・指導のポイント ］

● 投与開始時に悪心・嘔吐が起こりうること、出現時は制吐薬でコントロールできること、1～2週間で消退することを伝える。

★悪心・嘔吐が持続する場合は、本剤以外の要因（便秘、他の薬剤、消化管閉塞など）の有無をアセスメントする。

● 投与期間中、便秘が出現することがある。

★毎日の排便状況のチェック、下剤の適切な使用が大切であることを伝える。

● 眠気は、開始時や増量時に一時的に強くなるが3～5日で消退することを伝える。その間、気分転換や、制限がなければカフェイン入りの飲み物などの摂取を勧める。また、転倒防止についても指導する。

★眠気が持続する場合は、本剤以外の薬剤の影響、夜間の睡眠状態の観察、検査データのチェックなどが必要となる。

エキスパートからのアドバイス

＊ツートラム®は、1日2回で安定した鎮痛効果が期待できる。また、医療用麻薬ではないことから、医療者にとっても、患者にとっても、開始のハードルが低い。
＊近年、各種ガイドラインでがん疼痛への使用は推奨されていないが、上記の理由から、医療用麻薬に強い拒否感のある患者には適応となる。

（岡本禎晃）

一般名　**トラマドール塩酸塩**

商品名　# ワントラム®錠

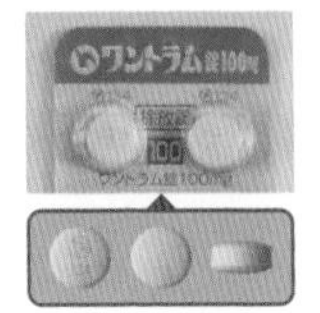

画像提供：日本新薬

投与経路 **経口**

▶効果発現 **徐放性**

▶剤形・規格：**錠剤** **100mg**

どんな薬か

[製剤の特徴]

● 「オピオイド受容体への結合」「セロトニン・ノルアドレナリン再取り込み阻害」の2つの作用により、鎮痛効果を発揮する。

● オピオイド鎮痛薬に分類されるが麻薬扱いにはならないので、麻薬処方せんは不要である。

★オピオイド鎮痛薬への偏見や誤解がある場合、本剤を用いるとスムーズな導入につながることが多い。

● 1日1回の経口投与で、鎮痛に有効な血中濃度が24時間維持できる。

★患者にとっての利便性も高く、服薬アドヒアランスの向上が見込まれる。

★内服薬が多くなりがちな高齢者でも、1日1回とシンプルで使いやすい。

薬剤の効き方（イメージ）

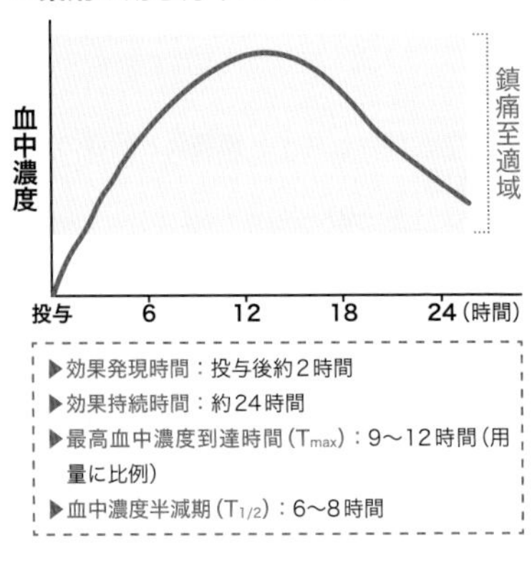

▶効果発現時間：投与後約2時間

▶効果持続時間：約24時間

▶最高血中濃度到達時間（T_{max}）：9〜12時間（用量に比例）

▶血中濃度半減期（$T_{1/2}$）：6〜8時間

[保険適用]

● 非オピオイド鎮痛薬のみでは鎮痛困難な疼痛を伴う各種がん、慢性疼痛。

[用法・用量]

● **定時投与**：1回100mgを、1日1回の経口投与から開始。

★できるだけ同じ時間帯に服用する。

● **増量**：1日100mgずつ徐々に増量し、400mgまで増量可。

★レスキュー薬の量を含めて1日400mg（75歳以上の高齢者は300mg）を超えないようにする。

● **減量**：1日100mgずつ、徐々に減量。

● 投与量に上限がある（天井効果）。定時投与量を300mg/日まで増量しても鎮痛効果が不十分となったら、すみやかに強オピオイド鎮痛薬への変更を検討する。

★強オピオイド鎮痛薬へ変更する場合、鎮痛効果はモルヒネ経口剤の1/5〜1/10ととらえる（モルヒネ経口剤60mg≒トラマドール経口剤300〜600mg p.91）。

★患者の肝腎機能や病態に応じた投与経路を考慮し、薬剤を選択する。

使用上の注意点

● 定時投与薬として使用するため、必要に応じてレスキュー薬を準備する。

起こりうる副作用

代表的な副作用(出現時期のめやす)

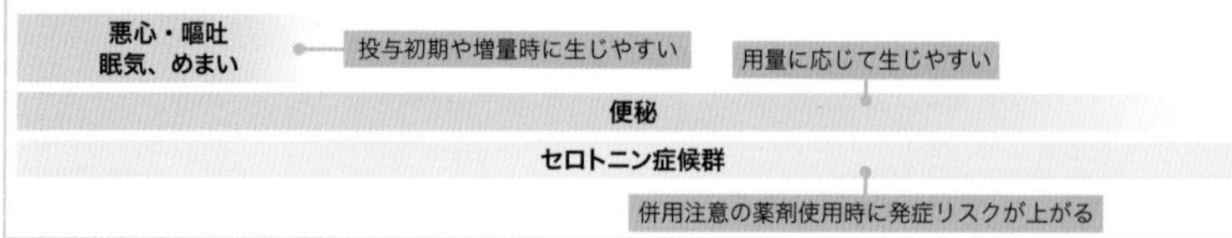

頻度が高い副作用		その他注意が必要な副作用	
便秘	悪心・嘔吐	呼吸困難	けいれん
眠気、めまい		意識消失	セロトニン症候群

ケアのポイント

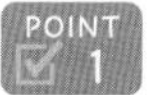

速放性製剤のレスキュー薬(トラマール®OD錠など)を準備する。

★痛みの増強時、臨時追加が必要な場合に、患者が使用できるようにしておく。

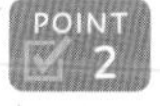

中止時は、退薬症状に注意しながら徐々に減量する。

★患者が自己判断で中止しないよう、注意する。

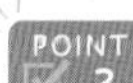

強オピオイド鎮痛薬と同様の副作用に注意する p.100 **。**

[患者説明・指導のポイント]

● 患者のライフスタイルに応じた内服時間を相談して調節する。

★食事の前後どちらで内服しても薬物動態に影響はみられない。

● 飲酒によって副作用が増強することがある(呼吸抑制が生じる恐れがある)ので、避けるよう伝える。

● 飲み忘れた場合には、すみやかに内服するよう指導する。

★次の内服まで間隔が短い場合には、1回スキップし、痛みがある場合は、レスキュー薬で対処する。

エキスパートからのアドバイス

＊導入時、1日1回で鎮痛効果が続くのか心配になる患者もいる。レスキュー薬が処方されていると「お守り」となり、安心して導入できることもある。

＊導入後、悪心や眠気などの副作用が出現した場合、数日以内に耐性ができて症状が改善することを伝えると、食事や睡眠・活動の時間を考慮して内服時感を調整するなど、患者なりに対処して継続して内服できることもある。

(今野麻衣子)

一般名　**トラマドール塩酸塩**

商品名　# トラマール®注

投与経路 筋肉内 静脈内 皮下（添付文書上承認外）

▶効果発現 速効

▶剤形・規格：注射剤 100㎎/2㎖

どんな薬か

[製剤の特徴]

- 「オピオイド受容体への結合」「セロトニン・ノルアドレナリン再取り込み阻害」の2つの作用により、鎮痛効果を発揮する。
- オピオイド鎮痛薬に分類されるが、麻薬扱いにはならないので、麻薬処方せんは不要である。
  ★オピオイド鎮痛薬への偏見や誤解がある場合、本剤を用いるとスムーズな導入につながることが多い。
- 投与経路の違いによる換算比のめやすは、経口剤：注射剤＝約3：2である。

■薬剤の効き方（イメージ）

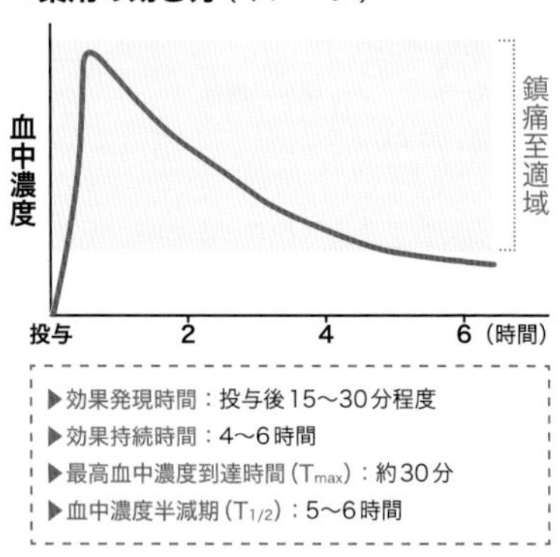

▶効果発現時間：投与後15〜30分程度
▶効果持続時間：4〜6時間
▶最高血中濃度到達時間（T_{max}）：約30分
▶血中濃度半減期（$T_{1/2}$）：5〜6時間

[保険適用]

- がん疼痛、術後疼痛。
  ★静脈内・皮下投与は添付文書上承認外。

[用法・用量]

- **定時投与**：70〜100mg/日を、持続皮下注・持続静注で開始する（適応外）。
  ★本来は筋注薬である（1回100〜150mgを筋注し、必要に応じて4〜5時間ごとに反復注射）。
  ★効果が不安定であるため、持続痛の緩和には、持続皮下注・持続静注にて使われることが多い。
- **増量**：1日量の50％ずつ増量し、200mg/日まで増量可。
- **レスキュー**：定時投与の1〜2時間分を早送り。

使用上の注意点

- 投与禁忌・併用注意については p.96 を参照のこと。

起こりうる副作用

代表的な副作用(出現時期のめやす)

副作用	出現時期のめやす
悪心・嘔吐 眠気、めまい	投与初期や増量時に生じやすい
便秘	用量に応じて生じやすい
セロトニン症候群	併用注意の薬剤使用時に発症リスクが上がる

(時間軸:投与開始 → 1週間 → 数週間)

頻度が高い副作用	その他注意が必要な副作用
● 眠気、めまい　● 便秘　● 悪心・嘔吐	● セロトニン症候群

ケアのポイント

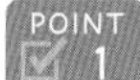

強オピオイド鎮痛薬と同様の副作用に注意する。

★副作用の頻度や程度は、強オピオイド鎮痛薬と差はない(ただし、個人差がある)。
★少量から開始することで、悪心の発現は回避できる。

[患者説明・指導のポイント]

- 投与開始時に悪心・嘔吐が起こりうること、出現時は制吐薬でコントロールできること、投与開始から1～2週間で消退することを伝える。
  ★持続する場合は、本剤以外の要因(便秘、他の薬剤、消化管閉塞など)がないかアセスメントする。
- 投与期間中、便秘が出現することがある。毎日の排便状況のチェック、便秘治療薬の適切な使用が大切であることを伝える。
- 眠気は、開始時や増量時に一時的に強くなるが3～5日で消退することを伝える。その間、気分転換や、制限がなければカフェイン入りの飲み物などの摂取を勧める。また、転倒防止についても指導する。
  ★眠気が持続する場合は、本剤以外の薬剤の影響、夜間の睡眠状態の観察、検査データのチェックなどが必要となる。

エキスパートからのアドバイス

＊がん疼痛に対して、トラマール®注が選択されることは少ない。
＊他のオピオイドが副作用などで使用できない場合や、トラマドールの内服剤で鎮痛が良好な患者が内服困難になり、かつ強オピオイド鎮痛薬への変更がためらわれる場合に使用する。

(岡本禎晃)

一般名　トラマドール塩酸塩・アセトアミノフェン

商品名　トラムセット®配合錠

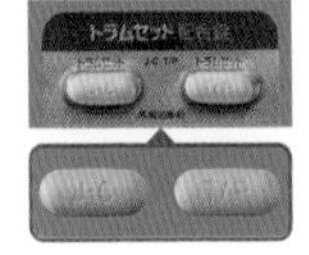

画像提供：ヤンセンファーマ

投与経路 経口

▶効果発現 速放性

▶剤形・規格：錠剤 37.5mg（アセトアミノフェン325mg）

どんな薬か

[製剤の特徴]

- トラマドールとアセトアミノフェンの配合錠である。
- トラマドールの作用（オピオイド受容体への作用、セロトニン・ノルアドレナリン再取り込み阻害作用）と、アセトアミノフェン p.146 の作用（中枢神経作用）を併せもつため、相乗効果が期待される。
- 定時投与薬としてトラマドールの徐放性製剤（ワントラム® p.102）を使用している際など、持続痛が比較的落ち着いている患者にレスキュー薬として使用される。
- NSAIDsからの変更で本剤を使用することもある。

■薬剤の効き方（イメージ）

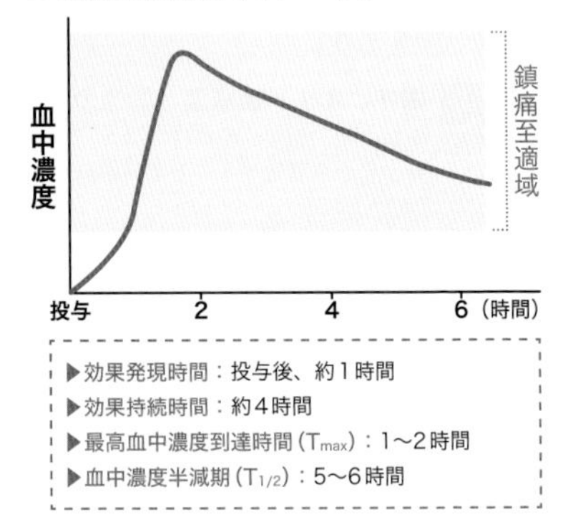

▶効果発現時間：投与後、約1時間

▶効果持続時間：約4時間

▶最高血中濃度到達時間（T_{max}）：1～2時間

▶血中濃度半減期（$T_{1/2}$）：5～6時間

[保険適用]

- 非オピオイド鎮痛薬で鎮痛困難な非がんの慢性疼痛、抜歯後の疼痛。
  ★がん疼痛の緩和に用いられる（適応外）。

[用法・用量]

- **定時投与**：1回1錠を1日4回、4時間以上間隔をあけて経口投与。
- **レスキュー**：1回2錠を痛みの増強時に使用。最大でも1日8錠を超えないようにする。

使用上の注意点

- トラマドールの相互作用については p.96 、アセトアミノフェンについては p.146 を参照のこと。

起こりうる副作用

代表的な副作用(出現時期のめやす)

副作用	出現時期
悪心・嘔吐、眠気、めまい	投与初期や増量時に生じやすい
便秘	用量に応じて生じやすい

↑投与開始　　1週間　　数週間

頻度が高い副作用	その他注意が必要な副作用
・便秘　・悪心・嘔吐　・傾眠(眠気)　・(浮動性)めまい	・けいれん　・意識消失

ケアのポイント

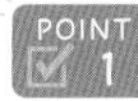

強オピオイド鎮痛薬の副作用(眠気など)により生活や仕事に支障がある患者に適する。

★強オピオイド鎮痛薬に比べて副作用の頻度や程度が低い。

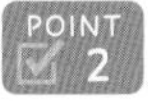

症状緩和に伴い本剤を中止する際は、退薬症状に注意しながら徐々に減量する。

★患者が自己判断で中止しないよう、注意する。

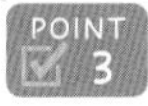

トラマドールとアセトアミノフェン、双方の副作用に注意する。

[患者説明・指導のポイント]

- アルコールの摂取は避けるよう説明する。

  ★呼吸抑制が生じる恐れがある。

- 水分摂取を励行する。

  ★脱水を生じると、肝障害が出現しやすくなる。特に、高齢者では注意が必要である。

エキスパートからのアドバイス

＊体性痛のある患者に有効との印象がある。
＊比較的副作用が少ないので、幅広く使いやすい。
＊アセトアミノフェンを含む薬剤であるため、以下の３点に注意して使用する。
①発熱がマスクされ、感染症が不顕性化する恐れがある。
②アセトアミノフェン過量、長期使用、慢性肝疾患患者への投与によって、肝機能障害が発現する恐れがある。アセトアミノフェンの１日総投与量が1,500mg(本剤４錠分)を超す用量で長期間投与する場合は、定期的に肝機能検査を行う必要がある。
③アセトアミノフェンを含む薬剤の併用がないか、確認する。

(今野麻衣子)

その他のオピオイド鎮痛薬❸

ブプレノルフィン

こんな患者に使用する

- 「軽度〜中等度のがん疼痛」がある患者
- 他のオピオイド鎮痛薬では、せん妄などの副作用を制御できない場合に有効

特徴

- モルヒネなどの作用を減弱させる（臨床的に問題になることはまれ）。
- 他のオピオイド鎮痛薬で、せん妄などの副作用が制御できないときに使う。
- μ受容体に対しては作動作用、κ受容体に対しては拮抗作用を示す。

代謝・排泄経路

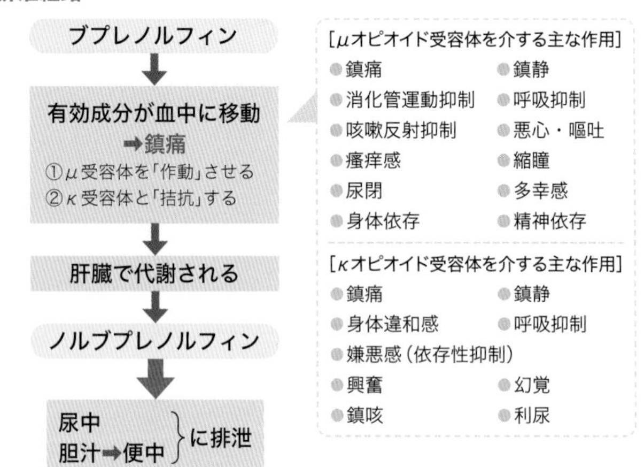

- 肝臓で代謝され、主に胆汁を介して便中に排泄される。

■ブプレノルフィンの拮抗作用

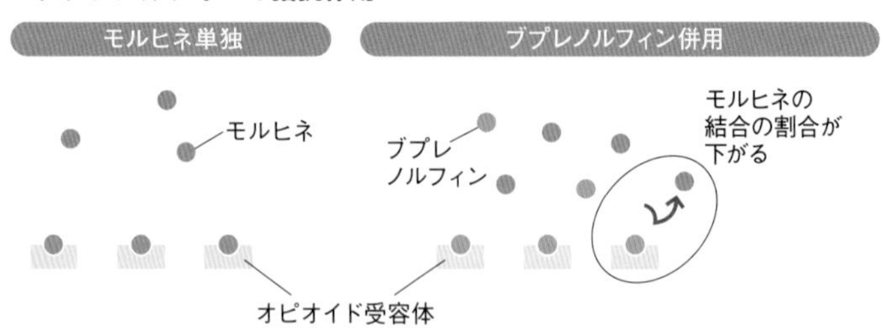

禁忌

- **投与禁忌**：重篤な呼吸抑制・肺機能障害や肝機能障害、頭部傷害・脳の病変で意識混濁が危惧される場合、頭蓋内圧上昇、直腸炎・直腸出血・著明な痔。
- **併用禁忌**：ナルメフェン（投与中～中止後1週間）。

相互作用

- 中枢神経抑制薬との併用で、相加的に作用が増強する。
- CYP3A4誘導薬との併用で、効果が減弱することがある。

メリット

- 近年、海外において、副作用などで強オピオイド鎮痛薬を使用できない患者に対してブプレノルフィンを使用する頻度が増加している。
- 日本緩和医療学会の『がん疼痛の薬物療法に関するガイドライン2020年版』においても、強オピオイド鎮痛薬を副作用で使用困難な場合の第一選択薬になっている。

デメリット

- ブプレノルフィンは、強オピオイド鎮痛薬との明確な換算比がない。
- 剤型が注射剤・坐剤・貼付剤（適応外）に限られ、経口剤がない。

こんなところに要注意

- 投与禁忌に注意する。

  ★重篤な呼吸抑制状態、肺機能障害、肝機能障害、頭部傷害、頭蓋内圧上昇、脳病変により意識混濁が危惧される患者、妊婦に対する投与は禁忌である。
- 呼吸機能が低下している患者（呼吸抑制が発現する恐れがある）、肝・腎機能が低下している患者（ブプレノルフィンの作用が増強する恐れがある）に対して使用する際には注意が必要である。
- 理論上、高用量の強オピオイド鎮痛薬の作用を減弱する可能性がある。

（岡本禎晃）

一般名　**ブプレノルフィン塩酸塩**

商品名　# レペタン®注

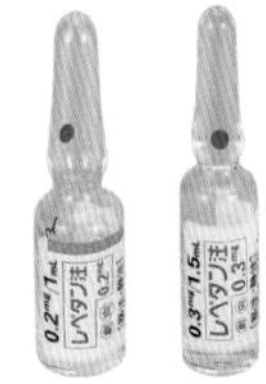

画像提供：大塚製薬

投与経路 筋肉内 静脈内 皮下

▶効果発現 速効

▶剤形・規格：**注射剤** 0.2mg/1mL 0.3mg/1.5mL

どんな薬か

[製剤の特徴]

- モルヒネの25〜50倍の強い効力をもつが、投与量を2mg/日以上に増量しても、効果が上がらない（天井効果）。
- 主に肝臓で代謝され、胆汁を介して糞便中に排泄される。
- オピオイド受容体に対して親和性が高く、受容体からの解離がゆるやかであるため、6〜9時間と、長時間作用する。
- 医療用麻薬扱いにはならないため、医療用麻薬導入前に本剤が使用されることがある。

■薬剤の効き方（イメージ）

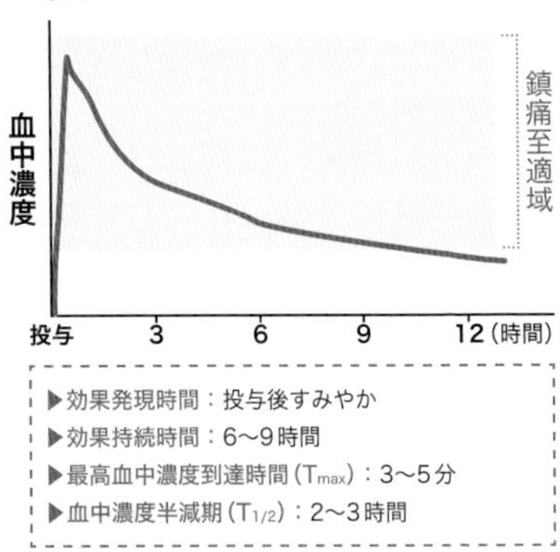

- ▶効果発現時間：投与後すみやか
- ▶効果持続時間：6〜9時間
- ▶最高血中濃度到達時間（T_{max}）：3〜5分
- ▶血中濃度半減期（$T_{1/2}$）：2〜3時間

- 強オピオイド鎮痛薬の副作用（せん妄など）がコントロールできない場合に使用する。

  ★近年では、使用頻度が減っている。

[保険適用]

- 術後・各種がん・心筋梗塞の鎮痛、麻酔補助。

[用法・用量]

- **頓用**：1回0.2〜0.3mgを筋肉内投与。追加の場合は6〜8時間あける。
- **定時投与**：0.2〜0.3mg/日から開始し、持続静脈内投与または持続皮下投与。

  ★痛み出現時のレスキューは1〜2時間分を「早送り」する。

- **増量**：1日投与量の25〜50%ずつ増量する。
- 2mg/日まで増量しても効果不十分な場合は、強オピオイド鎮痛薬への変更を検討する。

  ★強オピオイド鎮痛薬への換算のめやすは「ブプレノルフィン注射剤0.6mg≒モルヒネ注射剤20mg」。

使用上の注意点

● 薬物依存に注意が必要となる。

起こりうる副作用

代表的な副作用（出現時期のめやす）

悪心・嘔吐 眠気、めまい	投与初期や増量時に生じやすい		
		長期連用で生じうる	依存性

↑投与開始

頻度が高い副作用	その他注意が必要な副作用
● 悪心・嘔吐　● 眠気	● 呼吸抑制
● めまい、ふらつき	● 認知機能低下
● 集中力・注意力・反射運動能力の低下	● 依存性

ケアのポイント

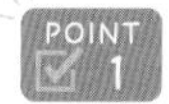

薬物依存の形成に注意する。

★1日の投与量が最大でも2mgを超えないよう注意し、それ以上となる場合は他のオピオイド鎮痛薬に変更する。

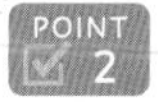

他のオピオイド鎮痛薬使用時に、高用量で本剤を追加しない。

★ブプレノルフィンはオピオイド受容体に非常に結合しやすく、他のオピオイド鎮痛薬を追い出してしまい、鎮痛効果が減弱する可能性がある（拮抗作用）。

[患者説明・指導のポイント]

● 投与後はできる限り安静にし、車の運転などは避けるよう説明する。

★悪心・嘔吐、眠気、めまい、ふらつき、集中力・注意力・反射運動能力の低下が起こることがある。

● 鎮痛効果を確認し、レスキュー薬使用のタイミングを患者・家族と共有する。

（稲村直子）

一般名　**ブプレノルフィン塩酸塩**

商品名　# レペタン®坐剤

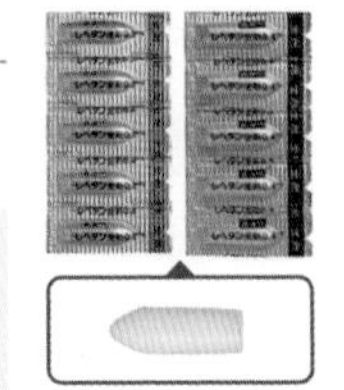
画像提供：大塚製薬

投与経路 直腸内

▶効果発現 速放性

▶剤形・規格：坐剤 0.2mg 0.4mg

どんな薬か

[製剤の特徴]

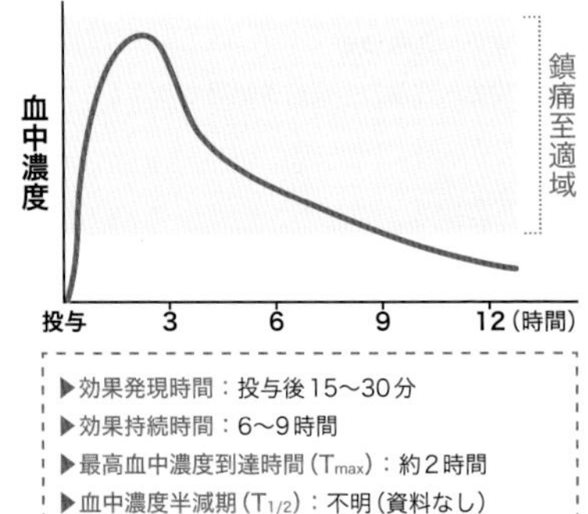

■ **薬剤の効き方**（イメージ）

▶効果発現時間：投与後15〜30分
▶効果持続時間：6〜9時間
▶最高血中濃度到達時間（T_{max}）：約2時間
▶血中濃度半減期（$T_{1/2}$）：不明（資料なし）

- モルヒネの25〜50倍の強い効力をもつが、投与量を2mg/日以上に増量しても、効果が上がらない（天井効果）。
- 主に肝臓で代謝され、胆汁を介して糞便中に排泄される。
- オピオイド受容体に対して親和性が高く、受容体からの解離がゆるやかであるため、6〜9時間と長時間作用する。
- 医療用麻薬扱いにはならないため、医療用麻薬導入前に本剤が使用されることがある。
- 坐剤であるため、注射剤に比べ管理しやすく、患者・家族でも使用しやすい。

[保険適用]

- 術後、各種がんにおける鎮痛。

[用法・用量]

- **レスキュー**：1回0.2mgを直腸内投与。
  ★痛みの状況に応じて8〜12時間ごとに反復投与可。
- **定時投与**：1回0.2mgを、1日2〜3回の投与から開始する。
- **増量**：1回0.4mgを、1日3回まで増量可。
- 上記まで増量しても効果不十分な場合は、強オピオイド鎮痛薬への変更を検討する。
  ★強オピオイド鎮痛薬への換算のめやすは「ブプレノルフィン坐剤1.2mg≒モルヒネ坐剤30mg」。

使用上の注意点

- 薬物依存に注意が必要となる。

起こりうる副作用

代表的な副作用（出現時期のめやす）

副作用	出現時期
悪心・嘔吐 眠気、めまい	投与初期や増量時に生じやすい
依存性	長期連用で生じうる

↑投与開始

頻度が高い副作用	その他注意が必要な副作用
● 悪心・嘔吐　● 眠気　● めまい、ふらつき ● 集中力・注意力・反射運動能力の低下	● 呼吸抑制　● 認知機能低下 ● 依存性

ケアのポイント

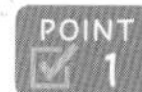

薬物依存の形成に注意する。

★1日の投与量が最大2mgを超えないよう注意し、それ以上となる場合は他のオピオイド鎮痛薬に変更する。

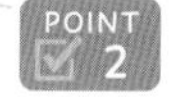

他のオピオイド鎮痛薬使用時に、本剤を高用量で追加しない。

★ブプレノルフィンはオピオイド受容体に非常に結合しやすく、他のオピオイドを追い出してしまい、鎮痛効果が減弱する可能性がある（拮抗作用 p.108）。

［ 患者説明・指導のポイント ］

● 投与後はできる限り安静にし、車の運転などは避けるよう説明する。

★悪心・嘔吐、眠気、めまい、ふらつき、集中力・注意力・反射運動能力の低下が起こることがある。

● 鎮痛効果を確認し、レスキュー薬使用のタイミングを患者・家族と共有する。

★**声かけの例**：「痛みが出てからではなく、“少し痛くなってきたな”程度でレスキュー薬を使用してみてください。そうすると、痛みがうまくコントロールできますよ」

● 直射日光や高温、湿気を避けて保管するよう伝える。

★冷蔵庫に保管する必要はない。

エキスパートからのアドバイス

＊ストーマからの使用は、直腸からの使用と異なり、挿入が難しく、薬剤効果が低下するといわれている。薬剤の選択については、医師と十分に検討する。

＊本剤投与後に、そのまま薬剤が排出されてしまった場合は、もう一度投与する。薬剤が溶けかけている状態で排出された場合は、過剰投与を防ぐために、鎮痛効果を確認し、痛みが軽減していなければ追加投与する。

（稲村直子）

その他のオピオイド鎮痛薬❹
ペンタゾシン

こんな患者に使用する
- 「術後痛」がある患者
- がん疼痛を緩和する目的で使用されることはあまり推奨されない

特徴
- μ受容体には部分作動薬として作用することで鎮痛効果を発揮する。
- 強オピオイド鎮痛薬に対しては拮抗作用を示すため、併用を避ける。
- κ受容体に対しては作動薬として作用する。
- μ受容体に対しては拮抗薬として作用する。

代謝・排泄経路

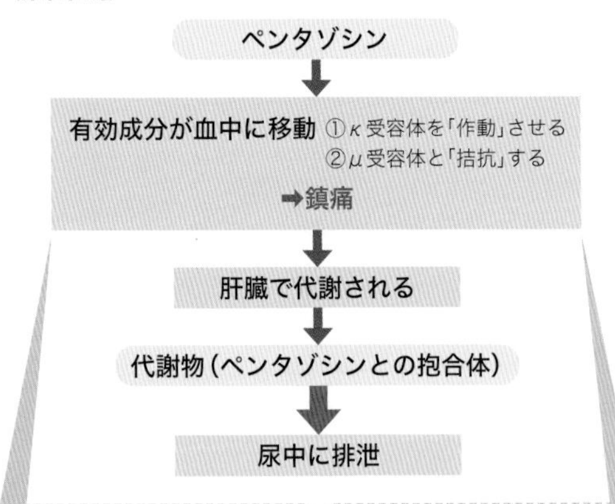

[κオピオイド受容体を介する主な作用]
- 鎮痛
- 鎮静
- 身体違和感
- 呼吸抑制
- 嫌悪感(依存性抑制)
- 興奮
- 幻覚
- 鎮咳
- 利尿

[μオピオイド受容体を介する主な作用]
- 鎮痛
- 鎮静
- 消化管運動抑制
- 呼吸抑制
- 咳嗽反射抑制
- 悪心・嘔吐
- 瘙痒感
- 縮瞳
- 尿閉
- 多幸感
- 身体依存
- 精神依存

禁忌

- **投与禁忌**：頭部傷害、頭蓋内圧亢進、重篤な呼吸抑制、全身状態の著しい悪化。
- **併用禁忌（錠剤の場合）**：ナルメフェン（セリンクロ®）投与中〜中止後1週間。
  ★ペンタゾシンの離脱症状を起こす恐れがある。

相互作用

- 中枢性鎮痛薬（トラマドール、ブプレノルフィンなど）、ベンゾジアゼピン誘導体、その他の鎮静薬（ジアゼパム、ニトラゼパムなど）、中枢性薬剤（フェノバルビタールなど）、アルコールと併用すると、ペンタゾシンの作用が増強される。
- セロトニン神経系賦活作用を有する抗うつ薬（アミトリプチリンなど）、メサドンと併用すると、併用薬の作用が増強される。

こんなところに要注意

- 基本的に、手術や処置に伴う急性痛に用いる。長期に鎮痛薬を必要とするがん患者に対しては使用しない。
- 喫煙者では効果が減弱する。
  ★作用時間が短くなる。
- 多幸感が強く、依存を形成しやすい。
- 理論上、高用量の強オピオイド鎮痛薬の作用を減弱する可能性がある。
- 頭部傷害、頭蓋内圧亢進、重篤な呼吸抑制、全身状態が著しく悪化する可能性がある患者に対する投与は禁忌である。

（岡本禎晃）

一般名　**ペンタゾシン**

商品名　# ソセゴン®注

トスパリール注、ペンタジン®注射液

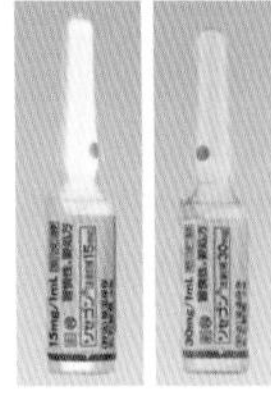

画像提供：丸石製薬

投与経路 筋肉内 皮下 静脈内（添付文書上承認外）

▶効果発現 速効

▶剤形・規格：**注射剤** 15mg/1mL 30mg/1mL

どんな薬か

[製剤の特徴]

- 鎮痛・鎮静・呼吸抑制を含め、モルヒネなどのオピオイド鎮痛薬とほぼ類似の作用を示す。
  - ★鎮痛効果はモルヒネの1/2〜1/6である。
- WHO方式がん疼痛治療法では推奨されていない。
  - ★鎮痛作用に天井効果があること、強オピオイド鎮痛薬使用時に高用量を併用すると鎮痛効果が減弱する可能性があること、さらに異常な精神症状（幻覚、抑うつ、悪夢など）の原因となることが要因である。
- 短時間の痛みに効果的で、臨床では主に術後疼痛の管理に使用される。

■**薬剤の効き方**（イメージ）

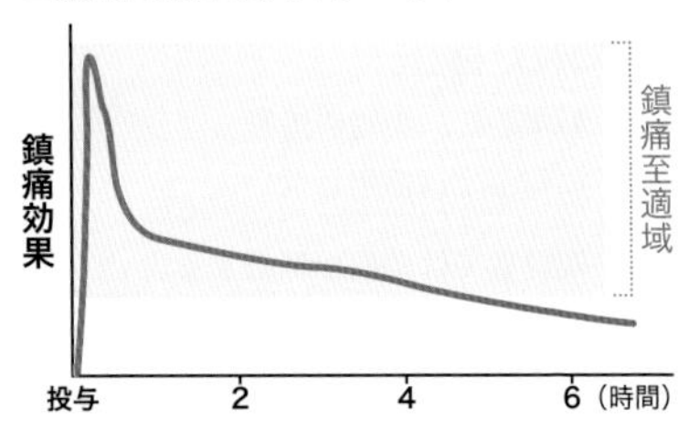

▶効果発現時間：投与後15〜20分
▶効果持続時間：4〜5時間
▶最高血中濃度到達時間（T_{max}）：投与直後
▶血中濃度半減期（$T_{1/2}$）：35〜45分

[保険適用]

- 各種がん、術後、心筋梗塞、胃十二指腸潰瘍、腎尿路結石、閉塞性動脈炎における鎮痛。
  - ★麻酔前投薬および麻酔補助薬として用いられることがある。

[用法・用量]

- **鎮痛目的の場合**：1回15mgを筋肉内または皮下投与。
  - ★痛みの状況に応じて約3〜4時間ごとに反復投与可。添付文書上承認外だが、静脈内投与が行われることもある。
- **麻酔前投薬および麻酔補助に用いる場合**：1回30〜60mgを筋肉内または皮下・静脈内投与。

使用上の注意点

- 他のオピオイド鎮痛薬に比べ、連用による精神依存が生じやすい。特に、薬物依存の既往歴がある患者への投与は注意が必要である。
  - ★精神作用（過度の鎮静、錯乱）や循環刺激作用（血圧上昇など）もきたしやすい。

起こりうる副作用

代表的な副作用（出現時期のめやす）

悪心・嘔吐 眠気、めまい、ふらつき	投与初期や増量時に生じやすい	
	長期連用で生じうる	依存性

↑投与開始　　1週間　　数週間

頻度が高い副作用	その他注意が必要な副作用
悪心・嘔吐　眠気、めまい、ふらつき	ショック、アナフィラキシー様症状
発汗　傾眠	呼吸抑制　依存性　無顆粒球症

ケアのポイント

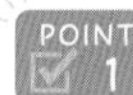

中止する場合は、徐々に減量する。

★モルヒネより副作用は少ないが、急な投与中止によって退薬症状を生じうるp.115。

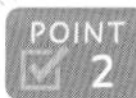

連続注射となる場合は、注射部位を注意して観察する。

★注射部位に潰瘍などの障害が現れることがある。

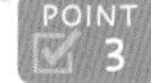

過量投与によって現れる症状に注意する。

★中枢神経抑制によって傾眠、呼吸抑制、血圧低下が生じうる。重症の場合、循環不全、昏睡、けいれんなどが生じる恐れがある。

★発症時は、十分な呼吸維持と循環器系の補助療法を行う。けいれん治療は必須である。

★中枢神経抑制作用（特に呼吸抑制）に対してはオピオイド受容体拮抗薬（ナロキソン）を投与する。

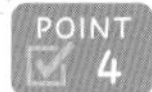

モルヒネなどのオピオイド鎮痛薬の高用量使用患者への投与は避ける。

★本剤はμオピオイド受容体への拮抗作用をもつ。退薬症状だけでなく、本剤の高用量投与によって、鎮痛効果が減弱する可能性がある。

[患者説明・指導のポイント]

● 自動車の運転など危険を伴う作業は行わないよう指導する。

★眠気、めまい、ふらつきなどがみられることがある。

● 外来で投与した場合には、十分に安静にしてから帰宅するように説明する。

エキスパートからのアドバイス

＊術後の痛みに対してフェンタニル注を持続投与している場合（投与経路を問わず）、ペンタゾシンを併用すると拮抗作用が出現し、痛みの増強がみられることがあるため、同時使用は避けることが望ましい。

＊ただし、やむを得ず併用する場合には、疼痛の状況や副作用の有無などを観察する（一般的には、アセトアミノフェンやNSAIDsを併用してコントロールを行う）。

（近藤麗子）

一般名　**塩酸ペンタゾシン**

商品名　**ソセゴン®錠**
ペルタゾン®錠、ペンタジン®錠

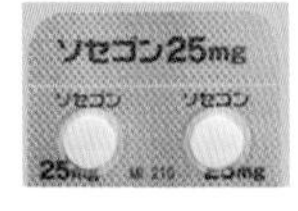

画像提供：丸石製薬

投与経路 経口
▶効果発現 速放性
▶剤形・規格：錠剤 25mg

どんな薬か

[製剤の特徴]

● 鎮痛・鎮静・呼吸抑制を含め、モルヒネなどのオピオイド鎮痛薬とほぼ類似の作用を示す。
● 鎮痛効果はモルヒネの1/2〜1/6である。
● WHO方式がん疼痛治療法では推奨されていない。
★鎮痛作用に天井効果があること、強オピオイド鎮痛薬使用時に高用量を併用すると鎮痛効果が減弱する可能性があること、さらに異常な精神症状（幻覚、抑うつ、悪夢など）の原因となることが要因である。
● 臨床では、主に術後疼痛の管理に使用される（適応外）。

■薬剤の効き方（イメージ）

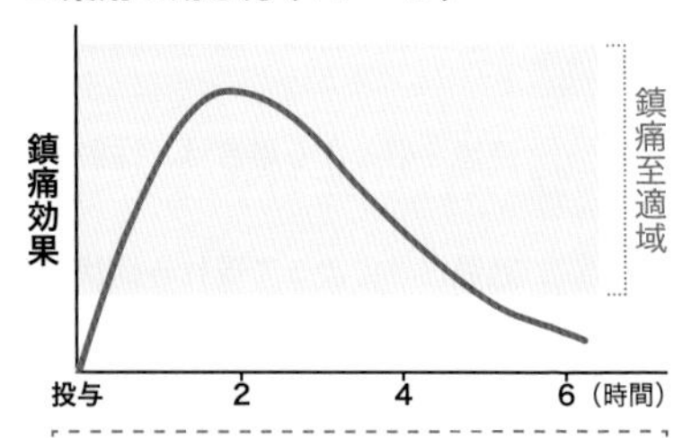

▶効果発現時間：投与後15〜20分
▶効果持続時間：4〜5時間
▶最高血中濃度到達時間（T_{max}）：2時間
▶血中濃度半減期（$T_{1/2}$）：1.6〜3.2時間

● 不適切な使用を防止するため、本剤にはオピオイド受容体拮抗薬（ナロキソン）が含有されている。
★仮に、水に溶かして静注しても薬理作用は得られない。

[保険適用]

● 各種がんにおける鎮痛。

[用法・用量]

● 1回25〜50mgを経口投与。追加投与する場合は3〜5時間あける。

使用上の注意点

● 連用により薬物依存が生じることがある。特に、薬物依存の既往歴がある患者には注意して投与する。

起こりうる副作用

代表的な副作用（出現時期のめやす）

悪心・嘔吐 眠気、めまい、ふらつき	投与初期や増量時に生じやすい
依存性	長期連用で生じうる

↑投与開始　1週間　数週間

頻度が高い副作用	その他注意が必要な副作用
悪心・嘔吐、眠気、めまい、ふらつき、発汗、傾眠	ショック、アナフィラキシー様症状、呼吸抑制、依存性、無顆粒球症

ケアのポイント

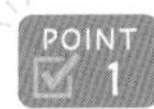

中止する場合は、徐々に減量する。

★モルヒネより副作用は少ないが、急な投与中止によって退薬症状を生じうる p.115。

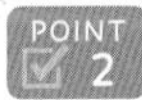

モルヒネなどのオピオイド鎮痛薬を高用量で使用している患者への投与は避ける。

★本剤は、μオピオイド受容体への拮抗作用をもつ。オピオイドの退薬症状が生じる恐れに加え、本剤の高用量投与によって、鎮痛効果が減弱する可能性がある。

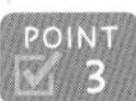

依存になっていないか、定期的に確認する。

[患者説明・指導のポイント]

- 自動車の運転など、危険を伴う作業は行わないよう指導する。
  ★眠気、めまい、ふらつきなどがみられることがある。
- 内服中は飲酒を控えるように指導する。
  ★アルコールと併用すると、作用が強くなることがある。

エキスパートからのアドバイス

＊ソセゴン®錠（ソセゴン®注も同様）は、長期連用による精神依存の形成などにより、がん疼痛に対しての使用はWHO方式では認められていないため、がん疼痛への使用は推奨されない。
＊実際の臨床では、術後疼痛や処置時の疼痛に対して使用することがほとんどである。
＊患者の持参薬などにソセゴン®錠が含まれている場合は、薬物依存が背景にある可能性をふまえ、内服理由や内服開始タイミングなどについて確認することが大切である。

（近藤麗子）

非オピオイド鎮痛薬

軽度〜中等度の痛みに使用

1 2 3

[NSAIDsの特徴]

● NSAIDsは、シクロオキシゲナーゼ（COX）阻害により、炎症にかかわるプロスタグランジンの産生を抑え、抗炎症・鎮痛作用をもたらす。

● 効果・副作用・作用時間は、製剤間で差がある。

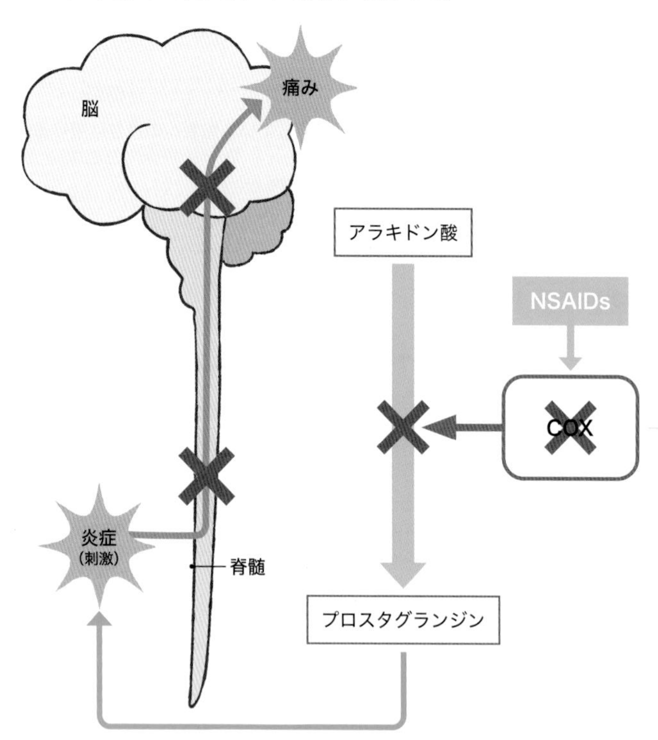

- がんの痛みに対しては、非オピオイド鎮痛薬を最初に使用する。痛みが強くなり、オピオイド鎮痛薬を導入した場合、非オピオイド鎮痛薬は中止できる可能性もある。
- 非オピオイド鎮痛薬には、非ステロイド性消炎鎮痛薬(NSAIDs)と、アセトアミノフェンがある。
- 腫瘍熱に対する効果は、どの薬剤も差はない。

- 消化性潰瘍の副作用があるため、胃粘膜保護薬(プロトンポンプ阻害薬など)を併用し、空腹時の服用は避けることが望ましい。

★COX-1が阻害されると副作用(消化管障害、腎障害、抗血小板作用など)が生じうる。COX-2の選択性を高めたNSAIDsを使用すると、それらの副作用リスクは低くなる。

- 腎障害が生じていても、血清クレアチニン値が変化しない場合がある。腎障害の早期発見のためには、下肢浮腫の出現を見逃さないことが重要である。

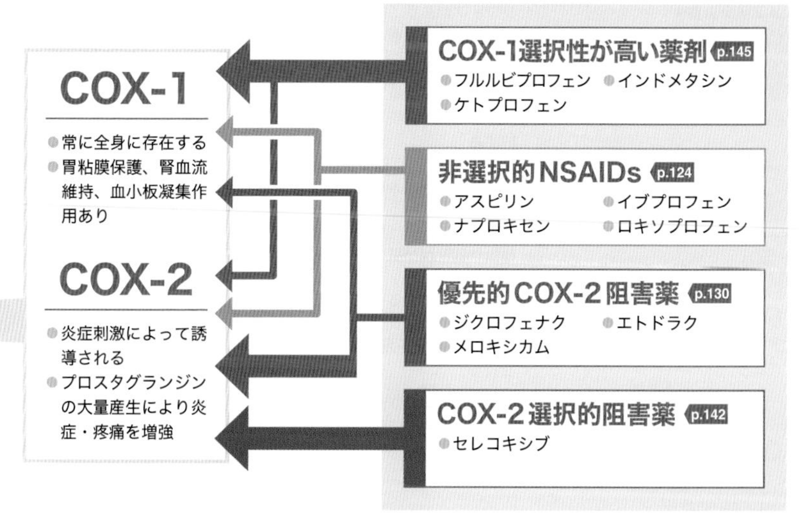

[アセトアミノフェンの特徴]

- がん疼痛に対する第一選択薬である。作用機序の詳細は不明だが、中枢神経系への作用によって解熱・鎮痛作用をもたらすと考えられている。
- NSAIDsと比べ、消化性潰瘍や腎機能障害の副作用が少ない。
- 最大投与量は4,000mg/日で、1日3〜4回服用する必要がある。
- 錠剤が大きいことと、苦味が強いことは、アドヒアランスの問題となる。

(岡本禎晃)

非オピオイド❶
NSAIDs

こんな患者に使用する
- 「軽度の痛み」のある患者
- がんの痛みに対して最初に使用する鎮痛薬
- 内服困難な患者にも使用できる

作用機序

- シクロオキシゲナーゼ(COX)阻害によってプロスタグランジンの産生を抑え、抗炎症・鎮痛作用をもたらす p.120。

代謝・排泄経路

- 主に肝臓で代謝され、腎臓から尿中へ排泄される。
  ★薬剤によっては、代謝・排泄経路が異なるものもある。

鎮痛効果や腫瘍熱への効果の差に関するエビデンスはない

それぞれの薬剤の特徴

薬剤	特徴
メフェナム酸 p.124	● シロップがあり、錠剤などの内服が困難な患者に使用しやすい ● 胃瘻からの投与も可能
ジクロフェナクナトリウム p.136	● 最も鎮痛効果が強い印象がある ● 腎機能低下による下肢浮腫に注意が必要 ● 痛みや発熱が持続している場合、徐放性カプセルや経皮吸収剤を選択する
エトドラク p.138	● 下腿浮腫などがみられる際でも選択できる
フルルビプロフェンアキセチル p.144	● 注射剤があり、内服困難な患者の解熱・鎮痛に使用できる ● 発熱や痛みが持続する場合は、持続静注にて投与する
ロキソプロフェンナトリウム p.128-137	● 腎機能低下による下肢浮腫が多い印象がある
メロキシカム p.140	● 24時間持続性製剤のため、アドヒアランスに問題がある場合に選択される
ナプロキセン p.126	● 血中濃度半減期が長く、1日2回の投与で鎮痛が可能 ★腫瘍熱に特異的に効果があるとされ、感染症との鑑別にも用いられてきた歴史があるものの、現在では腫瘍熱への効果は、他の非オピオイドと差がないとされている
セレコキシブ p.142	● COX-2選択的阻害薬であり、胃腸障害の出現頻度が低い

禁忌

- **投与禁忌**：消化性潰瘍、重篤な血液の異常・肝障害・腎障害・心機能不全・高血圧症、アスピリン喘息の既往、妊婦(妊娠の可能性を含む)。
  ★セレコキシブでは、冠動脈バイパス再建術の周術期も禁忌とされている。
- **併用禁忌**：ジクロフェナクではトリアムテレン(投与中)、フルルビプロフェンではエノキサシン・ロメフロキサシン・ノルフロキサシン・プルリフロキサシン(投与中)。

相互作用

● **併用注意**：抗凝固薬（併用薬の作用増強）、降圧薬（併用薬の作用減弱、腎機能低下）。

■ COX選択性割合

薬物	COX-2選択性割合 (IC50COX-1/COX-2)	COX-2選択性	副作用 (消化管障害)	抗炎症作用
セレコキシブ	7.6	高	軽	強
ジクロフェナク*	3.0			
エトドラク	2.4			
メロキシカム	2.0			
インドメタシン	0.4			
イブプロフェン	0.2	低	重	弱

Riendeau D, Percival MD, Brideau C, et al. Etoricoxib (MK-0663) : Preclinical profile and comparison with other agents that selectively inhibit cyclooxygenase-2. *J Pharmacol Exp Ther* 2001, 296 (2) : 558-566.

エキスパートからのアドバイス

＊ジクロフェナクは、COX-2阻害選択性は高いが、活性が強力であるため副作用に注意が必要となる。

こんなところに要注意

- 最も危険な副作用は、腎機能障害である。
- 下肢浮腫は腎機能障害の初期症状の可能性があるので、特に注意が必要である。
- NSAIDsの持続投与により、腎血流量が低下し、併用している薬剤の血中濃度が上昇することがあるため、注意が必要である。
- 患者が胃部の不快感や食欲不振を訴えた場合は、副作用の可能性を疑う。
- 患者が自己判断で市販のNSAIDsを服用している場合があるので、確認が必要である。
- がん薬物療法を行っている患者の場合、NSAIDsの使用が難しいこともある（腎機能、血小板機能に影響するため）。そのような場合は、アセトアミノフェンを使用する。

（岡本禎晃）

一般名 メフェナム酸

商品例 **ポンタール®** シロップ／カプセル／散／細粒

その他の商品名 —

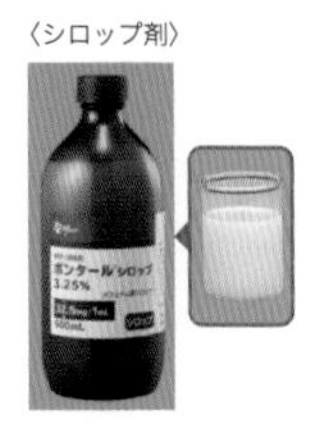

〈シロップ剤〉
画像提供：ファイザー

投与経路 経口

▶効果発現 短時間型

▶剤形・規格：**液剤** 3.25%（32.5mg/1mL）／**カプセル** 250mg
散 50%／**細粒** 98.5%

どんな薬か

[製剤の特徴]

● メフェナム酸は、中枢性の鎮痛作用と、末梢性の消炎作用を併せもつNSAIDsである。

● 作用機序は、プロスタグランジン生合成抑制作用であり、鎮痛と解熱に効果がある。

● 抗炎症作用は弱いが、鎮痛効果は強い。

● シロップタイプのNSAIDsは、ポンタール®が唯一である。

★常温保存が可能で、錠剤や散剤の内服が困難な患者も飲みやすく、胃瘻からの注入も可能である。

★甘味があるため、小児にも用いられることが多い（もともと小児用として開発された）。

■ **薬剤の効き方**（イメージ）

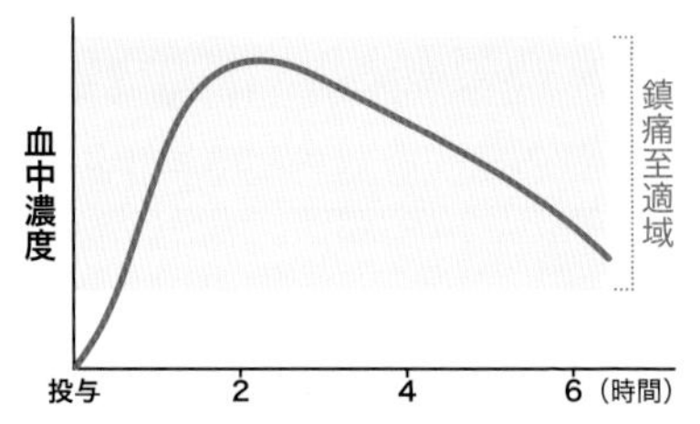

▶効果発現時間：投与後、約30〜45分
▶効果持続時間：約6〜8時間
▶最高血中濃度到達時間（T_{max}）：約2時間後
▶血中濃度半減期（$T_{1/2}$）：8時間後（ほぼ血中から消失）

[保険適用]

● 急性上気道炎の解熱・鎮痛。

★がん疼痛の緩和や解熱に用いられる（適応外）。

[用法・用量]

● **シロップ**：通常、小児1回0.2mL/kg（6.5mg/kg）を1日2回まで（年齢により適宜増減）。

● **カプセル・散・細粒**：通常、成人1回500mgを1日2回まで（最大1,500mgまで）。

● 乳白色の水性懸濁液のため、十分に振盪して均一な懸濁液として使用する。

使用上の注意点

● 投与禁忌・併用注意については p.122 を参照のこと。

起こりうる副作用

代表的な副作用(出現時期のめやす)

投与期間と投与量に応じて出現しやすくなる(早期発見のため下肢浮腫などに注意する)	腎機能障害
時期を問わず出現しうる	胃部不快感、悪心・嘔吐
時期を問わず出現しうる	喘息発作、肝機能障害

↑投与開始

頻度が高い副作用	その他注意が必要な副作用
● 消化管障害(消化管潰瘍、胃部不快感、腹痛)	● 腎機能障害(尿量低下、浮腫、体重増加)
● 悪心・嘔吐	● 肝機能障害
	● 喘息発作(アスピリン喘息既往患者には禁忌)

ケアのポイント

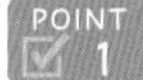

放射線化学療法(CRT)による粘膜炎による痛みの増強時に効果的である。

★食道がん、咽頭がん、喉頭がん、舌がんなどへのCRTにより、食道や咽頭、口内に粘膜炎が生じると、嚥下時の痛みにより、錠剤やカプセルなどの内服が困難になることが多い。シロップ剤は、嚥下時の痛みがあっても、内服しやすい形状である。

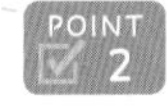

医師と観察項目を確認し、副作用症状と全身状態の観察を行う。

★がん患者の多くは、病状変化や悪化、抗がん薬治療や放射線療法、他の薬物療法により全身状態や腎機能、肝機能が変化しやすい状態となっている。

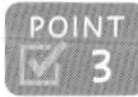

本剤の強力な解熱作用による急激な体温低下に注意する。

[患者説明・指導のポイント]

- 食後の内服が望ましいこと、空腹時の内服は避けることを説明、指導する。
- 併用注意の薬剤の処方がないか確認する。

エキスパートからのアドバイス

＊本剤を含め、多くのNSAIDsで、以下のような薬剤が併用注意として挙げられている。

- **抗凝固薬(ワルファリンなど)**：抗凝固作用が増強し、出血しやすくなる。
- **降圧薬(ACE阻害薬、ARB、β遮断薬など)**：降圧作用減弱、腎機能低下の恐れがある。
- **チアジド系利尿薬**：利尿作用や降圧作用が減弱する恐れがある。

＊高齢者や複数の科を受診している患者は、上記の薬剤を併用していることが多い。併用薬を確認するとともに、処方を受ける際は「お薬手帳」を持参するよう患者に説明し、薬剤師とも情報共有できるようにするとよい。

(金子菜穂子)

一般名 ナプロキセン

商品例 **ナイキサン®錠**

その他の商品名 —

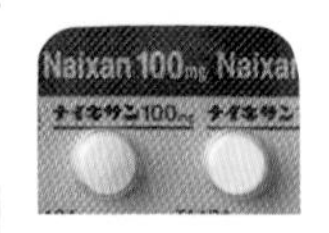

画像提供：ニプロESファーマ

投与経路 経口

▶効果発現 中間時間型

▶よく使われる剤形・規格：錠剤 100mg

どんな薬か

[製剤の特徴]

- ナプロキセンは、プロピオン酸系のNSAIDsに分類される。
- COX阻害によるプロスタグランジン生合成抑制作用をもつ。
- 半減期が長い（作用時間が長い）ため、1日2回の投与で管理できる。
- 胃腸障害の副作用が比較的少なく、長期投与されることが多い。

[保険適用]

- 関節リウマチや術後、抜歯後などの鎮痛・消炎。

★がん疼痛の緩和や解熱に用いられる（適応外）。

■ 薬剤の効き方（イメージ）

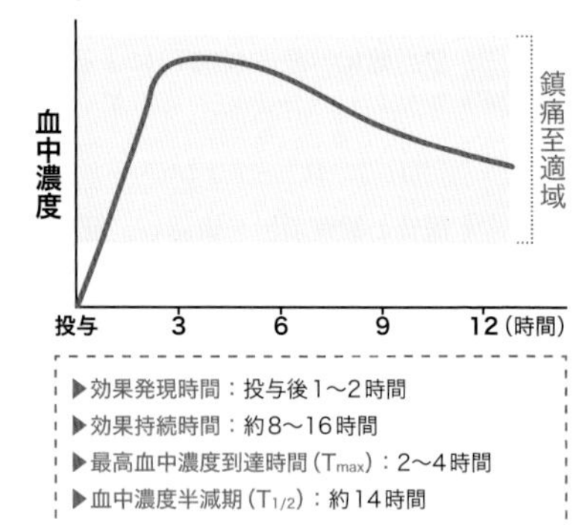

▶効果発現時間：投与後1〜2時間
▶効果持続時間：約8〜16時間
▶最高血中濃度到達時間（T_{max}）：2〜4時間
▶血中濃度半減期（$T_{1/2}$）：約14時間

[用法・用量]

- **定時投与**：1回300〜600mgを2〜3回に分けて経口投与。
- **頓用**：1回300mg。

★600mg/日まで増量しても効果が十分でなければ、オピオイドの使用を考慮する。

使用上の注意点

- ニューキノロン系抗菌薬との併用により、けいれんが生じる恐れがある。
- スルホニル尿素系血糖降下薬と併用すると、血糖降下作用が増強する恐れがある。
- メトトレキサートの排出を遅延させるため、併用するとメトトレキサートの血中濃度が上昇する恐れがある。
- 降圧薬、抗凝固薬、利尿薬と併用する際は注意が必要である p.122 。

起こりうる副作用

代表的な副作用(出現時期のめやす)

投与期間と投与量に応じて出現しやすくなる
(早期発見のため下肢浮腫などに注意する)

時期を問わず出現しうる

腎機能障害

胃部不快感、悪心・嘔吐

喘息発作、肝機能障害

↑投与開始

頻度が高い副作用	その他注意が必要な副作用
● 消化管障害(消化管潰瘍、胃部不快感、腹痛) ● 悪心・嘔吐	● 腎機能障害(尿量低下、浮腫、体重増加) ● 肝機能障害 ● 喘息発作(アスピリン喘息既往患者には禁忌)

ケアのポイント

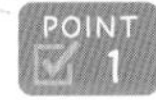

胃潰瘍の予防が必要である。

★PG製剤(プロスタグランジンE1誘導体製剤)、PPI(プロトンポンプ阻害薬)、高用量H_2RA(H_2受容体拮抗薬)を併用する。

1日2回の内服で済む。

★作用時間が長いため、服薬回数が少なく服薬アドヒアランスが良好である。

[患者説明・指導のポイント]

● 食後の内服が望ましいこと、空腹時の内服は避けることを説明、指導する。

● 胃の痛みや不快感など、副作用の症状がある場合は、医療者に知らせるよう説明する。

エキスパートからのアドバイス

＊本剤は、腫瘍熱に対しての先行研究が多いため、よく使用されてきた。がん疼痛緩和のために、他のNSAIDs(ロキソプロフェンナトリウム、フルルビプロフェン アキセチルなど)を使用中の患者で、発熱が継続している場合、半減期の長い本剤に変更することで解熱につながる場合もある。

＊感染症を併発している場合、解熱によってマスクされてしまう場合もあるため、注意する。

(小林成光、笹原明子)

一般名 ロキソプロフェンナトリウム水和物

〈錠剤〉

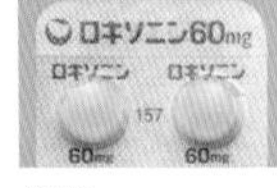

〈錠剤〉

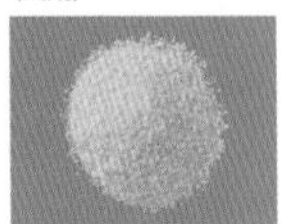

商品例 **ロキソニン®錠／細粒**

その他の商品名 ロキソプロフェンナトリウム

投与経路 経口

▶効果発現 短時間型

▶剤形・規格：錠剤 60mg ／細粒 10% ＊後発品では内服液もある

どんな薬か

［ 製剤の特徴 ］

■ **薬剤の効き方**（イメージ）

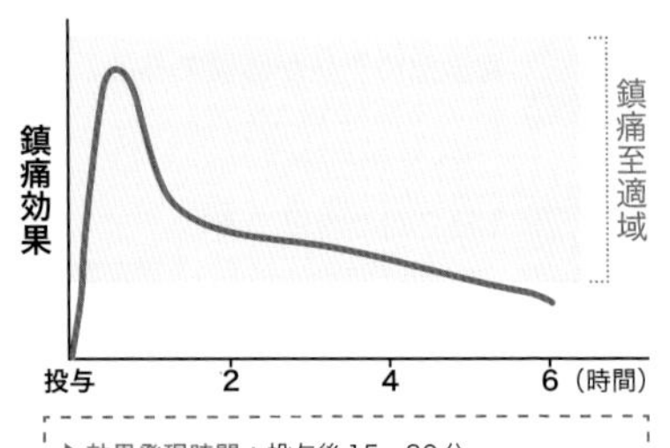

▶効果発現時間：投与後15～30分
▶効果持続時間：4～6時間
▶最高血中濃度到達時間（T_{max}）：約30分
▶血中濃度半減期（$T_{1/2}$）：1時間15分

- プロピオン酸系のNSAIDsに分類される。
- COX阻害によるプロスタグランジン生合成抑制作用をもつ。
- 消炎、解熱、鎮痛作用のバランスがとれた製剤で、国内で最も使用されているNSAIDsである。
- 消化管粘膜刺激作用が少ない。
  ★胃では薬理活性をもたず、小腸で吸収された後、すみやかに活性型に代謝されて鎮痛作用を発揮する（プロドラッグ）。
- 消化管障害の副作用が少ない一方で、鎮痛効果も強く、がん疼痛治療において第一選択薬とされることが多い。
- 経口剤としては血中濃度の立ち上がりがすみやかで、坐剤と同等とされている。
- 細粒や内服液があり、錠剤では飲みづらさがある患者にも使用しやすい。

［ 保険適用 ］

- 関節リウマチや術後などの鎮痛・消炎、急性上気道炎の解熱・鎮痛。
  ★がん疼痛の緩和や解熱に用いられる（適応外）。

［ 用法・用量 ］

- **定時投与**：1回60mgを1日3回、毎食後に経口投与。
- **頓用**：1回60mg。

使用上の注意点

- ニューキノロン系抗菌薬との併用により、けいれんが生じる恐れがある。

- スルホニル尿素系血糖降下薬と併用すると、血糖降下作用が増強する恐れがある。
- メトトレキサートの排出を遅延させるため、併用するとメトトレキサートの血中濃度が上昇する恐れがある。
- 降圧薬、抗凝固薬、利尿薬と併用する際は注意が必要である p.122。

起こりうる副作用

代表的な副作用（出現時期のめやす）

- 時期を問わず出現しうる：胃部不快感、悪心・嘔吐／喘息発作、肝機能障害
- 投与期間と投与量に応じて出現しやすくなる（早期発見のため下肢浮腫などに注意する）：腎機能障害

↑投与開始

頻度が高い副作用	その他注意が必要な副作用
● 消化管障害（消化管潰瘍、胃部不快感、腹痛）	● 腎機能障害（尿量低下、浮腫、体重増加）
● 悪心・嘔吐	● 肝機能障害
	● 喘息発作（アスピリン喘息既往患者には禁忌）

ケアのポイント

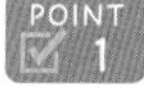

胃潰瘍の予防を行うことが望ましい。

★本剤はプロドラッグであり、腸管から吸収された後に活性を発揮するため、肝障害がなければ消化管障害のリスクは少ない。

★ただし、全身血流に乗って活性代謝物が胃腸に行きわたれば、いずれプロスタグランジン産生阻害により消化管障害が生じる。PG製剤（プロスタグランジンE1誘導体製剤）、PPI（プロトンポンプ阻害薬）、高用量H_2RA（H2受容体拮抗薬）を併用するのが望ましい。

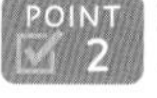

錠剤は、破壊すれば簡易懸濁できるものが多い。

★先発品（ロキソニン®）を含め、多くの後発品も破壊すれば簡易懸濁が可能である（一部、破壊しても簡易懸濁できないものがある）。

［ 患者説明・指導のポイント ］

- 内服の間隔は、最低4時間あけることを説明し、頻用しないよう指導する。

エキスパートからのアドバイス

＊本剤は、使用する患者に痛みの軽減効果がはっきりと感じられる傾向があることから、鎮痛効果の実感が強い。

＊「ロキソニン®でないと、効かない」と感じる患者も多いため、本剤から他の薬剤への変更が必要な場合は、ていねいな説明を行う。

（小林成光、笹原明子）

一般名 **ジクロフェナクナトリウム**

商品例 **ボルタレン®錠**

その他の商品名 ジクロフェナクナトリウム

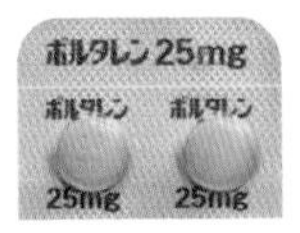

画像提供：ノバルティスファーマ

投与経路 経口

▶効果発現 短時間型

▶よく使われる剤形・規格：錠剤 25mg

どんな薬か

[製剤の特徴]

- ジクロフェナクナトリウムはアリール酢酸系のNSAIDsで、プロスタグランジン阻害作用による抗炎症効果と鎮痛効果にすぐれている。
- 炎症部位、末梢の痛覚受容器に作用し、強力な抗炎症作用と鎮痛作用をもつ。
- COX-2への選択性が高い。
  ★ただし、鎮痛効果を期待する用量ではCOX-1も阻害してしまうため、副作用に注意が必要である。
- 皮膚転移痛、骨転移痛、がんの軟部組織浸潤、関節痛など、炎症を伴う痛みに特に有効とされる。
- 鎮痛効果の発現がすみやかである。
- 錠剤が小さく、内服しやすい。

■薬剤の効き方（イメージ）

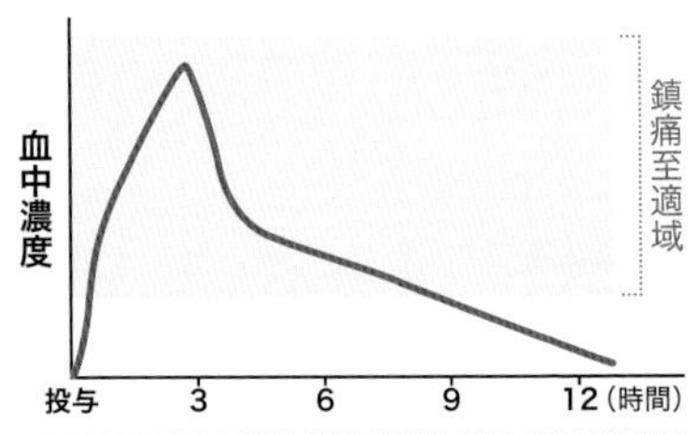

▶効果発現時間：投与後30分以内
▶効果持続時間：6〜8時間
▶最高血中濃度到達時間（T_{max}）：約2.7時間
▶血中濃度半減期（$T_{1/2}$）：約4時間

[保険適用]

- 関節リウマチや術後などの鎮痛・消炎、急性上気道炎の解熱・鎮痛。
  ★がん疼痛の緩和や解熱に用いられる（適応外）。

[用法・用量]

- **頓用**：1回25〜50mg。
- **定時投与**：1日75〜100mgを、原則として3回に分けて経口投与。
  ★頓用から開始し、使用回数が1日3回以上（6〜8時間ごとの投与）になるようであれば定時投与し、痛みのモニタリングをすることが多い。

使用上の注意点

● 投与禁忌・併用注意については p.122 を参照のこと。

起こりうる副作用

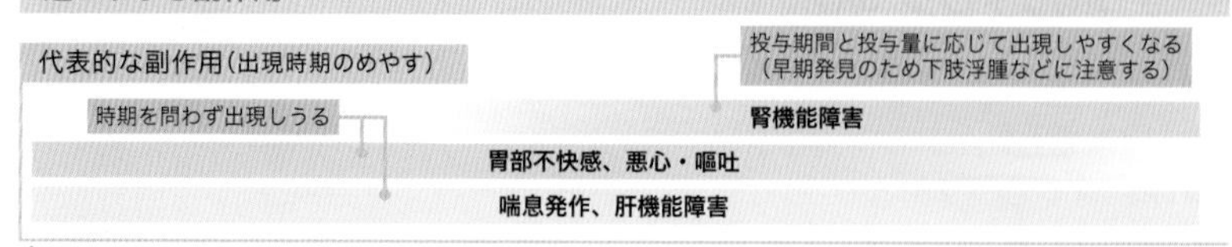

頻度が高い副作用	その他注意が必要な副作用
消化管障害（消化管潰瘍、胃部不快感、腹痛）	腎機能障害（尿量低下、浮腫、体重増加）
悪心・嘔吐	肝機能障害
	喘息発作（アスピリン喘息既往患者には禁忌）

ケアのポイント

複数のNSAIDsの同時投与は避ける。

★副作用による有効限界がある。

★最大投与量（1日100mgまで）でも除痛が図れない場合は、オピオイドの併用を検討する。

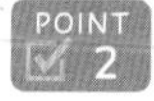

長期投与時は、胃粘膜保護薬の内服を併用する。

★副作用として胃粘膜障害が生じうる。

★プロトンポンプ阻害薬（ラベプラゾールなど）やH_2ブロッカー（ファモチジンなど）、抗NSAIDs潰瘍薬（ミソプロストールなど）などの併用で、予防対策を行う。

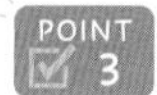

腎機能障害を示す症状と、腎機能データを継続観察する。

★腎障害や有効循環血液量の低下がある場合、腎血流を維持するプロスタグランジンの合成が阻害されて腎血流量が低下し、尿量低下・浮腫・体重増加をきたすことがある。

[患者説明・指導のポイント]

● 胃潰瘍の既往や、肝臓・腎臓の機能低下、出血傾向がある際は、NSAIDsの使用でこれらの症状が悪化する恐れがあることを説明する。

★気になる症状は早めに医療者に伝えるように指導する。

● 投与前後の痛みの状況や、投与後の副作用の有無を医師に伝えてもらう。

● 食後の内服が望ましいこと、空腹時の内服は避けることを説明・指導する。

（金子菜穂子）

一般名 ジクロフェナクナトリウム

商品例 ボルタレン®SRカプセル

その他の商品名 ジクロフェナクナトリウム／ナボール®

画像提供：ノバルティスファーマ

投与経路 経口

▶効果発現 長時間型（徐放性）

▶剤形・規格：カプセル 37.5mg

どんな薬か

[製剤の特徴]

● ジクロフェナクナトリウムは、プロスタグランジンの疼痛閾値低下作用と血管透過性亢進増強作用を抑制することで鎮痛・抗炎症作用を示す。

● わずかにCOX-2選択性があるとされている。

★効果や副作用の程度は、他のNSAIDsと大きな差はない。

● 持続的な効果発現と副作用の軽減を目的としてつくられた徐放性製剤である。

★速溶性顆粒と徐放性顆粒が3：7の割合で混合されている。

★1日2回の使用で服薬アドヒアランスが良好で、臨床効果が高い。

■ **薬剤の効き方**（イメージ）

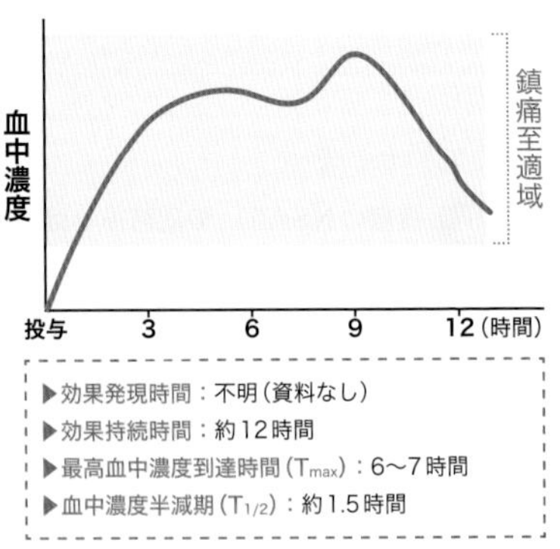

▶効果発現時間：不明（資料なし）
▶効果持続時間：約12時間
▶最高血中濃度到達時間（T_{max}）：6〜7時間
▶血中濃度半減期（$T_{1/2}$）：約1.5時間

● カプセルの中身は白色・球状の顆粒剤で、においや味はなく、わずかに舌を刺激する。

[保険適用]

● 関節リウマチ、変形性関節症、腰痛症、肩関節周囲炎などの消炎・鎮痛。

★がん疼痛の緩和や解熱に用いられる（適応外）。

[用法・用量]

● **定時投与**：1回37.5mgを1日2回、朝・夕食後に経口投与。

★この用量で残存痛があれば、すみやかにオピオイド鎮痛薬の併用を考慮する。

使用上の注意点

● 投与禁忌・併用注意については p.122 を参照のこと。

起こりうる副作用

代表的な副作用(出現時期のめやす)

投与期間と投与量に応じて出現しやすくなる
(早期発見のため下肢浮腫などに注意する)

時期を問わず出現しうる

腎機能障害

胃部不快感、悪心・嘔吐

喘息発作、肝機能障害

↑投与開始

頻度が高い副作用	その他注意が必要な副作用
● 消化管障害(消化管潰瘍、胃部不快感、腹痛)	● 腎機能障害(尿量低下、浮腫、体重増加)
● 悪心・嘔吐	● 肝機能障害
	● 喘息発作(アスピリン喘息既往患者には禁忌)

ケアのポイント

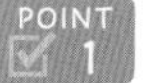

非徐放性製剤に比べて持続的な抗炎症作用が得られる。

★Tmaxは、健康成人の食後投与で6〜7時間とされ、効果発現がゆるやかであることがわかる。

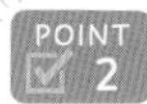

高齢者には、少量から慎重に投与し、投与後は十分な観察を行う。

★腎障害や血圧低下などの副作用が現れやすいため。気分不快や転倒・転落にも注意する。

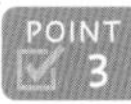

複数のNSAIDsの同時投与は避ける。

★NSAIDsには副作用による有効限界がある。最大投与量でも除痛が図れない場合は、オピオイドの併用を検討する。

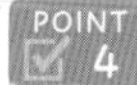

嚥下困難な場合、脱カプセルしての懸濁投与も可能。

★カプセル内の顆粒を、速溶性顆粒と徐放性顆粒に均等に分けることはできない。脱カプセル投与の場合、中身の顆粒を分割しない(一度に投与する)よう指導する。

[患者説明・指導のポイント]

● 高血圧の患者には血圧に注意するよう促す。

★プロスタグランジン合成阻害により、水やナトリウム貯留傾向となり血圧を上昇させる恐れがある。

● 多めの水分で服用するよう伝える。

★食道に停留し崩壊すると、食道潰瘍を起こす恐れがある。

● 自己判断で医師の指示量以上を内服しないこと、痛みが治まらない場合は医師に相談することを説明する。

(金子菜穂子)

一般名 ジクロフェナクナトリウム

商品例 **ボルタレン®サポ®**

その他の商品名 ジクロフェナクNa

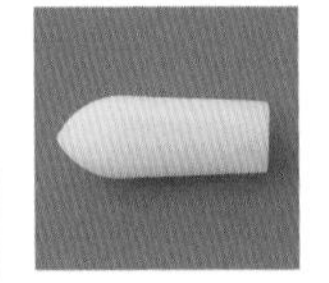
画像提供：ノバルティスファーマ

投与経路 直腸内

▶効果発現 速放性

▶よく使われる剤形・規格：坐剤 12.5mg 25mg 50mg

どんな薬か

[製剤の特徴]

● ジクロフェナクナトリウムは、すぐれた鎮痛・抗炎症・解熱作用を有するNSAIDsである。

★作用機序は、プロスタグランジンの疼痛閾値低下作用の抑制による鎮痛作用、血管透過性亢進増強作用の抑制による抗炎症作用とされている。

● わずかにCOX-2阻害選択性があるとされている。

● 室温では24か月の保存が可能である。

● いずれの規格も融解温度は35℃である。

■ **薬剤の効き方**（イメージ）

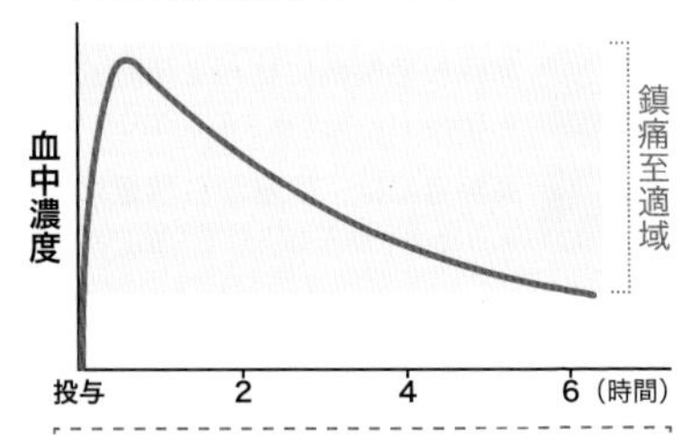

▶効果発現時間：投与後約30分

▶効果持続時間：約6時間

▶最高血中濃度到達時間（T_{max}）：約30分

▶血中濃度半減期（$T_{1/2}$）：約1.3時間

[保険適用]

● 関節リウマチや術後などの鎮痛・消炎、急性上気道炎の緊急解熱。

★がん疼痛の緩和や解熱に用いられる（適応外）。

[用法・用量]

● **頓用**：1回25〜50mgを、1日1〜2回、直腸内投与。

★がん患者の場合、12.5〜25mg。

使用上の注意点

● 重篤な心不全に対しては投与禁忌。

● モルヒネ坐剤（アンペック® p.36）との併用は避ける。

★併用により、直腸粘膜からのモルヒネ吸収量が上昇すると報告されている。

● 腎機能障害患者への投与は避けることが望ましい。

★本剤のプロスタグランジン合成抑制作用によって腎血流が低下する恐れがある。

起こりうる副作用

代表的な副作用（出現時期のめやす）

投与期間と投与量に応じて出現しやすくなる（早期発見のため下肢浮腫などに注意する）
- 腎機能障害

時期を問わず出現しうる
- 胃部不快感、悪心・嘔吐
- 喘息発作、肝機能障害

↑投与開始

頻度が高い副作用	その他注意が必要な副作用
● 消化管障害（消化管潰瘍、胃部不快感、腹痛）	● 腎機能障害（尿量低下、浮腫、体重増加）
● 悪心・嘔吐	● 肝機能障害
	● 喘息発作（アスピリン喘息既往患者には禁忌）

ケアのポイント

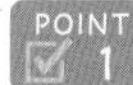

頻回な下痢、直腸周囲の粘膜障害、下血がない患者に使用する。

★このような状態では、すぐに排出されてしまったり吸収ができないことがあるため、薬剤や投与経路の変更を検討する。

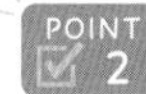

長期使用時は、プロトンポンプ阻害薬などの胃粘膜保護薬を併用する。

★副作用として胃粘膜障害が起こりやすい。
★その他の副作用症状についても定期的な臨床検査が必要である。

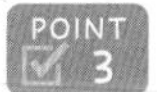

急激な体温低下（低体温）、血圧低下に注意する。

★特に幼小児、高齢者または消耗性疾患の患者に現れやすいため、低用量から投与し、投与前後の観察を十分に行う。
★血圧低下は解熱目的で使用した際に多い。気分不快や転倒・転落などに注意する。

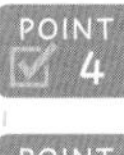

他のNSAIDsとの重複投与は行わない。

★期待するほどの相乗効果は得られにくく、副作用症状出現の可能性が高まる。

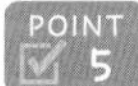

ストーマからの投与は避ける。

★有効性や安全性が確立されていないため、他の投与経路を検討する。

［ 患者説明・指導のポイント ］

● できるだけ排便後に挿肛するよう伝える。

エキスパートからのアドバイス

＊直腸や肛門に痛みがある場合、坐剤使用のたびに苦痛が生じる可能性がある。患者とともに十分に話し合い、必要時、薬剤や投与経路の変更を検討するとよい。
＊吸収途中で排泄されてしまった場合、体内への吸収量が不明のため、自己判断での再挿肛や重複投与はせず、医師に報告して指示をもらう。
＊挿肛後約40分で十分に吸収されるとの報告がある。

（金子菜穂子）

一般名 ジクロフェナクナトリウム

商品例 **ジクトル®テープ**

その他の商品名 ジクロフェナクNa

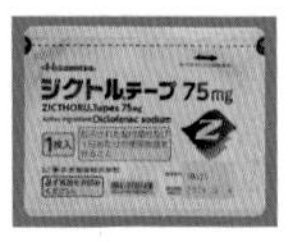

画像提供：久光製薬

投与経路 経皮

▶効果発現 長時間型

▶よく使われる剤形・規格：**貼付剤** 75mg

どんな薬か

[製剤の特徴]

- ジクロフェナクナトリウムはアリール酢酸系のNSAIDsで、強い消炎・鎮痛・解熱作用がある。
- 24時間持続する経皮吸収剤である。
- ジクトル®テープは、少ない血中濃度で鎮痛効果を発揮するため、経口薬や坐剤に比して副作用のリスクは少ない。

★ジクロフェナクナトリウムはCOX-2の選択性が高いが、内服や坐剤の場合、高い血中濃度により消化器や腎臓への副作用が問題になる。

- 持続する痛みや熱に効果が期待できる。

■貼付開始時の血中濃度推移のめやす

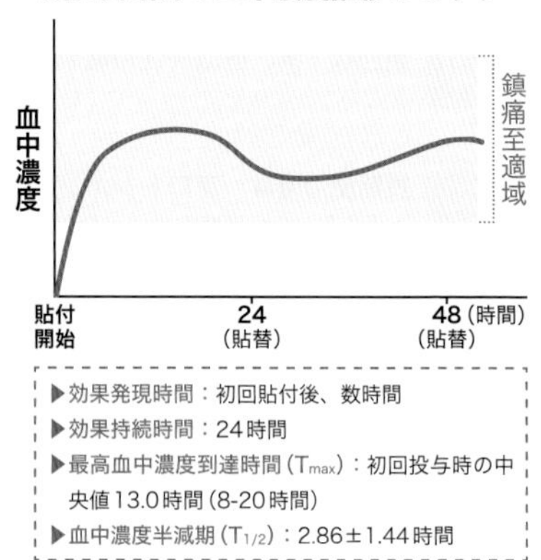

▶効果発現時間：初回貼付後、数時間
▶効果持続時間：24時間
▶最高血中濃度到達時間 (T_{max})：初回投与時の中央値13.0時間(8-20時間)
▶血中濃度半減期 ($T_{1/2}$)：2.86±1.44時間

[保険適用]

- 各種がんにおける鎮痛、腰痛症・肩関節周囲炎・頸肩腕症候群および腱鞘炎における鎮痛・消炎。

[用法・用量]

- 1回2枚を1日1回。
- **最大投与量**：1回3枚。

使用上の注意点

- 投与禁忌・相互作用については p.122 参照のこと。

起こりうる副作用

代表的な副作用（出現時期のめやす）

- 時期を問わず出現しうる：胃部不快感、悪心・嘔吐／喘息発作、肝機能障害
- 投与期間と投与量に応じて出現しやすくなる（早期発見のため下肢浮腫などに注意する）：腎機能障害

↑投与開始

頻度が高い副作用	その他注意が必要な副作用
● 貼付部位反応	● 消化管障害（消化管潰瘍、胃部不快感、腹痛） ● 悪心・嘔吐 ● 肝機能障害 ● 腎機能障害（尿量低下、浮腫、体重増加） ● 喘息発作（アスピリン喘息既往患者には禁忌）

ケアのポイント

貼付部位のスキンケアが重要となる。

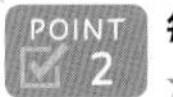

毎日貼る場所を変える。

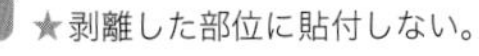
★剥離した部位に貼付しない。

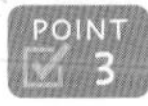

テープが大きいので、できるだけ平らな場所に貼付し、剥がれないように注意する。

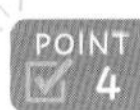

標準投与量は２枚である。

[患者説明・指導のポイント]

● 経皮吸収剤であることを患者に説明する。
　★湿布薬ではないので、痛いところに貼る必要はない。

● 24時間効果が持続するため剥がさないこと、剥がれた場合は新しいものを貼ることを伝える。
　★新しいものを貼った場合でも、次回貼付時間は変更しない。

● 貼り替えのタイミングは、予定時間の前後１時間程度であれば問題ないことを伝える。

エキスパートからのアドバイス

＊ジクトル®テープは、内服剤より少ない血中濃度で鎮痛効果を発揮することから、用量が低く設定されている。その結果、内服や坐薬と比べて副作用が少なく、安定した解熱鎮痛効果が得られる。
＊通常１回２枚であるが、１枚で解熱鎮痛効果が得られることもある。
＊内服と同様に解熱作用があるが、保険適用になっていない。

（岡本禎晃）

一般名 エトドラク

商品例 **ハイペン®錠**

その他の商品名 エトドラク、オステラック®

投与経路 経口

▶効果発現 中間時間型

▶剤形・規格：錠剤 100mg 200mg

簡易混濁可

どんな薬か

[製剤の特徴]

- エトドラクは、プロスタグランジン生合成阻害作用、多形核白血球機能抑制作用、発痛物質であるブラジキニン産生抑制作用をもつ。
- 他のNSAIDsと比較して、COX-2に対する選択性が高いことから、胃腸障害や腎障害が比較的少ない。

★アリール酢酸系のNSAIDsだが、他のアリール酢酸系NSAIDs（ジクロフェナクナトリウムやインドメタシン）と違って、消化管障害の副作用が比較的少なく、鎮痛効果もやや少ない。

■薬剤の効き方（イメージ）

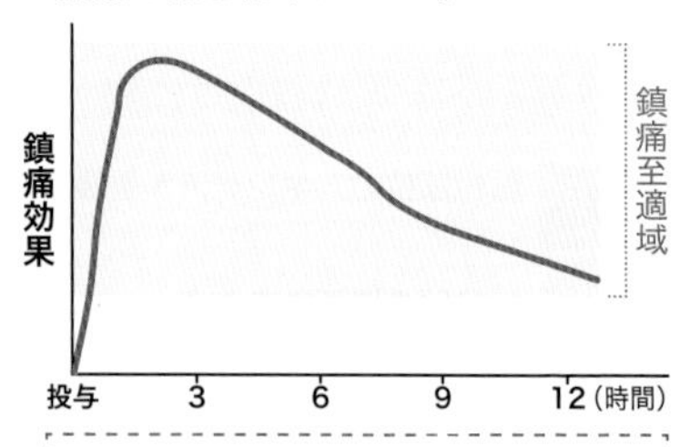

▶効果発現時間：投与後30〜60分
▶効果持続時間：6〜8時間
▶最高血中濃度到達時間（T_{max}）：1〜2時間
▶血中濃度半減期（$T_{1/2}$）：6〜8時間

- 半減期が長いため、1日2回の投与で鎮痛効果が維持できる。

[保険適用]

- 関節リウマチや術後などの鎮痛・消炎。

★がん疼痛の緩和や解熱に用いられる（適応外）。

[用法・用量]

- **定時投与**：1回200mgを1日2回、朝・夕食後に経口投与。

★鎮痛作用が比較的弱いため、定時投与薬として使用する（頓用には向いていない）。

使用上の注意点

- 降圧薬・抗凝固薬・利尿薬との併用には注意が必要である p.122。
- メトトレキサートの排出を遅延させるため、併用するとメトトレキサートの血中濃度が上昇する恐れがある。

起こりうる副作用

代表的な副作用（出現時期のめやす）

頻度が高い副作用	その他注意が必要な副作用
● 消化管障害（消化管潰瘍、胃部不快感、腹痛） ● 悪心・嘔吐	● 腎機能障害（尿量低下、浮腫、体重増加） ● 肝機能障害 ● 喘息発作（アスピリン喘息既往患者には禁忌）

ケアのポイント

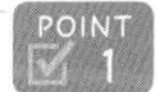

副作用が起こりにくい反面、鎮痛効果が弱い。

★消化管障害は比較的少ないが、胃潰瘍予防対策は必要である。
★痛みが十分に緩和されない場合は、他のNSAIDsやオピオイドへの変更を検討する。

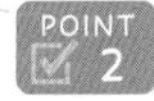

胃潰瘍既往患者では、胃腸障害の予防を行う。

★COX-2に対する選択性は高いが、胃腸障害は起こりうるため、PG製剤（ミオプロストール）、PPI（プロトンポンプ阻害薬）、高用量H2RA（H2受容体拮抗薬）を併用する。
★胃潰瘍既往歴のない患者に対しても、予防のためにPPIを併用することが望ましい（適応外）。

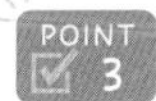

簡易懸濁投与が可能である。

★苦みが強いため錠剤はフィルムコーティングされているが、4～12分で崩壊する。

[患者説明・指導のポイント]

● 苦味が強いため、噛み砕いたりせずに内服するように説明する。

エキスパートからのアドバイス

＊薬剤を約55℃のぬるま湯に懸濁させることで、経管栄養チューブや胃瘻からの投与が可能になる（簡易懸濁投与）。
＊懸濁の際は、1回分の薬剤をカップに入れ、ぬるま湯を注いで5～10分放置した後に、軽く撹拌する。あるいは、1回分の薬剤をシリンジに入れ、ぬるま湯を吸って5～10分放置した後に、転倒混和する。薬剤が崩壊し、塊などが残っていないことを確認し、投与する。
＊ぬるま湯を調整する際は、ポットのお湯と水道水を2：1の割合で混ぜるとよい。

（小林成光、笹原明子）

一般名 メロキシカム

商品例 **モービック®錠**

その他の商品名 メロキシカム

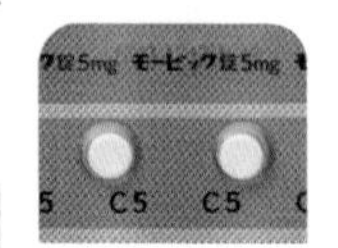

画像提供：日本ベーリンガーイーゲルハイム

投与経路 経口
▶効果発現 長時間型
▶よく使われる剤形・規格：錠剤 5mg 10mg

どんな薬か

[製剤の特徴]

- メロキシカムはオキシカム系のNSAIDsであり、プロスタグランジンの生成に必要なCOXのはたらきをブロックすることで、抗炎症作用や鎮痛作用を得る。
- 鎮痛効果はNSAIDsのなかでは中程度とされる。
- 他のNSAIDsと比べてCOX-2の選択性が高いため、胃腸障害が出現する頻度が少ない。
  ★COXには、胃粘液分泌などに関係するCOX-1と、炎症に関係するCOX-2がある。本剤はCOX-2に優先的に作用する（COX-2選択的阻害薬 p.120 より選択性は劣る）。
- 作用時間が長く、1日1回の服用で鎮痛が図れる。

■ **薬剤の効き方**（イメージ）

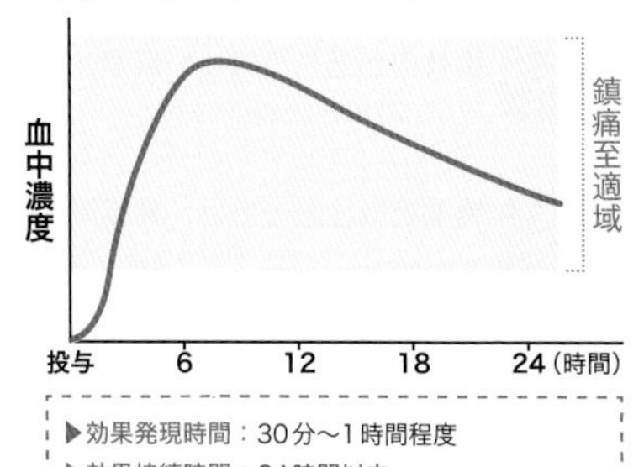

▶効果発現時間：30分〜1時間程度
▶効果持続時間：24時間以内
▶最高血中濃度到達時間（T_{max}）：5〜7時間
▶血中濃度半減期（$T_{1/2}$）：25〜28時間

[保険適用]

- 関節リウマチ、変形性関節症、腰痛症、肩関節周囲炎などの消炎・鎮痛。
  ★がん疼痛の緩和に用いられる（適応外）。
  ★本剤の保険適用は鎮痛目的のみであるため、解熱作用を求めない患者に処方される。

[用法・用量]

- **定時投与**：1回10mgを1日1回、食後に経口投与。
  ★1日の最大投与量は、15mgまでとする。

使用上の注意点

- 臨床では、ロキソプロフェンナトリウムなどよりも胃にやさしい印象がある。とはいえ、まったく消化管障害が起こらないわけではないため、胃のむかつきや食欲減退などがないか、患者への確認は怠らないようにする。

起こりうる副作用

代表的な副作用（出現時期のめやす）

時期を問わず出現しうる
投与期間と投与量に応じて出現しやすくなる（早期発見のため下肢浮腫などに注意する）
腎機能障害
胃部不快感、悪心・嘔吐
喘息発作、肝機能障害
↑投与開始

頻度が高い副作用	その他注意が必要な副作用
消化管障害（消化管潰瘍、胃部不快感、腹痛） 悪心・嘔吐	腎機能障害（尿量低下、浮腫、体重増加） 肝機能障害 喘息発作（アスピリン喘息既往患者には禁忌）

ケアのポイント

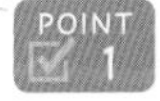

半減期が長い点に留意する。

★高齢者、肝腎機能障害、長期投与時は、副作用の出現に特に注意が必要である。

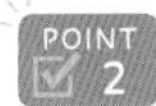

1日1回の内服で済み、飲み忘れの減少が期待できる。

★1日のうちで「飲み忘れが少ない時間帯の食後」に内服時間を設定するとよい。自己管理が難しい場合、ヘルパーなどのサービスの利用時間に合わせるとよい。

★作用時間が長い一方、即効性は期待できないため、頓用には用いない。

[患者説明・指導のポイント]

● 他のNSAIDsと同様に、併用に注意が必要な薬剤があるため、現在服用している薬剤を患者・家族に確認する p.122。

エキスパートからのアドバイス

＊服用後にすぐ効かないと「この痛み止めは、効いていないのではないか」と考える患者がいるため、自己判断で服用を中止していないか確認する。

＊本剤は、服用後すぐに効果が実感できるわけではなく、繰り返し服用しているうちに「そういえば、最近、痛みをあまり感じなくなってきたな」といった効き方をすることを、重ねて説明するとよい。

＊筆者の施設では、本剤の服用前後での印象を次回の外来受診時に医師に伝えるよう、患者に伝えている。特に害がなければ継続し、痛みや副作用が出現しているようであれば他剤への切り替えを検討する。

（熊谷靖代）

一般名 セレコキシブ

商品例 **セレコックス®錠**

その他の商品名 セレコキシブ

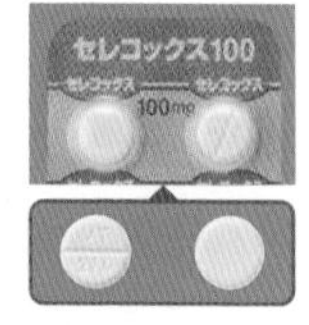

画像提供：ヴィアトリス制薬

投与経路 経口

▶効果発現 中間時間型

▶よく使われる剤形・規格：錠剤 100mg 200mg

どんな薬か

[製剤の特徴]

- コキシブ系のNSAIDsである。
- COX-2選択的阻害薬であり、術後など、炎症を伴う痛みの軽減によく用いられる。
  - ★プロスタグランジンの合成に必要なCOXのうち、胃粘液分泌などに関係するCOX-1には影響せず、炎症に関係するCOX-2に選択的に作用し、はたらきをブロックする。

■薬剤の効き方（イメージ）

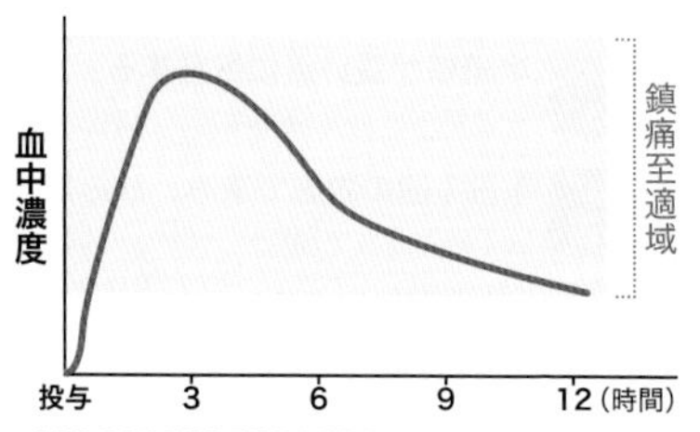

▶効果発現時間：投与後約30分
▶効果持続時間：5〜9時間
▶最高血中濃度到達時間（T_{max}）：約2時間
▶血中濃度半減期（$T_{1/2}$）：約4〜8時間

[保険適用]

- 関節リウマチ、変形性関節症、腰痛症、肩関節周囲炎、頸肩腕症候群、腱・腱鞘炎、術後や外傷後・抜歯後の鎮痛・消炎。

[用法・用量]

- **定時投与**：1回100〜200mgを1日2回、朝・夕食後に経口投与。
- **頓用**：初回のみ400mg。必要に応じて以降は1回200mg、6時間以上間隔をあけて1日2回まで使用可。

使用上の注意点

- 外国において「COX-2選択的阻害薬などの使用によって、重篤で致命的な心血管系血栓塞栓性事象（心筋梗塞や脳卒中など）のリスクを増大させる可能性があり、使用期間とともにリスクが増大する可能性がある」との報告があるため注意する。

起こりうる副作用

代表的な副作用（出現時期のめやす）

腎機能障害
胃部不快感、悪心・嘔吐
喘息発作、肝機能障害

↑**投与開始**

頻度が高い副作用	その他注意が必要な副作用
● **消化管障害（消化管潰瘍、胃部不快感、腹痛）** ● **悪心・嘔吐**	● **腎機能障害（尿量低下、浮腫、体重増加）** ● **肝機能障害** ● **喘息発作（アスピリン喘息既往患者には禁忌）**

ケアのポイント

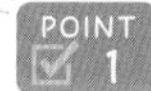
心筋梗塞や脳卒中リスクの上昇に注意する。
★使用期間とともにリスクが増大する可能性が海外で報告されている。長期使用時は特に注意する。

［ 患者説明・指導のポイント ］

- 併用に注意が必要な薬剤があるため、現在服用している薬剤を患者・家族に確認する p.122 。
- 患者の既往や、妊娠と授乳の有無を確認し、妊娠後期や授乳中、喘息の既往がある場合は、処方した医師に服用の是非を確認するよう伝える。
- 飲み忘れた場合は、気がついた時間と次回服用時間の間隔を確認し、次の服用時間が近い場合は1回とばして、次の服用時に1回分服用する。
  ★飲み忘れても、2回分を一度に飲まないよう説明する。
- 自動車や自転車の運転などには注意するよう指導する。
  ★本剤服用中に、めまいや傾眠などが現れることがある。
- 冷汗、立ちくらみ、腹痛、胸がしめつけられるような痛み、息切れ、浮腫、咳嗽、発熱、紅斑などアレルギーを疑う症状が現れた場合は使用を中止し、すぐに医師の診療を受けるよう説明する。

エキスパートからのアドバイス

＊高齢者の場合、他の疾患ですでに服用していることが多いため、内服薬を確認する。
＊消化器障害の出現頻度が低いため、長期の服用が予想される場合、使用について医師と相談する。

（熊谷靖代）

一般名 フルルビプロフェン アキセチル

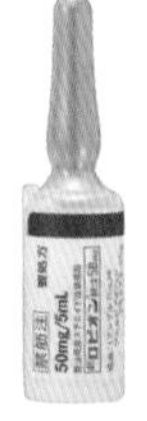

画像提供：科研製薬

商品例 ロピオン®静注

その他の商品名 —

投与経路 静脈内
▶効果発現 短時間型
▶剤形・規格：注射剤 50mg/5mL

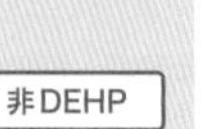

どんな薬か

[製剤の特徴]

● フルルビプロフェン アキセチルは、プロピオン酸系のNSAIDsである。
● COX阻害によるプロスタグランジン生合成抑制作用をもつ。
● がん疼痛の患者の約70%に対し、中等度以上の鎮痛効果を発揮する。
● 国内で唯一承認された静注用のNSAIDsで、強力な鎮痛作用を有する。
★注射製剤なので、即効性、十分な効力の発現、投与量に応じた血中濃度の確保、胃腸肝障害の軽減、経口摂取不能な患者への使用可能といった利点をもつ。

■ 薬剤の効き方（イメージ）

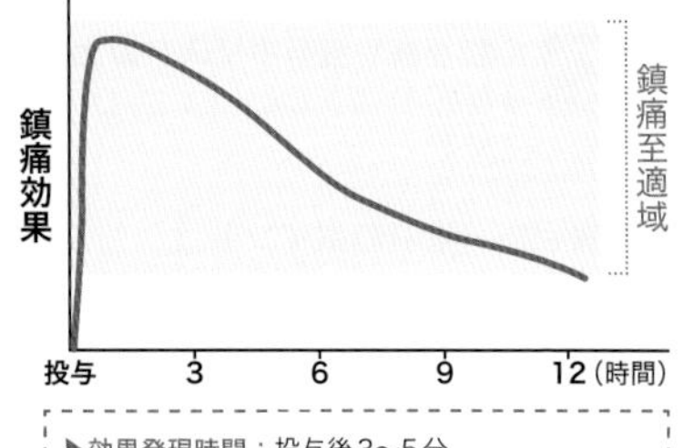

▶効果発現時間：投与後3〜5分
▶効果持続時間：5〜7時間
▶最高血中濃度到達時間（T_{max}）：約7分
▶血中濃度半減期（$T_{1/2}$）：約6時間

● 非経口投与のNSAIDsとしては、最も副作用が少ない。
● 脂肪粒子が炎症部位や腫瘍に集積することを利用したターゲット製剤である。

[保険適用]

● 各種がんにおける鎮痛、術後鎮痛。

[用法・用量]

● **定時投与**：1回50mgを少なくとも1日2〜3回、静脈内投与。
★筋注・皮下注での使用は不可。
● 生理食塩液に溶解して、点滴静注もしくは患者の状態に注意しながら1分以上かけてできるだけ緩徐に静注する。持続点滴は基本的には行わない。
★投与速度を速くすると、血圧、心拍数が上昇したという動物実験データがある。
★持続点滴を行うと、他の薬剤との接触で粒子径が増大して、ルート閉塞の原因となる。

使用上の注意点

- ニューキノロン系抗菌薬との併用で、重篤なけいれん(意識消失)の恐れがある。
- エノキサシン、ロメフロキサシン、プルリフロキサシン、ノルフロキサシン投与中の患者に対する投与は禁忌である。

起こりうる副作用

代表的な副作用(出現時期のめやす)

- 時期を問わず出現しうる：悪心・嘔吐、ショック、アナフィラキシー、喘息発作、肝機能障害
- 投与期間と投与量に応じて出現しやすくなる(早期発見のため下肢浮腫などに注意する)：腎機能障害

↑投与開始

頻度が高い副作用	その他注意が必要な副作用
● 悪心・嘔吐	● 腎機能障害(尿量低下、浮腫、体重増加) ● 肝機能障害 ● 喘息発作(アスピリン喘息既往患者には禁忌)

ケアのポイント

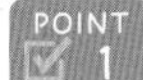

脂肪乳剤としての特性に注意する。

★ポリカーボネート製の三方活栓や延長チューブを使用した場合、溶媒によりコネクター部分にひび割れが生じ、血液や薬液の漏れ、空気混入などが生じる恐れがある。
★DEHP(フタル酸ジ-[2-エチルヘキシル])を含むポリ塩化ビニル製の輸液セットなどを使用した場合、DEHPが製剤中に溶出するため、DEHPを含まない輸液セットを使用する。
★輸液に混注することはできない。また、他の薬剤と混合すると、粒子径の増大や二層分離などの性状変化が起きやすいため、可能な限り単独で投与する。
★粒子径が大きい(0.2μm以上)ため、輸液フィルターは使用できない。

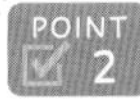

配合変化が生じる場合があるため、配合変化に関する情報を必ず確認する。

★高カロリー輸液用微量元素製剤(エレメンミック®)や、一部の抗菌薬などを使用する際は注意が必要(配合変化表を確認)。

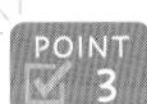

腎機能の悪化に注意する。

★腎血流量減少や、水・ナトリウムの再吸収および貯留により、腎機能悪化、浮腫、高血圧症を呈する傾向がある。

[患者説明・指導のポイント]

- 白色で牛乳に類似しており、生理食塩水に溶解すると白濁するが、問題ないことを伝える。
- 大豆油やレシチンに対するアレルギーがある場合は使用を避ける必要があるため、これらについて患者・家族に確認する。

(小林成光、笹原明子)

非オピオイド❷
アセトアミノフェン

こんな患者に使用する

- 「軽度の痛み」のある患者
- がんの痛みに対する第一選択薬
- 内服困難や胃腸障害のある患者にも使用できる

作用機序

- 作用機序は明らかになっていないが、中枢神経系の視床や大脳皮質に作用して解熱・鎮痛作用を発揮すると考えられている。

代謝・排泄経路

- 大部分は肝臓で代謝され、腎臓から尿中へと排泄される。
- 一部は代謝過程で、肝毒性のあるN-アセチルパラベンゾキノニミン（NAPQI）に転換される。

★NAPQIは、グルタチオン抱合を受け、ただちに無毒化される。アルコール依存症の患者などはグルタチオンが枯渇しており、多量のNAPQIが産生され、肝機能障害が生じうる。

■ アセトアミノフェンによる肝機能障害の発生機序

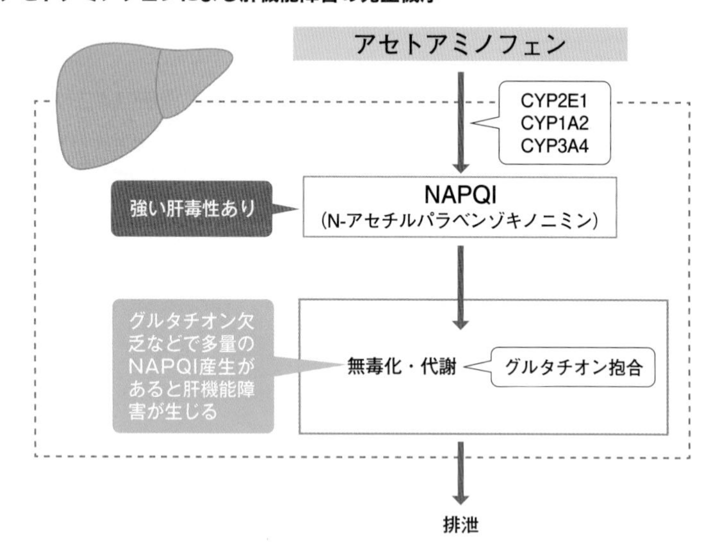

- 坐剤や注射剤があるため、内服困難な患者にも使用できる。

★坐剤の保険適用は小児科領域だが、成人にも使用する場合がある。

禁忌

- 投与禁忌：消化性潰瘍、重篤な血液異常・肝障害・腎障害・心機能不全、アスピリン喘息。

代表的なアセトアミノフェン

経口薬
カロナール® p.148
200mg 300mg 500mg
原末／細粒 20%・50%
2%（シロップ）
アセトアミノフェン
200mg 300mg 500mg
2%（シロップ）
20% 40%（ドライシロップ）
原末／細粒 20%・50%
ピレチノール
原末

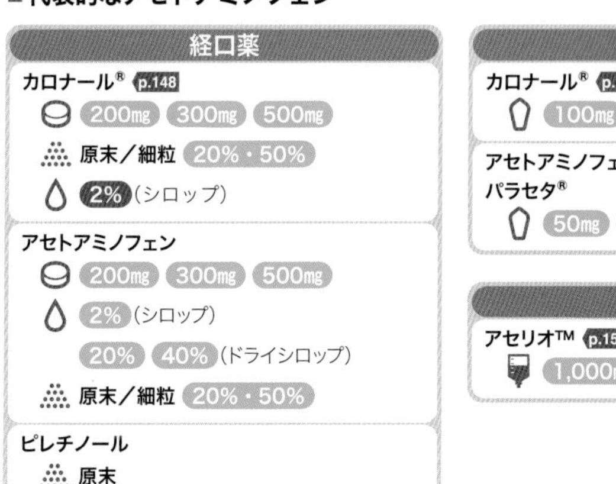

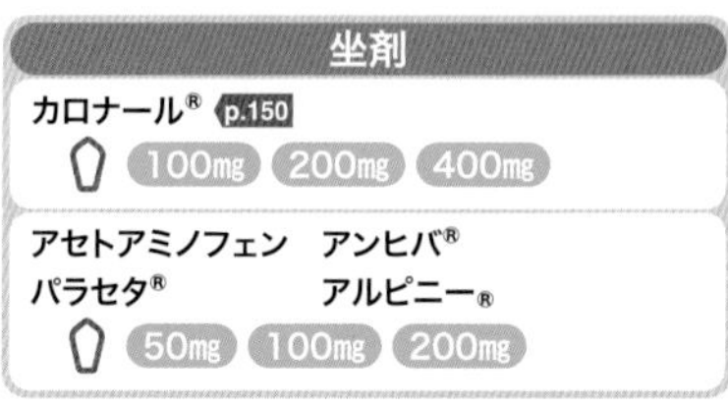

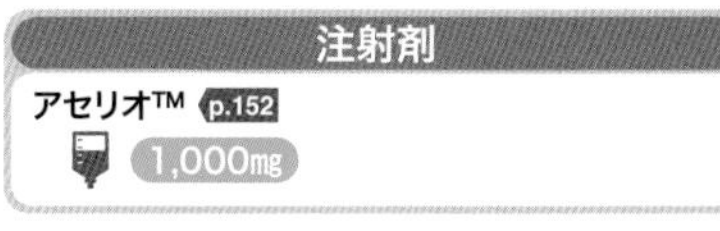

こんなところに要注意

- アルコール性肝障害など、重篤な肝機能障害のある患者への投与は禁忌である。
  ★肝障害がさらに重篤化する恐れがある。
- アセトアミノフェンは、投与量に応じて効果を発揮する。少量では十分な鎮痛効果を得られない場合があるため、投与量をよく検討する。
- 1日当たりの最大投与量は4,000mgである。
  ★十分な用量を用いることで効果を発揮する。わが国では最大投与量が1日1,500mgとされてきたが、2011年に海外同様1日4,000mgに改定された。

エキスパートからのアドバイス

＊アセトアミノフェンは十分な用量を用いることで効果を発揮するため、少量では効果が不十分となる場合がある。患者が投与量の増量に抵抗がある場合は、「1日○錠（mg）までは増やしても大丈夫ですよ」など、上限を伝えることで安心につながる。
＊増量時、「痛みは軽くなったけれど、まだ痛い」場合は、さらなる増量で効果が期待できる。
＊増量しても「まったく効かない」場合は、増量だけでなく、オピオイドの併用も含めて検討したほうがよい。

（岡本禎晃）

一般名 アセトアミノフェン

商品例 カロナール®錠

その他の商品名 ピレチノール／アセトアミノフェン

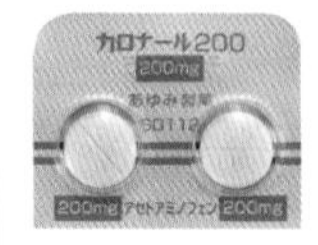

画像提供：あゆみ製薬

投与経路 経口

▶効果発現 短時間型

▶剤形・規格：錠剤 200mg 300mg 500mg ＊シロップ、原末、細粒もある

どんな薬か

[製剤の特徴]

● 古くから使用されている鎮痛薬で、小児にも用いられる。

● 副作用の観点からNSAIDsを使用できない患者にも使用しやすい。

★例：腎機能障害や出血傾向のある患者など

● がん疼痛治療の初期など、NSAIDsを定時投与している患者にも使用可能である。

[保険適用]

● 小児科領域における解熱・鎮痛。

★小児用製剤だが、成人に使用することもある（適応外）。

■ 薬剤の効き方（イメージ）

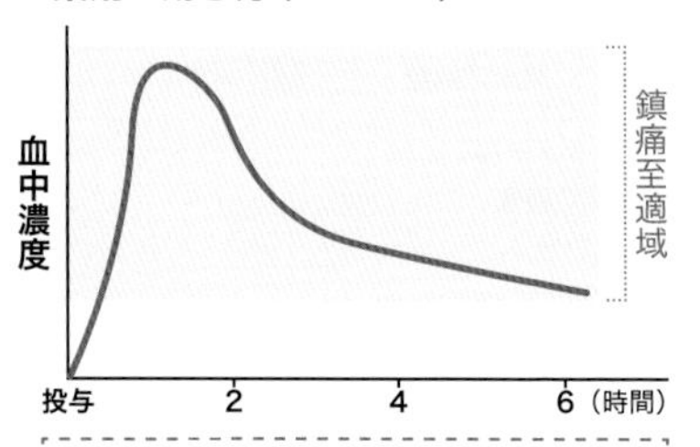

▶効果発現時間：データなし
▶効果持続時間：データなし
▶最高血中濃度到達時間（T_{max}）：約30分
▶血中濃度半減期（$T_{1/2}$）：約2〜3時間

[用法・用量]

● **投与量・投与法**：1回400〜1,000mgを、1日3〜4回経口投与。

★反復投与・追加投与となる場合、投与間隔を4〜6時間あける。

★効果持続時間が短いため、1日3回の投与では、夜間などに効果が切れて、痛みが出現する可能性がある。この場合、効果をみながら1日4回投与する。

● **増量**：臨床では鎮痛効果をみながら、400→600→800mg/回と徐々に増量。

★1日の上限量（4,000mg）を超えないよう注意する。

使用上の注意点

● **禁忌**：アスピリン喘息、消化性潰瘍、重篤な血液異常・肝障害・腎障害・心機能不全など。

エキスパートからのアドバイス

＊少量では鎮痛効果が得られないこともある。効果がない場合、十分量を用いているか検討することも大切である。

起こりうる副作用

代表的な副作用（出現時期のめやす）

高用量・長期使用で生じることがある
（肝障害患者に対しては慎重に投与）

肝機能障害・劇症肝炎

↑投与開始

主な副作用	その他注意が必要な副作用
● 肝機能障害	● 劇症肝炎

ケアのポイント

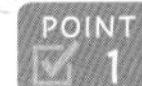

他剤併用によるアセトアミノフェンの上限量（1日最大4,000mg）超過に注意する。

★本剤とアセトアミノフェンを含む他の薬剤（一般用医薬品を含む）との併用により、アセトアミノフェンの過量投与による重篤な肝障害が発現するおそれがある。

PL配合顆粒	1g当たりアセトアミノフェン150mg含有
SG配合顆粒	1g当たりアセトアミノフェン250mg含有
トラムセット®	1錠当たりアセトアミノフェン325mg含有
トアラセット®	1錠当たりアセトアミノフェン325mg含有

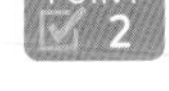

内服への負担感を考慮する。

★1錠が大きいため「飲みにくい」と言う患者も少なくない。錠剤を割っての服用や、細粒など他の剤形への変更を考慮する。

POINT 3

炎症による痛みには効果が出づらい。

★アセトアミノフェンは、NSAIDsと異なり抗炎症作用をもたない。

★炎症による痛みが混在していることもあるため、十分量使用しても効果が得られない場合は、他剤への変更を検討する。

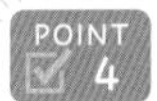

眠気の副作用がない。

★NSAIDsとオピオイドで疼痛マネジメントが不十分なケースで、眠気が問題でオピオイドの増量が懸念されるときは、アセトアミノフェンの追加を試みると、効果的に鎮痛が得られることがある。

［ 患者説明・指導のポイント ］

● 市販薬のなかにもアセトアミノフェンの配合剤があるため注意するように伝える。

★市販の総合感冒薬で「ACE配合」と書かれている場合、「A」はアセトアミノフェンのことである。服用していないか、患者に確認する。

● アセトアミノフェンはNSAIDsやオピオイドとは作用機序が異なることを説明し、これらの鎮痛薬と併用可能であることを伝える。

（山田明美）

一般名 アセトアミノフェン

商品例 **カロナール®坐剤**

その他の商品名 アルピニー®／アンヒバ®／アセトアミノフェン／パラセタ®

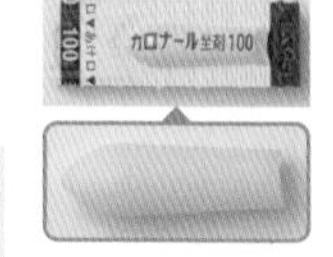

画像提供：あゆみ製薬

投与経路 直腸内

▶効果発現 短時間型

▶剤形・規格：錠剤 100mg 200mg 400mg

どんな薬か

[製剤の特徴]

- 古くから使用されている鎮痛薬で、小児にも用いられる。
- 副作用の観点からNSAIDsを使用できない患者にも使用できる。
  ★例：腎機能障害や出血傾向のある患者など。
- がん疼痛治療の初期など、NSAIDsを定時投与している患者へのレスキュー薬としても使用可能である。
- 内服困難なときや、在宅でも使用できる。

[保険適用]

- 小児科領域における解熱・鎮痛。
  ★小児用製剤だが、成人に使用することもある（適応外）。

■ 薬剤の効き方（イメージ）

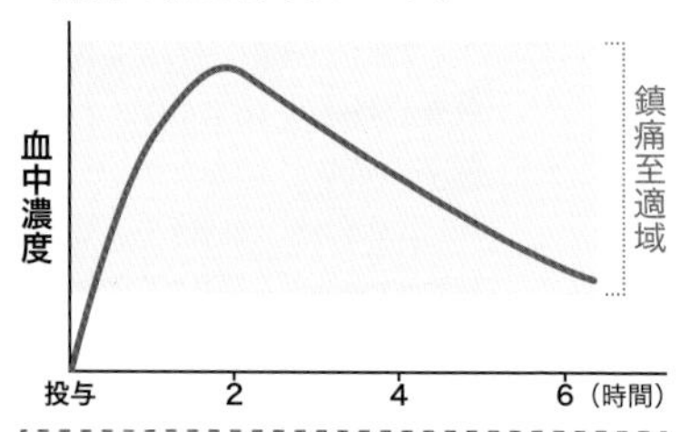

▶効果発現時間：データなし
▶効果持続時間：データなし
▶最高血中濃度到達時間（T_{max}）：約60分（200mgの場合）
▶血中濃度半減期（$T_{1/2}$）：約3時間（200mgの場合）

[用法・用量]

- **投与量**：1回10〜15mg/kg、1日総量60mg/kgが限度。
  ★1回あたりの最大用量は500mg、1日あたりの最大用量は1,500mg。
  ★反復投与、追加投与となる場合、投与間隔を4〜6時間あける。

使用上の注意点

- **投与禁忌**：アスピリン喘息、消化性潰瘍、重篤な血液異常・肝障害・腎障害・心機能不全など。

起こりうる副作用

代表的な副作用(出現時期のめやす)

高用量・長期使用で生じることがある
(肝障害患者に対しては慎重に投与)

肝機能障害・劇症肝炎

↑投与開始

頻度が高い副作用	その他注意が必要な副作用
肝機能障害	劇症肝炎

ケアのポイント

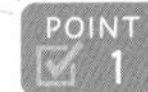

他剤併用によるアセトアミノフェンの上限量(1日最大4,000mg)超過に注意する。

★本剤とアセトアミノフェンを含む他の薬剤(一般用医薬品を含む)との併用により、アセトアミノフェンの過量投与による重篤な肝障害が出現する恐れがある。

PL配合顆粒	1g当たりアセトアミノフェン150mg含有
SG配合顆粒	1g当たりアセトアミノフェン250mg含有
トラムセット®	1錠当たりアセトアミノフェン325mg含有
トアラセット®	1錠当たりアセトアミノフェン325mg含有

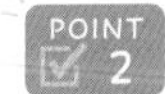

炎症による痛みには効果が出づらい。

★アセトアミノフェンは、NSAIDsと異なり抗炎症作用をもたない。

★炎症による痛みが混在していることもあるため、十分量使用していても効果が得られていない場合は、他剤への変更を検討する。

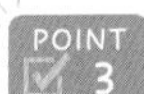

眠気の副作用がない。

★NSAIDsとオピオイドで疼痛マネジメントが不十分なケースで、眠気が問題でオピオイドの増量が懸念されるときは、アセトアミノフェンの追加を試みると、効果的に鎮痛が得られることがある。

[患者説明・指導のポイント]

● 坐剤はいずれも小児用製剤である。

★成人が使用する場合は用量が異なることを説明する。

● 市販薬のなかにもアセトアミノフェンの配合剤があるため注意するよう伝える。

★市販の総合感冒薬で「ACE配合」と書かれている場合、「A」はアセトアミノフェンのことである。服用していないか、患者に確認する。

● アセトアミノフェンはNSAIDsやオピオイドとは作用機序が異なることを説明し、これらの鎮痛薬と併用可能であることを伝える。

(山田明美)

一般名 **アセトアミノフェン**

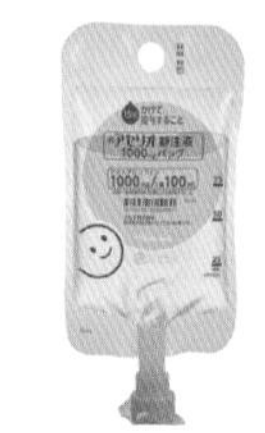

画像提供：テルモ

商品例 **アセリオ™静注液1000mgバッグ**

その他の商品名 —

投与経路 静脈内
▶効果発現 短時間型
▶剤形・規格：注射剤 1,000mg/100mL

どんな薬か

[製剤の特徴]

● 国内唯一のアセトアミノフェン静注製剤であり、内服困難な患者にも使用できる。
● 古くから使用されている鎮痛薬で、小児にも用いられる。
● NSAIDs は、副作用の観点から、腎機能障害や消化性潰瘍、出血傾向のある患者には使用できないが、アセトアミノフェンはこれらの患者にも使用できる。
● がん疼痛治療の初期など、NSAIDsを定時投与している患者へのレスキュー薬としても、使用可能である。

■ **薬剤の効き方**（イメージ）

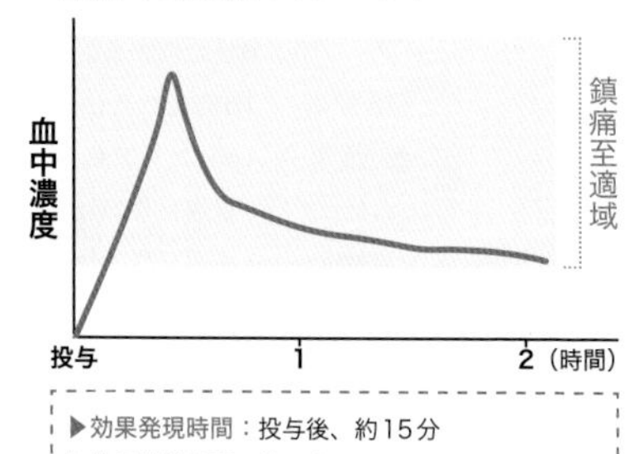

▶効果発現時間：投与後、約15分
▶効果持続時間：約6時間
▶最高血中濃度到達時間（T_{max}）：約15分
▶血中濃度半減期（$T_{1/2}$）：約2〜3時間

[保険適用]

● 経口製剤および坐剤の投与が困難な場合における疼痛。

[用法・用量]

● **投与量**：1回300〜1,000mgを15分かけて静脈内投与（体重50kg未満の場合は15mg/kg）。
★反復投与、追加投与となる場合、投与間隔を4〜6時間あける（1日3〜4回投与とすることが多い）。
★効果持続時間が短いため、夜間や明け方に鎮痛効果が切れて痛みが出現する場合は、1日4回投与にするとよい。
★1日の上限量（4,000mg）を超えないよう注意する。

使用上の注意点

● **投与禁忌**：アスピリン喘息、消化性潰瘍、重篤な血液異常・肝障害・腎障害・心機能不全など。

起こりうる副作用

代表的な副作用（出現時期のめやす）

高用量・長期使用で生じることがある
（肝障害患者には慎重投与）

肝機能障害・劇症肝炎

↑投与開始

頻度が高い副作用	その他注意が必要な副作用
● 肝機能障害	● 劇症肝炎

ケアのポイント

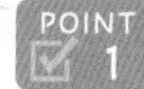

アセトアミノフェンの上限量超過に注意。

★アセトアミノフェンを含む薬剤との併用により、1日の最大投与量（4,000mg）を超える恐れがある。

PL配合顆粒	1g当たりアセトアミノフェン150mg含有
SG配合顆粒	1g当たりアセトアミノフェン250mg含有
トラムセット®	1錠当たりアセトアミノフェン325mg含有
トアラセット®	1錠当たりアセトアミノフェン325mg含有

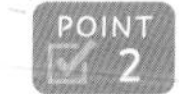

炎症による痛みには効果が出づらい。

★アセトアミノフェンは、NSAIDsと異なり抗炎症作用をもたない。
★炎症による痛みが混在していることもあるため、十分量使用していても効果が得られていない場合は、他剤への変更を検討する。

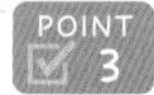

眠気の副作用がない。

★NSAIDsとオピオイドで疼痛マネジメントが不十分なケースで、眠気が問題でオピオイドの増量が懸念されるときは、アセトアミノフェンの追加を試みると効果的に鎮痛が得られることがある。

［ 患者説明・指導のポイント ］

● 単剤のみでなく、市販薬のなかにも、アセトアミノフェンの配合剤があるため、注意が必要なことを説明する。
　★市販の総合感冒薬で「ACE配合」と書かれている場合、「A」はアセトアミノフェンのことである。服用していないか、患者に確認する。

● アセトアミノフェンはNSAIDsやオピオイドとは作用機序が異なることを説明し、併用しても問題ないことを伝える。

（山田明美）

4 がん疼痛治療薬　知っておきたいポイント❹
鎮痛補助薬

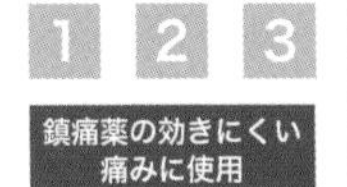

■ 鎮痛補助薬の作用機序

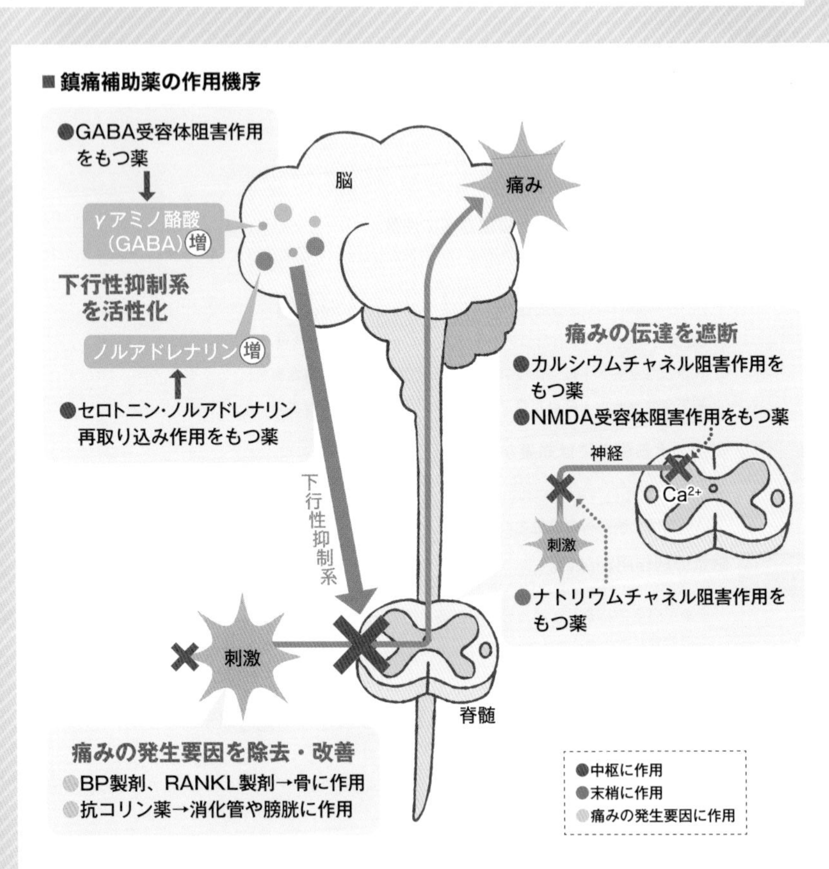

■ 鎮痛補助薬選択のめやす

第1段階	第2段階	第3段階
●プレガバリン、ミロガバリンなど（抗けいれん薬） ●デュロキセチンなど（抗うつ薬）	●第1段階で使用しなかった薬剤への変更または併用	●リドカイン注、ラコサミド内服・注、ケタミン注など ●メサドンへの変更

すべての段階で、病態に応じてステロイドや神経ブロックを検討

- 鎮痛補助薬の定義はさまざまだが、主たる薬理作用（保険適用）が「鎮痛ではないもの」を、鎮痛補助薬とする場合が多い。
  - ★プレガバリンやデュロキセチンなど、鎮痛薬の適用のあるもので、鎮痛補助薬に分類されているものもある。
- 鎮痛薬と併用することで、オピオイド鎮痛薬が効きにくい痛みへの鎮痛効果が期待される。

〈例〉

- プレガバリンを少量から投与し、300mgまで増量しても効果が不十分な場合は、デュロキセチンを併用する。
  - ★プレガバリンを少量投与した段階で副作用が強い場合や、増量しても効果がない場合は、デュロキセチンへ変更する。
- プレガバリンとデュロキセチンのがん疼痛に対する薬剤効果に差はないとされるため、副作用の特徴で薬剤選択をする場合がある。
  - ★眠気を気にする患者にはデュロキセチンやバルプロ酸から開始し、効果不十分な場合にプレガバリンを投与する。

薬理作用による鎮痛補助薬の分類

薬理作用	薬効分類	主な薬剤	臨床的な使用例
セロトニン・ノルアドレナリン再取り込み阻害作用	抗うつ薬	デュロキセチン ノルトリプチリン アミトリプチリン アモキサピン	・持続する痛みやしびれ ・アロディニア（異痛症）
ナトリウムチャネル阻害作用	抗けいれん薬	バルプロ酸 ラコサミド カルバマゼピン	・電気が走るような痛み ・腹膜播種による腹痛
	抗不整脈薬	リドカイン メキシレチン	
GABA受容体阻害作用	抗けいれん薬	クロナゼパム バルプロ酸	・痛みによる精神的緊張の高い患者（精神安定作用がある）
	筋弛緩薬	バクロフェン	
カルシウムチャネル阻害作用	抗けいれん薬	プレガバリン ミロガバリン	・神経障害性疼痛 ・線維筋痛症に伴う痛み
		ガバペンチン	・むずむず脚症候群
NMDA受容体阻害作用	麻酔薬	ケタミン	・他の薬剤では軽減できない神経障害性疼痛
抗コリン作用	抗うつ薬	アミトリプチリン	・蠕動痛 ・膀胱痛
	その他	ブチルスコポラミン	
抗炎症作用 抗免疫作用 抗アレルギー作用	ステロイド	デカドロン リンデロン プレドニン	・痛み　・腸閉塞 ・頭蓋内圧亢進 ・脊髄圧迫　など

（岡本禎晃）

一般名 デュロキセチン

商品例 サインバルタ®カプセル

その他の商品名 デュロキセチン

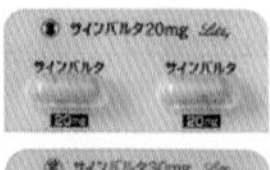

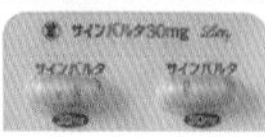

画像提供：日本イーライリリー

投与経路 経口

▶剤形・規格：カプセル 20mg 30mg ＊後発品には錠、OD錠もある

どんな薬か

〈臨床での使用例〉
- 持続する痛みやしびれ
- アロディニア（異痛症）

[特徴]

● 三環系抗うつ薬と同様の副作用が現れることがあるが、たいていは軽度のため、使いやすい。

★抗コリン作用や眠気の副作用が少ないこと、SSRI（選択的セロトニン再取り込み阻害薬）より鎮痛補助薬として有用な可能性を示唆する知見などにより、SNRIが第一選択薬となることも多い。

● 神経障害性疼痛に有効である。

★化学療法誘発性末梢神経障害にも有効とする研究報告がある。

● CYP2D6阻害作用を有するため、CYP2D6で代謝される薬剤との相互作用に注意する。

★**CYP2D6で代謝される薬剤**：三環系抗うつ薬、フェノチアジン系抗精神病薬、抗不整脈薬

[作用機序]

● 中枢神経系のセロトニン・ノルアドレナリン再取り込みを阻害し、下行性抑制系を賦活化することによって鎮痛効果を発揮する。

[薬剤の効き方]

● **効果発現時間**：投与開始から数日。

[保険適用]

● うつ病・うつ状態、糖尿病性神経障害に伴う疼痛。

★神経障害性疼痛の緩和に用いられる（適応外）。基本的にがん疼痛への適応はない。

[用法・用量（うつ病・うつ状態、糖尿病性神経障害に伴う疼痛の場合）]

● **開始時**：20mg/日より開始。

★眠気の副作用があるため、就寝前投与で開始することも多い。

● **増量**：副作用をみながら、1週間ごとに20→40→60mg/日まで増量可。

● **維持期**：通常、1日1回朝食後、40mgを投与。

★増量に伴い分割投与を検討する場合は、投与による眠気への対策として、投与のタイミングを夕方や就寝前にまとめたり、朝より夜の投与量を多くしたりするなど工夫する。

使用上の注意点

- **投与禁忌**：過敏症、高度の肝・腎機能障害、コントロール不良の閉塞隅角緑内障
- **併用禁忌**：MAO阻害薬（投与中〜中止後２週間以内）。

起こりうる副作用

代表的な副作用（出現時期のめやす）

時期を問わず生じやすい（他の抗うつ薬より頻度や程度は軽め）
- 口渇、便秘、排尿障害

過量投与や長期連用により出現することがある
- 眠気、パーキンソン症状、血圧低下

↑投与開始

頻度が高い副作用	その他注意が必要な副作用
悪心　下痢　眠気 頭痛　口渇　めまい 便秘　排尿障害　血圧低下 パーキンソン症状	セロトニン症候群　肝機能障害、肝炎、黄疸　悪性症候群 皮膚粘膜眼症候群　抗利尿ホルモン不適合分泌症候群 高血圧クリーゼ　尿閉　けいれん　幻覚 アナフィラキシー

ケアのポイント

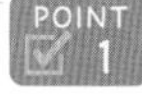

就寝前投与で開始する場合、夜間の転倒・転落などに注意する。

★夜間のトイレ移動や労作時には慌てて動かないよう説明する。

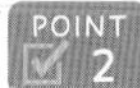

低ナトリウム血症や抗利尿ホルモン不適合分泌症候群に注意する。

★症状として頭痛や悪心が生じうる。重度の場合はけいれんや昏睡がみられるため、ただちに医師に報告し、電解質補正を行う必要がある。

★特に高齢者でリスクが高い。薬剤の代謝が遅延し、血漿中濃度が上昇することがあるので、患者の状態を観察しながら、慎重に投与する。

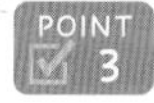

オピオイド鎮痛薬との併用時は、副作用の増強に注意する。

★便秘の副作用が強く出る場合があるため、排便コントロールに留意する。

★投与開始時、悪心に備えて制吐薬の頓用処方が行われる。

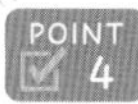

中止する場合は、患者状態を観察しながら徐々に減量する。

★本剤の投与中止（特に突然の中止）により、不安、焦燥、興奮、浮動性めまい、錯感覚、頭痛、悪心、筋痛など（退薬症状）が現れることが報告されている。

[患者説明・指導のポイント]

- 即効性のある鎮痛薬ではないこと、用量調節が必要であることを伝える。

  ★開始や用量変更後、すぐに効果の有無を判断せず、問題となるような副作用が出現していなければ、少なくとも１週間程度は継続するよう説明する。

- ふらつき、注意力低下などへの注意を促す。
- 医師の指示を守って服用し、自己判断で中止しないよう説明する。

（高見陽子）

一般名 アミトリプチリン塩酸塩

商品例 トリプタノール®錠

その他の商品名 アミトリプチリン

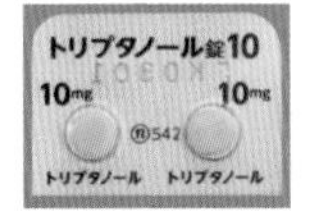

画像提供：日医工

投与経路 経口

▶剤形・規格：錠 10mg 25mg

どんな薬か

〈臨床での使用例〉
- 持続する痛みやしびれ
- アロディニア（異痛症）

[特徴]

- 神経障害性疼痛に有効であり、鎮痛補助薬の第一選択薬の1つとして用いられる。
- 少量で鎮痛効果が得られる可能性がある。
  ★抗うつ薬としての気分の改善効果とは関係なく、鎮痛効果が認められる。
- がん、非がんそれぞれで、鎮痛補助薬としての有効性が示されている。
- 鎮静作用が強く、副作用（強い抗コリン作用）のために使用が制限されることがある。

[作用機序]

- 中枢神経系のセロトニン・ノルアドレナリン再取り込みを阻害し、下行性抑制系を賦活化することによって鎮痛効果を発揮する。

[薬剤の効き方]

- **効果発現時間**：投与開始から1週間以内（抗うつ効果の発現よりも早い）。

[保険適用]

- 末梢性神経障害性疼痛、うつ病・うつ状態。

[用法・用量]

- **開始時**：10mg/日を就寝前投与。
- **増量**：1〜3日ごとに、副作用がなければ、20→30→50mg/日と増量。
- **維持期**：10〜75mg/日を、就寝前1回あるいは1日量を2〜3回に分割して投与。
  ★増量に伴い分割投与を検討する場合は、投与による眠気に応じて、投与のタイミングを夕方や就寝前にまとめたり、朝より夜の投与量を多くしたりするなど工夫する。

使用上の注意点

- **投与禁忌**：緑内障、過敏症、心筋梗塞の回復初期、尿閉（前立腺疾患など）。
- **併用禁忌**：MAO阻害薬（投与中〜中止後2週間以内）。

起こりうる副作用

代表的な副作用（出現時期のめやす）

過量投与や長期連用により出現することがある：眠気、パーキンソン症状、血圧低下

時期を問わず生じやすい：口渇、便秘、排尿障害

↑投与開始

頻度が高い副作用		その他注意が必要な副作用		
口渇 眠気	めまい、ふらつき	悪性症候群	無顆粒球症	幻覚
便秘	せん妄	セロトニン症候群	骨髄抑制	心筋梗塞
血圧低下	振戦	麻痺性イレウス	抗利尿ホルモン不適合分泌症候群	
パーキンソン症状	排尿障害	けいれん、顔・舌の浮腫		

ケアのポイント

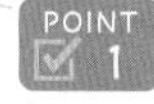

就寝前投与で開始する場合、夜間の転倒・転落などに注意する。

★夜間のトイレ移動や労作時には、慌てて動かないよう説明する。

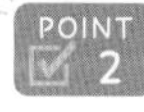

高齢者には少量から投与を開始する。

★起立性低血圧、ふらつき、抗コリン作用による口渇、排尿困難、便秘、眼内圧亢進症状などが現れやすい。

オピオイド鎮痛薬との併用時は、副作用の増強に注意する。

★便秘の副作用が強く出る場合があるため、排便コントロールに留意する。

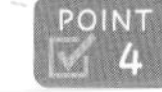

粉砕、簡易懸濁による経管投与が可能。

★25mg製剤は完全破壊してから簡易懸濁する。

★経管投与時は、8Fr以上のチューブを用いる。

[患者説明・指導のポイント]

- 即効性のある鎮痛薬ではないこと、用量調節が必要であることを伝える。
  ★開始や用量変更後、すぐに効果の有無を判断せず、問題となるような副作用が出現していなければ、少なくとも1週間程度は継続するよう説明する。
- 口渇や便秘などについて、あらかじめ情報提供を行う。
- ふらつき、注意力低下などへの注意を促す。

エキスパートからのアドバイス

＊副作用の口渇に、唾液分泌に関与するとされる漢方薬の白虎加人参湯（びゃっこかにんじんとう）が有効な場合がある。

＊副作用症状の緩和目的での薬剤が併用となることも多く、内服量が増えがちである。患者の負担を最小限にするため、薬剤の導入後に効果の評価を行い、患者と相談しながら継続／中止の判断をする。

＊排尿困難の副作用がある。頻尿の患者に使用すると排尿回数が減り、苦痛が軽減する場合がある。

（高見陽子）

一般名 ノルトリプチリン塩酸塩

商品例 ノリトレン®錠

その他の商品名 —

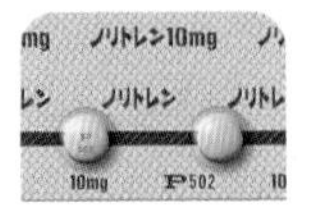

画像提供：住友ファーマ

投与経路 経口

▶剤形・規格：錠 10mg 25mg

どんな薬か

〈臨床での使用例〉
- 持続する痛みやしびれ
- アロディニア（異痛症）

［特徴］

- 鎮静作用や眠気が比較的少なく、意欲亢進作用をもつ。
  ★鎮痛効果はアミトリプチリン p.158 と同等とされるが、本剤のほうが、抗コリン作用や鎮静作用などが弱く、使いやすい。
- 神経障害性疼痛に有効で、少量で鎮痛効果が得られる可能性がある。
- 抗うつ薬としての気分の改善効果とは関係なく、鎮痛効果が認められる。
- がん、非がんそれぞれで、鎮痛補助薬としての有効性が示されている。

［作用機序］

- 中枢神経系のセロトニン・ノルアドレナリン再取り込みを阻害し、下行性抑制系を賦活化することによって鎮痛効果を発揮する。

［薬剤の効き方］

- **効果発現時間**：投与開始から1週間以内（抗うつ効果の発現よりも早い）。

［保険適用］

- うつ病およびうつ状態。
  ★神経障害性疼痛の緩和に用いられる（適応外）。

［用法・用量］

- **開始時**：10mg/日を就寝前に投与。
- **増量**：副作用がなければ、1〜3日ごとに20→30→50mg/日と増量。
- **維持期**：10〜75mg/日を、就寝前1回あるいは1日量を2〜3回に分割して投与。
  ★増量に伴い分割投与を検討する場合は、投与による眠気に応じて、投与のタイミングを夕方や就寝前にまとめたり、朝より夜の投与量を多くしたりするなど工夫する。

使用上の注意点

- **投与禁忌**：緑内障、過敏症、心筋梗塞の回復初期、尿閉（前立腺疾患など）。
- **併用禁忌**：MAO阻害薬（投与中〜中止後2週間以内）。

起こりうる副作用

代表的な副作用(出現時期のめやす)

時期を問わず生じやすい(他の抗うつ薬より頻度や程度は軽め)	口渇、便秘、排尿障害
過量投与や長期連用により出現することがある	眠気、パーキンソン症状、血圧低下

↑投与開始

頻度が高い副作用	その他注意が必要な副作用
口渇	てんかん発作
血圧低下	悪性症候群
眠気	無顆粒球症
めまい、ふらつき	心室頻脈
便秘	麻痺性イレウス
排尿障害	
パーキンソン症状	

ケアのポイント

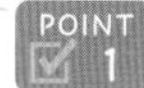

就寝前投与で開始する場合、夜間の転倒・転落などに注意する。

★夜間のトイレ移動や労作時には、慌てて動かないよう説明する。

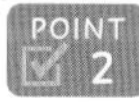

高齢者には、少量から投与を開始する。

★起立性低血圧、ふらつき、抗コリン作用による口渇、排尿困難、便秘、眼内圧亢進症状などが現れやすい。

オピオイド鎮痛薬との併用時は、副作用の増強に注意する。

★便秘の副作用が強く出る場合があるため、排便コントロールに留意する。

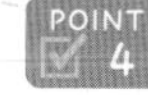

粉砕、簡易懸濁による経管投与が可能。

★経管投与時は、8Fr以上のチューブを用いる。

[患者説明・指導のポイント]

- 即効性のある鎮痛薬ではないこと、用量調節が必要であることを伝える。
  - ★開始や用量変更後すぐに効果の有無を判断せず、問題となるような副作用が出現していなければ、少なくとも1週間程度は継続するよう説明する。
- 口渇や便秘などについて、あらかじめ情報提供を行う。
- ふらつき、注意力低下などへの注意を促す。

エキスパートからのアドバイス

＊副作用の眠気が日中に出現すると、昼夜逆転、睡眠・覚醒リズムの障害に伴うせん妄などをもたらし、患者のQOLに支障をきたす恐れがある。そのため、眠気が出現しても支障が少ない「就寝前投与」で開始するとよい。

＊痛みによる不眠がある場合は、夕方〜就寝前に鎮痛補助薬を投与することで、副作用の眠気によって、夜間の睡眠の改善も期待できる可能性がある。

＊眠気が出現しても、適切な鎮痛効果が得られていれば、患者にとって不快とならない範囲で、QOLへの支障が最小限となるよう患者とよく話し合う。

(高見陽子)

一般名　プレガバリン

〈カプセル剤〉

〈OD錠〉

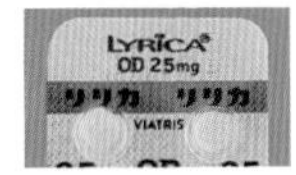

画像提供：
ヴィアトリス製薬

商品例　リリカ®カプセル／OD錠

その他の商品名　プレガバリン

投与経路 経口

▶**剤形・規格：カプセル／OD錠** 25mg　75mg　150mg

どんな薬か

〈臨床での使用例〉
- 神経障害性疼痛
- 線維筋痛症に伴う痛み

[特徴]

- 神経障害性疼痛に効果があり、第一選択薬の１つとして用いられる。
- 肝臓での代謝をほとんど受けないため、薬物相互作用の影響を受けにくい。

[作用機序]

- 中枢および末梢神経系の神経末端に分布するカルシウムチャネルに結合することで、神経伝達物質の放出を抑えて過剰興奮したニューロンを鎮め、鎮痛効果を示すとされる。
  ★下行性抑制系に対しても使用する。

[薬剤の効き方]

- **効果発現時間**：投与開始１週目より。

[保険適用]

- 神経障害性疼痛、線維筋痛症に伴う疼痛。

[用法・用量]

- **開始時**：150mg/日を１日２回に分割投与。
- **増量**：１週間以上かけて効果をみながら、3～7日ごとに１日300mgまで漸増。
- **維持期**：300～600mg/日を１日２回に分割して投与。
  ★１日最高用量は600mgを超えないようにする。

使用上の注意点

- チアゾリジン系の糖尿病治療薬と併用すると、末梢性浮腫のリスクが高まる。

起こりうる副作用

代表的な副作用(出現時期のめやす)

時期を問わず生じやすい 特に開始時や増量時は注意が必要	ふらつき、めまい、眠気
過量投与や長期連用により 出現することがある	末梢性浮腫、体重増加

↑投与開始

頻度が高い副作用	その他注意が必要な副作用
眠気、ふらつき、めまい、末梢性浮腫、体重増加	眼障害、心不全、横紋筋融解症

ケアのポイント

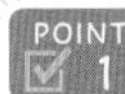
傾眠、浮動性めまいによる転倒・転落に注意する。
★特に高齢者では、転倒・転落により骨折を起こす場合もあるため、十分に注意する。

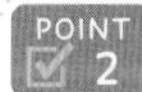
体重測定を定期的に行う。
★投与量の増加や長期投与に伴い、浮腫が出現し、体重増加が認められる場合がある。

腎機能障害患者では、血中濃度の上昇に注意する。
★本剤は、未変化体として腎から尿中に排泄されるため、クレアチニンクリアランスを参考に、投与量や投与間隔、血液透析時の追加用量に注意する。

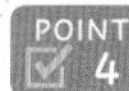
うっ血性心不全や浮腫の悪化に注意する。
★もともと心不全リスクや浮腫のある患者の場合、本剤の使用によって悪化することがある。

[患者説明・指導のポイント]

- 眠気、ふらつきの副作用については、初回処方時に十分に説明する。
  ★夜間に中途覚醒して、排泄などのために歩行する際に、転倒に十分注意するように指導する。
  ★服用後は、自動車の運転や危険を伴う機械の操作を避けるよう説明する。
- アルコールは薬の作用を強めることがあるので、控えるよう説明する。
- 浮腫や肥満の徴候が現れた場合は、医師に相談するよう伝える。

エキスパートからのアドバイス

＊筆者の施設では、本剤の初回投与は「就寝時に内服」とし、翌朝の眠気やふらつきの程度に応じて朝食後の服薬を判断する。仮に初回内服時の翌朝の眠気が問題となっても、2〜3日就寝時の内服を継続すれば、起床時の眠気が徐々に緩和し、朝食後の内服を開始できる。
＊鎮痛効果は投与量によるため、副作用をみながら維持用量への増量をめざす。日中の活動を充実させると眠気が緩和する患者も多い。

(角田真由美)

一般名 ミロガバリンベシル酸塩

〈錠剤〉

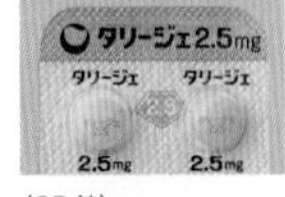

〈OD錠〉

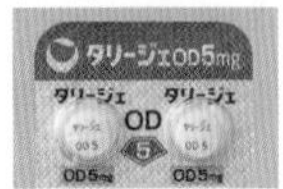

商品例 タリージェ®錠／OD錠

その他の商品名 —

投与経路 経口

▶剤形・規格：錠剤／OD錠 2.5mg 5mg 10mg 15mg

どんな薬か

〈臨床での使用例〉
- 神経障害性疼痛
- 線維筋痛症に伴う痛み

[特徴]

- 神経障害性疼痛に対する第一選択薬のひとつとして使用されている。
- 1回5mgから開始するが、傾眠やふらつきは同種薬より軽度であり、忍容性が高い。
  ★効果が不十分なときは、最大1回15mgと増量することで、効果が期待できる。

[作用機序]

- ミロガバリンは、中枢および末梢神経系の神経末端に分布するカルシウムチャネルの$\alpha 2\delta$サブユニットとの結合を介して、鎮痛効果を発揮する。
  ★下行性疼痛抑制系のノルアドレナリン経路に対する活性化作用も関与していることが示唆されている。

[薬剤の効き方]

- 効果発現時間：数日（投与初日から効果がみられることもある）。

[保険適用]

- 神経障害性疼痛。

[用法・用量]

- 開始時：1回5mgを1日2回経口投与。
  ★腎機能低下患者など、減量が必要な場合のみ1回2.5mgから開始する。
- 増量：1回用量として5mgずつ1週間以上の間隔をあけて漸増。
- 維持期：1回10mgから15mgの範囲で適宜増減。

使用上の注意点

- プレガバリン75mgとミロガバリン5mgの鎮痛効果は同等である。

起こりうる副作用

代表的な副作用（出現時期のめやす）

頻度が高い副作用	その他注意が必要な副作用
傾眠	眼症状（霧視、複視、視力障害）
浮動性めまい	体重増加
浮腫	起立性低血圧

ケアのポイント

頻度は少ないが、傾眠、めまい、ふらつきが出現するので注意する。

★プレガバリンから切り替えた場合、不眠が出現することがある。

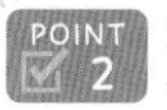

定期的に体重測定を行う。

★浮腫が出現することがある。

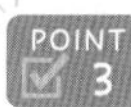

鎮痛効果の発現は数日かかること、増量により効果が現れることを理解する。

［ 患者説明・指導のポイント ］

- 鎮痛効果はすぐに現れないことがあるが、継続して服用すること。
- 頻度は少ないが、日中の傾眠、めまい、ふらつきなどに注意する。
- 上記よりさらに頻度は少ないが、視力低下に注意する。

（岡本禎晃）

一般名 クロナゼパム

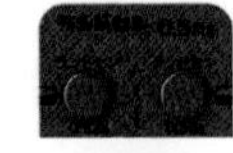
〈錠剤〉

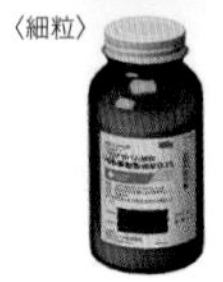
〈細粒〉

画像提供：住友ファーマ

商品例 **ランドセン®錠／細粒**

その他の商品名 リボトリール®

投与経路 経口

▶剤形・規格：錠剤 0.5mg 1mg 2mg
細粒 0.1% 0.5%

どんな薬か

〈臨床での使用例〉
- 痛みによる精神的緊張の強い患者（精神安定作用がある）

[特徴]

- 安静時に発作的に生じる痛みに用いる。
- 神経障害性疼痛に有効である。
- 舌咽神経痛、群発頭痛など、頭頸部の神経痛に有効である。

[作用機序]

- ベンゾジアゼピン受容体に結合することでGABA作動性神経系を活性化させて下行性抑制系のはたらきを強め、過剰な神経興奮を抑制することにより、鎮痛効果を示す。

[薬剤の効き方]

- **効果発現時間**：投与開始から1～2週間。

[保険適用]

- 小型（運動）発作、精神運動発作、自律神経発作。
  ★神経障害性疼痛の緩和に用いられる（適応外）。

[用法・用量]

- **開始時**：0.5mg/日を就寝前投与。
- **増量**：眠気やふらつきなどの副作用に注意しながら、1～3日ごとに0.5mgずつ、最大2mgまで増量。
  ★高齢者など脆弱な患者に対しては0.25mgから開始。
- **維持期**：0.5～2mg/日を就寝前投与。

使用上の注意点

- **投与禁忌**：急性閉塞隅角緑内障、重症筋無力症
- 抗てんかん薬や中枢神経抑制薬、アルコールと併用すると、中枢神経抑制作用が増強される恐れがある。

起こりうる副作用

代表的な副作用（出現時期のめやす）

時期を問わず生じやすい 特に開始時や増量時は注意が必要	ふらつき、めまい、眠気
過量投与や長期連用により 出現することがある	依存性

↑投与開始

頻度が高い副作用		その他注意が必要な副作用	
ふらつき	眠気	呼吸抑制	依存性
めまい	運動失調		

ケアのポイント

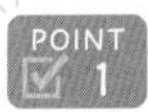

中枢神経抑制作用に伴う眠気、ふらつきなどの副作用に注意する。

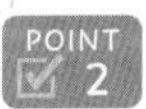

高齢者に使用する場合には、夜間せん妄などに注意する。

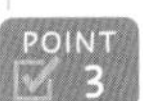

観察を十分に行い、用量を超えないよう慎重に投与する。

★大量連用により、薬物依存を生じうる。

[患者説明・指導のポイント]

- 眠気、注意力・集中力・反射運動能力などの低下が起こることがある。本剤投与中の患者には、自動車の運転など、危険を伴う機械を操作しないよう指導する。
- 本剤の使用を開始する際は、「神経障害性疼痛に対する効果を期待して、適応外使用であるが、鎮痛補助薬として使用する」という処方意図を説明する。

  ★本剤の効能・効果は、「小型発作[ミオクロニー発作、失立発作、点頭てんかん]、精神運動発作、自律神経発作」である。てんかんの持病や症状がない患者は、自己判断で服用を中断してしまうことがある。

エキスパートからのアドバイス

＊本剤は、脳転移やがんに合併する脳梗塞（トルーソー症候群）に伴うてんかん、ミオクローヌス、不安、パニック障害、レストレスレッグス症候群にも使用することがある。

＊不安や不眠には、第一選択薬としては使用されないが、痛みなど他の症状があり、さらに不安や不眠の要素がある場合は、それらへの効果も期待して使用する。

（角田真由美）

一般名 バルプロ酸ナトリウム

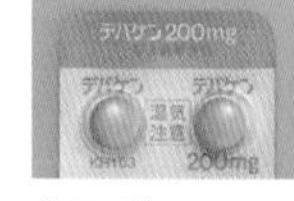

〈錠剤〉

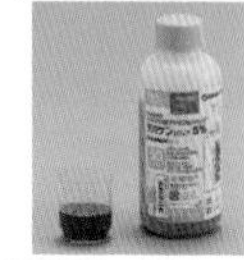
〈シロップ〉

画像提供：協和キリン

商品例 デパケン®錠／R錠／細粒／シロップ

その他の商品名 セレニカ®／バルプロ酸ナトリウム

投与経路 経口

▶剤形・規格：錠剤・R錠 100mg 200mg
細粒 20% 40%
液剤 5%

どんな薬か

[特徴]

● 気分安定作用を目的として使うことが多い。
★最近では臨床における鎮痛補助薬としての使用は減っている。

● さまざまな剤形があり、いずれも食後の服用が原則である。

〈臨床での使用例〉
- 電気が走るような痛み
- 痛みによる精神的緊張の強い患者（精神安定作用がある）

[作用機序]

● バルプロ酸ナトリウムは、β酸化を受けて、容易に血液脳関門を通過し、脳内でGABA合成酵素の活性化と、GABA分解酵素の阻害を行って、GABA濃度を上昇させる。これにより、下行性抑制系が活性化され、神経細胞の興奮を抑制する。

● 神経終末のナトリウムチャネルにも作用し、神経障害性疼痛に対する鎮痛効果を示す。

[薬剤の効き方]

● **効果発現時間**：投与開始から数時間、2～4日で安定。

[保険適用]

● てんかん・てんかんに伴う性格行動障害、躁病・躁うつ病の躁状態、片頭痛発作。
★神経障害性疼痛の緩和や、鎮静に用いられる（適応外）。

[用法・用量]

● **開始時**：200mg/日を就寝前に投与。

● **増量**：3～7日ごとに、効果をみながら100～200mgずつ増量。

● **維持量**：400～1,200mg/日を、1日2～3回に分割して投与。

使用上の注意点

● **投与禁忌**：重篤な肝障害（致死的になる恐れがある）。

● **併用禁忌**：カルバペネム系抗菌薬（パニペネム・ベタミプロン、メロペネム、イミペネム・シラスタチン、ビアペネム、ドリペネム、テビペネム ピボキシル）。
★本剤の血中濃度が低下する。

起こりうる副作用

代表的な副作用(出現時期のめやす)

時期を問わず生じやすい
特に開始時や増量時は注意が必要
投与初期6か月以内に
生じることが多い
肝機能障害、高アンモニア血症
眠気、ふらつき、悪心
投与開始

頻度が高い副作用		その他注意が必要な副作用		
眠気、ふらつき	肝機能障害	劇症肝炎	溶血性貧血	急性膵炎
悪心	高アンモニア血症	横紋筋融解症	汎血球減少	

ケアのポイント

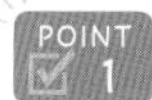

運用中は定期的に肝機能を検査し、患者状態を十分に観察する。

★投与初期6か月以内は特に、劇症肝炎などの重篤な肝障害、高アンモニア血症に注意する。意識障害が認められた場合は血中アンモニア値も検査する。

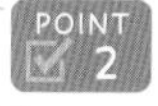

定期的に血液検査を実施する。

★肝機能障害や重篤な血液障害(溶血性貧血、汎血球減少など)を起こす恐れがある。

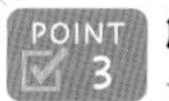

筋肉痛、脱力感、血中クレアチニンキナーゼの上昇に注意する。

★横紋筋融解症を起こす場合がある。

[患者説明・指導のポイント]

- 剤形が多様なため、用法・用量について説明し、使用回数や時間、量の指示をきちんと守り、自己判断で中止や増減しないよっ指導する。
- 必ずコップ1杯の水で服用するよう指導する。
  ★錠剤を噛んだり割ったりして服用したり、シロップを炭酸飲料に混ぜて飲んだりすると、口腔・咽頭の不快感が生じることがある。
- 服用中は、自動車の運転などは注意するよう説明する。
  ★めまいが起こることがある。
- 本剤使用中に他の薬剤を使用する必要が生じたときは、必ず医師に相談するよう指導する。
  ★バルビツール酸系催眠鎮静薬との併用で併用薬の作用が強まるため、併用薬を減量する。

エキスパートからのアドバイス

＊抗けいれん薬のなかでは眠気の副作用が少なく、午前中の受診でも、診察後にすぐに服用が可能である。本剤には徐放性製剤もあるが、徐放剤では鎮痛効果が実感できないことが多いため、速放性製剤が使用される。

(角田真由美)

一般名 カルバマゼピン

商品例 テグレトール®錠／細粒

その他の商品名 カルバマゼピン

〈錠剤〉

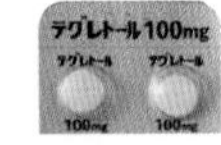

〈細粒〉

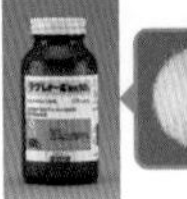

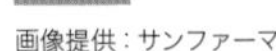

画像提供：サンファーマ

投与経路 経口

▶剤形・規格：錠剤 100mg 200mg
細粒 50%

どんな薬か

〈臨床での使用例〉
- 電気が走るような痛み

[特徴]

- 優れた鎮痛効果をもたらす。
  ★三叉神経痛に対する第一選択薬として保険適用を取得している。
- 三叉神経痛以外の慢性疼痛や、がんによる神経障害性疼痛に対する効果は十分に検討されておらず不明である。

[作用機序]

- 電位依存性ナトリウムチャネルを阻害し、神経細胞の異常興奮を抑制することで鎮痛効果を発揮すると考えられている。

[薬剤の効き方]

- **効果発現時間**：1～2週間程度。

[保険適用]

- てんかん、躁病・躁うつ病の躁状態、統合失調症の興奮状態、三叉神経痛。
  ★神経障害性疼痛の緩和に用いられる（適応外）。

[用法・用量]

- **開始時**：就寝前に200mgを1回服用から開始する。
- **増量**：投与開始後、眠気がなく痛みの残存があれば、同量または半量を朝に追加投与する。
  ★三叉神経痛に対しては、添付文書上は通常600mgを分割投与し、最大800mgまで増量できるとされている。実際には、めまいや眠気が問題になり、十分に増量できないことがある。

使用上の注意点

- **投与禁忌**：重篤な心障害（第Ⅱ度以上の房室ブロック、高度の徐脈）、重篤な血液障害。
- **併用禁忌**：ボリコナゾール、タダラフィル、リルピビリン、マシテンタン、チカグレロル、グラゾプレビル、エルバスビル、ダクラタスビル・アスナプレビル・ベクラブビル、アスナプレビル、ドルテグラビル・リルピビリン、ソホスブビル・ベルパタスビル、ビクテグラビル・エムトリシタビン・テノホビル アラフェナミド。

● カルバマゼピンがCYP3A4を誘導することなどにより、多くの薬剤との相互作用をもつ。
★三環系・四環系抗うつ薬、抗不安薬、オランザピン、リスペリドンなど（併用薬の血中濃度が低下）、シメチジン、オメプラゾール、マクロライド系抗菌薬など（カルバマゼピンの血中濃度が急速に上昇）。

起こりうる副作用

代表的な副作用（出現時期のめやす）

- TEN、SJS — 投与初期数か月に生じやすい
- 汎血球減少、白血球減少、肝機能障害 — 時期を問わず生じうる。定期的な採血が必要
- ふらつき、めまい、眠気 — 特に開始時や増量時は注意が必要

↑投与開始

頻度が高い副作用	その他注意が必要な副作用
眠気　めまい　ふらつき	汎血球減少、白血球減少、無顆粒球症、血小板減少、再生不良性貧血
悪心・嘔吐　倦怠感	スティーブンス・ジョンソン症候群（SJS）　心不全
頭痛　口渇	中毒性表皮壊死融解症（TEN）　肝障害

ケアのポイント

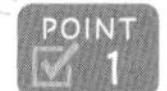

定期的に血液検査を実施する。
★まれに致命的な骨髄抑制を起こすことがあるため、がん薬物療法・放射線療法・全身性骨転移で汎血球減少をきたしている患者には原則として使用しない。

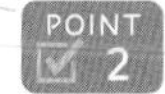

薬物相互作用が多いので併用薬に注意する。
★抗真菌薬や抗ウイルス薬だけでなく、一部の抗がん薬の作用を減弱することもある。

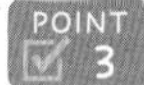

皮疹の出現に注意する。
★重篤な皮膚障害の出現頻度が比較的高いため、早期に発見できるよう注意を促す。

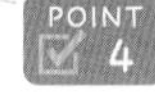

投与を中止する場合には徐々に減量する。
★急激な減量または中止により、てんかん重積状態が現れることがある。

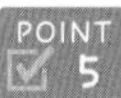

高齢者には少量（100mg/日）から投与を開始する。

[患者説明・指導のポイント]

● 眠気、めまい、ふらつきなどへの注意を促す。
● 皮疹の出現に注意し、万が一疑われる際にはすぐに連絡するよう説明する。
● 医師の指示を守って服用し、自己判断で中止・増量しないよう伝える。
● 本剤使用中に他の薬剤を使用する必要が生じたときは、必ず医師に相談するよう指導する。

エキスパートからのアドバイス

＊薬疹、汎血球減少、肝機能異常などの重篤な副作用を引き起こす危険性があり、薬物相互作用も多いため注意が必要。
＊がん疼痛に対するエビデンスも確立していないため、副作用や相互作用を考慮すると推奨度は高くない。

（阿部晃子）

一般名 リドカイン

商品例 静注用キシロカイン®2%

その他の商品名 リドカイン

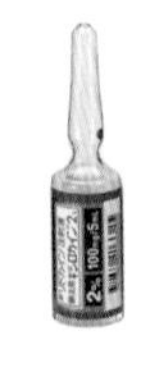
画像提供：サンド

投与経路 静脈内 皮下（添付文書上承認外）

▶剤形・規格：注射剤 2%（100mg/5mL） 微量ポンプ

どんな薬か

〈臨床での使用例〉
- 電気が走るような痛み
- 腹膜播種による腹痛

[特徴]

● NSAIDsやオピオイド鎮痛薬が効きにくい、神経障害性疼痛がある患者に使用する。
★持続性灼熱痛、発作性の刺すような痛み、電撃痛に有効である。

● オピオイド抵抗性の痛みがあるときに、痛みの神経伝達を遮断することで、鎮痛効果を発揮する。

[作用機序]

● 神経のナトリウムチャネルに結合し、はたらきを阻害することで、神経の過敏反応を抑制し、鎮痛効果を発揮する。

[薬剤の効き方]

● **効果発現時間**：点滴終了時（30〜60分）〜3日目ごろ。

[保険適用]

● 期外収縮、発作性頻拍、急性心筋梗塞時・手術に伴う心室性不整脈の予防。
★神経障害性疼痛の緩和に用いられる（適応外ではあるが、審査上認められることもある）。

[用法・用量][1)]

● **開始時**：5mg/kg/日を持続静注もしくは持続皮下注にて投与。または、1回100mgを30分かけて点滴静注（1日2〜3回行う）。

● **増量**：1〜3日ごとに、副作用のない範囲で、10→15→20mg/kg/日まで漸増。

● **維持期**：5〜20mg/kg/日を、持続静注もしくは持続皮下注にて投与。
★添付文書上承認外ではあるが、持続皮下注で投与せざるを得ない場合もある。

● アルカリ性注射液（炭酸水素ナトリウム液など）と同一ルートから投与しない。
★本剤は塩酸塩であり、アルカリ性薬剤との配合により、リドカインが析出するためである。

使用上の注意点

● **投与禁忌**：重篤な刺激伝導障害（完全房室ブロックなど）。

● 併用注意：抗ヒスタミン薬やβ遮断薬（リドカインの血中濃度が上昇する恐れがある）、クラスⅢ抗不整脈薬（心機能抑制作用が増強する恐れがある）、セント・ジョーンズ・ワートを含有する食品やサプリメント（リドカインの血中濃度が低下する恐れがある）。
★セント・ジョーンズ・ワート（セイヨウオトギリソウ）はハーブの一種で、健康食品やサプリメント、ハーブティーなどに含まれていることがある。

起こりうる副作用

代表的な副作用（出現時期のめやす）

過量投与、長期投与で生じやすい

めまい、眠気、しびれ感

徐脈、血圧低下、心停止、意識障害、けいれん

投与時に起こりうる。必要に応じてバイタルサインのモニタリングを行う

↑投与開始

主な副作用		
不整脈	耳鳴	めまい
興奮	眠気	しびれ感

その他注意が必要な副作用		
刺激伝導系抑制（徐脈、血圧低下、心停止）		
ショック	意識障害	振戦
けいれん	悪性高熱	

ケアのポイント

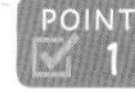

持続的に使用する場合、振戦やけいれんなどの中毒症状がないか十分に観察する。

★本剤は肝代謝である。特に高齢者は肝機能が低下していることが多く、血中濃度が高くなりすぎることがあるため、これらの症状に注意する。
★肝がんや肝転移などにより肝機能が低下している場合も上記と同様に留意する。

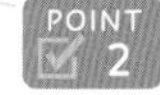

必要に応じてバイタルサインの測定、心電図モニターによる監視を行う。

★特に全身状態が悪下している患者に投与する際には、十分な観察を行う必要がある。
★リドカイン血中濃度の確認を検討する。

［ 患者説明・指導のポイント ］

● バイタルサインや心電図の測定が必要になることを説明する。
● めまいやふらつきなどが出現した場合、すみやかに医療者に伝えるよう指導する。

エキスパートからのアドバイス

＊本剤の効果判定のためリドカインテストを行う場合がある。以下のような流れで進める。
①循環器系の病歴の有無を確認し、心電図を測定し、大きな異常がないことを確認する。
②約2mg/kgのリドカインを、生理食塩液50mLに混注し、30分かけて点滴投与する。
③点滴終了時・投与1時間後に、効果判定を行う。
＊効果がある場合は、点滴終了時から鎮痛効果を実感できる。効果が判然としない場合でも、持続皮下注では投与開始3日目ごろから徐々に鎮痛効果が得られる場合もある。

（村上真由美）

引用文献
1）日本緩和医療学会ガイドライン統括委員会 編：がん疼痛の薬物療法に関するガイドライン2020年版．金原出版，東京，2020：87-90.

一般名 メキシレチン塩酸塩

商品例 **メキシチール®カプセル／点滴静注**

その他の商品名 メキシレチン塩酸塩

投与経路 経口 静脈内

▶剤形・規格：カプセル 50mg 100mg ／注射剤 125mg/5mL ＊後発薬には錠剤もある

どんな薬か

[特徴]

〈臨床での使用例〉
- 電気が走るような痛み
- 腹膜播種による腹痛

● NSAIDsやオピオイド鎮痛薬が効きにくい神経障害性疼痛がある患者に使用する。
★持続性灼熱痛、発作性の刺すような痛み、電撃痛に有効である。

● 脱カプセルし、粒子を簡易懸濁することで、胃瘻などからの注入も可能である。

● 肝初回通過効果が小さく、バイオアベイラビリティ（生体内利用率）が約90％と高いため、経口投与で効果が期待できる。

[作用機序]

● ナトリウムチャネルに結合することで、痛みの神経伝達を遮断し、鎮痛効果を発揮する。
★痛みを伝達する神経伝達物質（サブスタンスP）遊離の抑制、下行性抑制系を活性化させるはたらきももつ。

[薬剤の効き方]

● **効果発現時間**：投与開始から、2週間以内（2〜5日が多い）。

[保険適用]

● 頻脈性不整脈、糖尿病性神経障害に伴う自覚症状（自発痛、しびれ感）の改善。
★神経障害性疼痛の緩和に用いられる（適応外）。

[用法・用量：カプセルの場合]

● **開始時**：150mg/日を1日3回に分割して、食後に経口投与。

● **増量**：効果を観察しながら、150〜450mg/日まで漸増。

● **維持期**：300mg/日を、1日3回に分割して、食後に経口投与。
★本剤の注射剤は、臨床で使われる機会は減っている。経口摂取困難となってきた際は、リドカイン注 p.172 に変更する。

使用上の注意点

- **投与禁忌**：重篤な心不全（原則禁忌）、刺激伝導障害。
  ★ペースメーカー未使用のⅡ～Ⅲ度房室ブロックの場合も投与禁忌となる。
- **併用注意**：リドカイン、プロカインアミド、キニジン、アプリンジン、カルシウム拮抗薬、β受容体遮断薬（メキシチレンの作用が増強）、モルヒネなど（メキシチレンの吸収が遅延）。

起こりうる副作用

代表的な副作用（出現時期のめやす）

鎮静、昏睡、けいれん
過量投与により起こりうる

時期を問わず生じやすい。
特に開始時や増量時は注意が必要

悪心・嘔吐、食欲不振、胃部不快症状、めまい、ふらつき

↑投与開始

主な副作用	その他注意が必要な副作用
悪心・嘔吐、めまい、食欲不振、ふらつき、胃部不快症状	心電図変化（PQ延長、QRS幅の増大、QT延長）、徐脈、血圧低下、鎮静、昏睡、けいれん

ケアのポイント

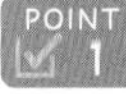

過量服用による副作用には適切に対応（胃洗浄、酸素吸入、人工呼吸など）する。
★悪心・嘔吐、眠気、徐脈、低血圧、けいれん、錯乱などが出現する恐れがある。

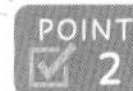

必要に応じて定期的に心電図をとるなど、十分な観察を行う。
★刺激伝導系抑制などが起こりうるため、全身状態が悪化している患者に投与する際は特に注意する。

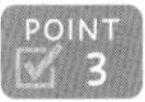

持続的に使用する場合、振戦やけいれんなどの中毒症状がないか十分に観察する。
★本剤は肝代謝である。高齢者は肝機能が低下していることが多く、血中濃度が高くなりすぎることがあるため、これらの症状に注意する。
★肝がんや肝転移などによる肝機能低下患者の場合も、上記と同様に留意する。

[患者説明・指導のポイント]

- 十分な水で服用するよう説明し、特に、就寝直前の服用などには注意してもらう。
  ★カプセルが食道に付着し、中の薬剤が溶け出すと、食道潰瘍を起こすことがある。

エキスパートからのアドバイス

＊本剤内服前に水分を摂り、のどを潤すとよい。
＊市販の服薬ゼリーを使うと飲みやすいという患者もいる。

（村上真由美）

一般名 ケタミン塩酸塩

商品例 ケタラール®静注用

その他の商品名 —

投与経路 静脈内 皮下（添付文書上承認外）

▶剤形・規格：注射剤 50mg/5mL 200mg/20mL

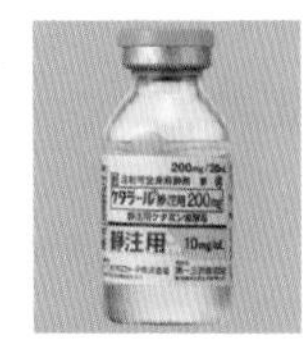
画像提供：第一三共プロファーマ

どんな薬か

〈臨床での使用例〉
- 他の薬剤では軽減できない神経障害性疼痛

［特徴］

- オピオイド耐性や中枢性感作に拮抗することで、難治性疼痛に対する鎮痛効果を発揮する。
  ★NMDA受容体はオピオイドの鎮痛耐性の獲得にかかわるため、オピオイド鎮痛薬の使用量がある程度多い患者に有効とされる。
- 標準的治療に反応しない神経障害性疼痛に対し、作用機序の異なる本剤の使用を考慮する。
  ★標準的治療では、カルシウムチャネル阻害薬やSNRIが第一選択となる。
- 麻酔時よりはるかに少量を投与することで、意識低下を起こさずに鎮痛効果が得られる。
- 主な代謝産物ノルケタミンも薬効をもつ（ケタミンの1/3〜1/5）。
- 特徴的な副作用として、比較的はっきりとした幻覚や悪夢をみることがある。

［作用機序］

- NMDA受容体を阻害し、下行性抑制系を増強すること、脊髄で痛みの中枢性感作を阻害することで、痛覚情報の伝達を抑制する。
  ★神経障害性疼痛は、特に脊髄後角でNMDA受容体が活性化することによって脊髄神経がより強く興奮し、痛覚過敏やアロディニアが生じていると考えられている（中枢性感作）。

［薬剤の効き方］

- **効果発現時間**：投与後すみやか（静注）、30分以内（皮下注）。

［保険適用］

- 手術・検査および処置時の全身麻酔および吸入麻酔の導入。
  ★神経障害性疼痛や難治性疼痛の緩和に用いられる（適応外）。

［用法・用量］

- **開始時**：20〜50mg/日を持続静注、または持続皮下注（承認外）にて投与。
- **増量**：1日ごとに25〜50mg/日ずつ増量。
- **維持期**：20〜300mg/日を投与（おおむね200mg/日まででコントロール可能）。

使用上の注意点

- **投与禁忌**：脳血管障害、高血圧（収縮期血圧≧160mmHg、拡張期血圧≧100mmHg）、頭蓋内圧亢進症、重度の心代償不全、けいれん発作の既往歴。
- 投与後の管理が困難であるため、外来患者には使用しない。

起こりうる副作用

代表的な副作用（出現時期のめやす）

高用量で開始すると特に生じやすい　　過量投与により起こりうる

幻覚（特に幻視）、興奮、混乱

呼吸抑制、けいれん

眠気、めまい、ふらつき、悪心・嘔吐、発熱、発汗、頭痛

時期を問わず生じやすい

↑**投与開始**

頻度が高い副作用			その他注意が必要な副作用
眠気	ふらつき	めまい	急性心不全
幻覚・幻視	悪夢	頭痛	呼吸抑制
悪心・嘔吐	発熱、発汗		けいれん

ケアのポイント

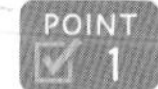

他の鎮痛薬との副作用の重複、増悪に注意する。

★本剤は難治性疼痛の際に使用が考慮されるため、患者はすでに多くの鎮痛薬を使用している場合が多い。呼吸抑制や眠気などの副作用が重複することがあるため、注意して観察する。

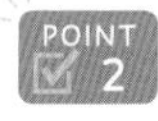

オピオイド鎮痛薬の増量による鎮痛効果が乏しい際に併用すると効果的である。

★経口モルヒネ換算で500mg/日まで増量してもまったく痛みが緩和されなかった患者に本剤の持続静注を併用したところ、痛みの緩和が得られたことがある。

[患者説明・指導のポイント]

- 幻視は、患者にとって不快な場合もある。あらかじめ副作用について説明しておき、みえたら教えてもらうよう伝える。
  ★せん妄（意識障害）がなくても、幻視が起きる場合がある。

エキスパートからのアドバイス

＊本剤は、2007年に「麻薬及び向精神薬取締法」に基づく麻薬に指定されてから使用頻度が減っている。

＊かつては院内調剤により本剤をカプセルや液剤として経口投与（適応外）することもあったが、現在では本剤と同様の作用をもつメサドンに置き換わっている。

（西島　薫）

一般名 バクロフェン

商品例 **リオレサール®錠**

その他の商品名 ギャバロン®

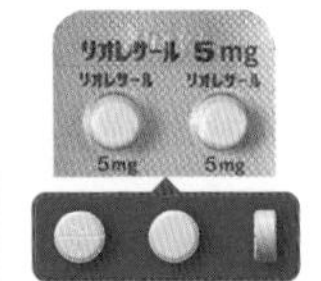

画像提供：サンファーマ

投与経路 経口

▶剤形・規格：錠剤 5mg 10mg

どんな薬か

[特徴]

〈臨床での使用例〉
- 痛みによる精神的緊張の強い患者（精神安定作用がある）

- NSAIDsやオピオイド鎮痛薬が効きにくい神経障害性疼痛がある患者に使用する。
  ★筋肉の緊張による痛みを訴えるときに、使用する。
- 吃逆（しゃっくり）が持続する場合に、使用されることがある。
- 簡易懸濁により、胃瘻などからの注入も可能である。
- 肝代謝であり、代謝物にはわずかに活性が認められる。

[作用機序]

- バクロフェンは中枢性の筋弛緩薬であり、GABA受容体に作用することでカリウムイオンの濃度を上昇させ、神経の発火頻度を抑える。これにより神経の興奮が治まり、鎮痛効果をもたらす。
  ★脊髄ではシナプス前のカルシウム濃度を低下させ、興奮性アミノ酸の放出を抑制することで痛みの伝達を抑制する。

[薬剤の効き方]

- **効果発現時間**：投与開始から3～5日。

[保険適用]

- 脳血管障害、術後後遺症（脳・脊髄腫瘍を含む）、その他の脳性疾患などによる痙性麻痺。
  ★神経障害性疼痛の緩和に用いられる（適応外）。

[用法・用量]

- **開始時**：10～15mg/日を1日2～3回に分割し、食後投与。
- **増量**：2～3日ごとに、効果・副作用をみながら30mg/日まで漸増。
- **維持期**：15～30mg/日を1日2～3回に分割し、食後投与。
- 透析を必要とするような重篤な腎機能障害を有する患者には、慎重に投与する。
  ★大部分が未変化体のままで尿中に排泄されるため、血中濃度が上昇することがある。

使用上の注意点

- 降圧薬との併用で、降圧作用が増強する恐れがある。
- モルヒネなどのオピオイド鎮痛薬との併用で、低血圧や呼吸困難などの副作用を増強する恐れがある。
- 抗不安薬などの中枢神経抑制薬との併用で、中枢神経抑制作用（眠気や脱力など）を増強する恐れがある。

起こりうる副作用

代表的な副作用（出現時期のめやす）

過量投与、長期連用により起こりうる：**精神依存形成**

時期を問わず生じやすい：**眠気、悪心・嘔吐、食欲不振、胃部不快感**

↑投与開始

頻度が高い副作用	その他注意が必要な副作用
・**精神神経症状（眠気など）** ・**消化器症状（悪心・嘔吐、食欲不振、胃部不快感）**	・**精神依存形成（幻覚、錯乱）**

ケアのポイント

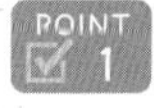
長期にわたり内服している場合、中止する際は徐々に減らす。
★突然投与中止すると、退薬症状（幻覚、興奮、けいれんなど）を発症することがある。

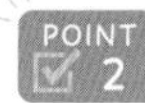
依存性の副作用に注意する。
★幻覚や錯乱など精神依存の形成につながる恐れがあるため、投与中は十分な観察を行う。

[患者説明・指導のポイント]

- 長期にわたって内服している場合、急に中止すると退薬症状が出現する可能性があることを患者・家族に十分に説明し、自己判断で中止したりしないように指導する。
  ★主治医や薬剤師とも十分に連携しながら、内服状況を確認するとよい。

エキスパートからのアドバイス

＊患者によっては、本剤の使用によって「痛みのために体に力が入り、こわばっていた筋肉がやわらいだ」と感じることがある。

（村上真由美）

一般名 デキサメタゾン

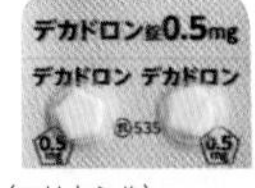
〈錠剤〉

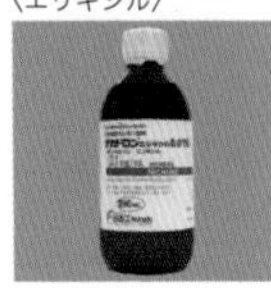
〈エリキシル〉

画像提供：日医工

商品例 デカドロン®錠／エリキシル／注射液

その他の商品名 オルガドロン®／デキサート®／デキサメタゾン

投与経路 経口 静脈内

▶剤形・規格：錠剤 0.5mg 4mg

液剤（エリキシル） 0.01%

注射剤 1.65mg/0.5mL 3.3mg/1mL 6.6mg/2mL

どんな薬か

[特徴]

- 抗炎症作用、抗アレルギー作用、免疫抑制作用、広範囲にわたる代謝作用を有する合成副腎皮質ホルモン製剤である。
  ★抗炎症作用はヒドロコルチゾンの約25倍、プレドニゾロンの約7倍、ベタメタゾン p.182 と同等。
- がん治療では、がん薬物療法の制吐やirAE（免疫関連有害事象）対策として使用される。
- 緩和ケアの症状マネジメントで、広く活用される p.194 。
  ★全身作用（がん悪液質に伴う食欲不振や倦怠感の改善）と、局所作用（腫瘍周囲浮腫・炎症・圧迫の減少、鎮痛作用の増強）がある。
- 経口剤は、簡易懸濁により、胃瘻などからの注入も可能である。

[作用機序]

- デキサメタゾンによる鎮痛の作用機序は明確ではない。
  ★痛みを感知する部位の浮腫の軽減や、炎症物質の軽減などにより鎮痛効果を示すと考えられている。

[薬剤の効き方]

- 効果発現時間は目的とする症状によって異なる。

[保険適用]

- 悪性リンパ腫および類似疾患、好酸性肉芽腫、乳がんの再発転移、抗がん薬投与に伴う消化器症状（悪心・嘔吐）、がん末期を含む重症消耗性疾患の全身状態の改善など。

[用法・用量（経口投与時）]

- **投与法**：1日量を1～2回（朝、昼）に分割し、食後に経口投与。
  ★注射の場合はなるべく午前中に投与する。

● 投与量については下表を参照。

投与法		投与量	対象
漸減法	・高用量から開始 ・効果と副作用を評価しながら徐々に減量	開始：4〜8mg/日 維持：0.5〜4mg/日	・生命予後が1か月以内 ・緊急時（頭蓋内圧亢進、脊髄圧迫、上大静脈症候群など）
漸増法	・低用量から開始 ・効果と副作用を評価しながら徐々に増量	開始：0.5mg/日 維持：4mg/日	・生命予後が数か月以内 ・非緊急時

使用上の注意点

● 原則禁忌：感染症、全身の真菌症、結核性疾患、消化性潰瘍、血栓症、最近受けた手術創、コントロール不良の糖尿病。

● 併用禁忌：デスモプレシン、CYP3A4で代謝される薬剤。

● 透析を必要とするような重篤な腎機能障害を有する患者には、慎重に投与する。

★大部分が未変化体のままで尿中に排泄されるため、血中濃度が上昇することがある。

起こりうる副作用

代表的な副作用（出現時期のめやす）

時期を問わず生じやすい
特に開始時や増量時は注意が必要

長期連用時は
注意が必要

高血糖、満月様顔貌、骨粗鬆症

不眠、口腔内カンジダ症、せん妄、抑うつ、消化性潰瘍

↑投与開始

頻度が高い副作用	その他注意が必要な副作用
・口腔内カンジダ症 ・不眠 ・せん妄、抑うつ ・消化性潰瘍 ・高血糖 ・骨粗鬆症 ・満月様顔貌	・誘発感染症、感染症の増悪 ・消化管穿孔 ・骨頭無菌性壊死

ケアのポイント

p.184「ケアのポイント」も参照

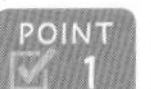
POINT 1 **長期投与にならないように使用し、必要最小限の量で投与する。**

★副作用出現の頻度が高くなるため、生命予後を予測しながら使用する。

POINT 2 **可能な限り、投与は午前中に行う。**

★夜間の不眠に陥ることがある。

POINT 3 **口腔内カンジダ症発症時は、抗真菌薬投与やていねいな口腔ケアを行う。**

★全身状態が悪化している場合は、特に注意が必要である。口腔内の観察が重要となる。

［患者説明・指導のポイント］

● 医師の指示を守って内服し、自己判断で中止しないよう説明する。

（村上真由美）

一般名 ベタメタゾン

商品例 リンデロン®錠／散／シロップ／注

その他の商品名 リノロサール®／ベタメタゾン

〈錠剤〉

〈シロップ〉〈注射剤〉

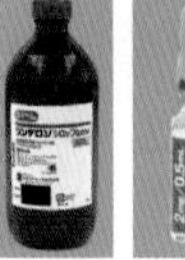

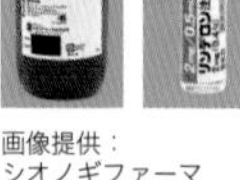

画像提供：シオノギファーマ

投与経路 経口 静脈内

▶剤形・規格：錠剤 0.5mg
液剤（シロップ）0.01%／散剤 0.1%
0.4%注射剤 2mg/0.5mL 4mg/1mL 20mg/5mL

どんな薬か

[特徴]

- 抗炎症作用、抗アレルギー作用、免疫抑制作用、広範囲にわたる代謝作用を有する合成副腎皮質ホルモン製剤である。
  ★抗炎症作用はヒドロコルチゾンの約25倍、プレドニゾロンの約7倍、デキサメタゾン p.180 と同等。
- 緩和ケアの症状マネジメントで広く活用される p.194 。
  ★全身作用（がん悪液質に伴う食欲不振や倦怠感の改善）と、局所作用（腫瘍周囲浮腫・炎症・圧迫の減少、鎮痛作用の増強）がある。

[作用機序]

- ベタメタゾンによる鎮痛の作用機序は明確ではない。
  ★痛みを感知する部位の浮腫の軽減や、炎症物質の軽減などにより鎮痛効果を示すと考えられている。

[薬剤の効き方]

- 効果発現時間は、目的とする症状によって異なる。

[保険適用]

- 重症消耗性疾患の全身状態の改善（がん末期）など。

[用法・用量]

- **投与法**：1日量を1〜2回（朝、あるいは朝・昼）に分割して経口投与、あるいは点滴静脈内投与。
- **開始**：4〜8mg/日（漸減法）あるいは0.5mg/日（漸増法）。
- **維持**：0.5〜8mg/日（経口）、あるいは2〜10mg/日（点滴静注）。
  ★用量変更については p.181 を参照。
- 投与量が4mg/日以上で、投与期間が3週間以上となる場合、減量は徐々に行う。

使用上の注意点

- 併用禁忌：デスモプレシン。
- 連用後に投与を突然中止すると、発熱、頭痛、食欲不振、脱力感、筋肉痛、関節痛、ショックなどの退薬症状を発現することがある（ステロイド離脱症候群）ために注意する。

起こりうる副作用

代表的な副作用（出現時期のめやす）

長期連用時は注意が必要：高血糖、満月様顔貌、骨粗鬆症

時期を問わず生じやすい 特に開始時や増量時は注意が必要：不眠、口腔内カンジダ症、せん妄、抑うつ、消化性潰瘍

↑投与開始

頻度が高い副作用			その他注意が必要な副作用		
多幸症	不眠	頭痛	感染症の増悪	高血糖	消化性潰瘍
めまい	満月様顔貌	発疹	精神変調	骨粗鬆症	白血球増多
食欲亢進					

ケアのポイント p.184「ケアのポイント」も参照

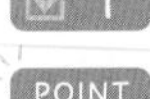

NSAIDsと併用の際は、プロトンポンプ阻害薬を併用する。

★併用により、消化性潰瘍の危険性が高くなる。

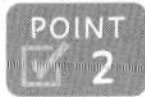

長期投与となる場合は、プレドニゾロンやメチルプレドニゾロンに変更する。また、日和見感染対策として、抗菌薬（バクタ®）内服を行う。

★本剤ではミオパチー（筋萎縮や筋力低下）が起こりやすい。

[患者説明・指導のポイント]

- 何の症状を緩和するために使用するのかを説明し、一方で副作用についても十分説明したうえで、患者・家族の同意を得ることが重要である。

エキスパートからのアドバイス

＊免疫力が低下している終末期患者が本剤を使用している場合、口腔カンジダ症を発症するリスクが高い。患者が「味覚が変わった」「口の中がザラザラする」「喉にピリピリした違和感がある」など口腔内や食道の違和感を訴えた場合は口腔内をよく観察し、白苔の有無を確認する。

＊口腔内に変化がなくとも、食道カンジダ症を発症している場合もあるため注意する。

＊対策は、抗真菌薬と口腔ケアである。

＊わが国で口腔カンジダ症に適用のある抗真菌薬は、アムホテリシンB、ミコナゾール、イトラコナゾールである。各薬剤の特徴や剤形をふまえ、患者の状況（意識レベル、嚥下機能）に適したものを選択する。

（黒澤亮子）

おさえよう! ステロイドによるマネジメント

[ステロイドの活用]

緩和ケア領域において、症状マネジメントにステロイドの使用が効果的なことがある。

■ステロイドが適用となる疾患・症状

- がん悪液質に伴う食欲不振・倦怠感
- がん性胸膜炎
- 腫瘍熱
- 脊髄圧迫
- 悪心・嘔吐
- がん性リンパ管症
- 骨転移
- 頭蓋内圧亢進
- がん性腹膜炎
- 上大静脈症候群
- 神経圧迫
- 腸閉塞　など

【ステロイドの用量設定】

ステロイドを使用する際、用量設定は、以下のどちらかの方法で行う。

①漸減法：高用量から開始し徐々に投与量を減らす。

②漸増法：低用量から開始し徐々に投与量を増やす。

★患者の状態によって、どちらの方法を用いるかを検討する。

■用量設定の例

	漸減法	漸増法
対象	●緊急時（頭蓋内圧亢進症、脊髄圧迫、上大静脈症候群など） ●予後1か月以内	●非緊急時 ●予後が数か月以内
開始時（例）	●8mg/日以上 ★投与回数や期間は確立されていない	●1回1～2mg、1日1回（朝）
用量変更	●効果をみながら徐々に減量	●効果をみながら徐々に増量
維持期	●必要最小量	●1日1回（朝）あるいは1日2回（朝・昼） ★投与後1週間経過しても効果が認められなければ中止

■緩和ケア領域におけるステロイド投与例（ベタメタゾンの場合）

症状	投与量	投与回数	投与経路
倦怠感	●漸減法：2〜4mg/日で開始。効果があれば減量し、0.5〜4mg/日で継続 ●漸増法：0.5〜1mg/日で開始し、効果をみながら4mg/日まで増量	●1日1回（朝）または1日2回（朝・昼）	●内服、静注、皮下注のいずれか
食欲不振 悪心・嘔吐	●1回2〜8mg	●1日2回（朝・昼）	●内服、静注、皮下注のいずれか
消化管閉塞	●1回4〜8mg	●1日1回（朝）	●皮下注または静注
上大静脈症候群	●1回8〜16mg	●1日1回（朝）	●静注
頭蓋内圧亢進症	●開始：8〜16mg/日 ●継続2〜4mg/日	●1日1〜3回	●内服または静注
脊髄圧迫	●1回16mgを2日間、以後2週間かけて漸減	●1日1回（朝）	●静注

臨床でのエピソード　患者・家族のステロイドへの思いを理解する

患者や家族から「ステロイドは最後（最期）の薬だから使いたくない」と言われることがある。そのような場合には、発言の背景に思いを巡らせ、患者・家族のステロイドに対する思い、ステロイドを使用した経験などを確認する。

患者・家族に、ステロイドに関する正しい情報、効果と副作用を説明してもなお、患者・家族が使用を拒否した場合は、いったん使用を見送る。

そして、病状の経過を見守りながら、症状が増悪したタイミングで、再度ステロイドの使用を含めた治療方針の説明を行うことが望ましい。

（黒澤亮子）

一般名 ゾレドロン酸水和物

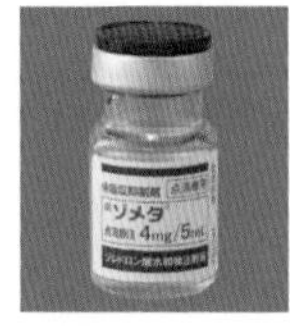

画像提供：
ノバルティスファーマ

商品例 ゾメタ®点滴静注

その他の商品名 ゾレドロン酸

投与経路 静脈内

▶剤形・規格：注射剤 4mg/5mL 4mg/100mL

どんな薬か

[特徴]

- 骨吸収抑制薬に分類されるビスホスホネート（BP）製剤である。
- 骨転移による痛みを和らげる作用がある。

★血中のカルシウム値を下げる作用や、骨折などの骨病変を改善する作用ももつ。

[作用機序]

- 破骨細胞のはたらきを阻害して骨吸収を抑制することで、骨転移による痛みを緩和する。

[薬剤の効き方]

- 投与後、約3時間で最高血中濃度に到達し、効果は3〜4週間持続。

[保険適用]

- 多発性骨髄腫・固形がんの骨転移による骨病変、がんによる高カルシウム血症。

[用法・用量]

- **投与量**：1回4mgを15分以上かけて点滴静脈内投与。

★4mg/5mLボトルは希釈が必要（1本を生理食塩液または5％ブドウ糖液100mLに希釈して点滴）。

- **投与間隔**：3〜4週間間隔。

★再投与が必要な場合（がんによる高カルシウム血症）は、初回投与による反応を確認するため少なくとも1週間あける。

使用上の注意点

- 腎機能障害患者に用いる場合、血漿中濃度の上昇を防ぐため投与量を調整（**下表**参照）。

クレアチニンクリアランス（mL/分）	＞60	50〜60	40〜49	30〜39
ゾレドロン酸投与推奨用量（mg）	4	3.5	3.3	3.0

★高カルシウム血症の治療に用いる場合を除く

エキスパートからのアドバイス

＊顎骨壊死や顎骨骨髄炎を予防するため、本剤使用前にできる限り歯科検診を受けてもらうのがよい。
＊筆者の施設では、本剤使用前は必ず口腔外科を受診し、口腔内の評価・必要時は治療を行っている。

起こりうる副作用

代表的な副作用(出現時期のめやす)

投与直後～数日内に生じうる
- 発熱、関節痛

長期連用時は注意が必要
- 顎骨壊死・顎骨骨髄炎

骨吸収の抑制により生じうる
- 低カルシウム血症(テタニー、しびれ、見当識障害)

↑投与開始

頻度が高い副作用			その他注意が必要な副作用
● 発熱	● 倦怠感	● 頭痛	● 低カルシウム血症
● インフルエンザ様疾患		● 関節痛	● 顎骨壊死・顎骨骨髄炎

ケアのポイント

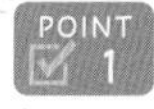

POINT 1 口腔内の清潔を保つ。う歯などの治療は、投与前に終えておく。

★副作用である顎骨壊死や顎骨骨髄炎は、う歯の治療や抜歯がきっかけで起こりうる。

POINT 2 低カルシウム血症の徴候(唇の周囲や手・指のしびれ)に注意する。

★特に腎機能が低下していると、低カルシウム血症を発症しやすくなるため注意する(カルシウムの尿からの再吸収・胃や腸管での吸収が低下している可能性がある)。

★カルシウムの内服も行う。

[患者説明・指導のポイント]

- 主な副作用とその症状について説明し、気になる症状(特に低カルシウム血症の徴候)があれば、すぐに医師・看護師・薬剤師へ相談するように指導する。
- 顎骨壊死や顎骨骨髄炎の予防のために、以下の点に留意してもらう。

①毎食後に歯みがきを行い、口腔内の清潔を保つ。

②歯の治療をする前は、必ず主治医に相談する。

④口腔内の異常を感じたときは、すぐに医師・歯科医師へ相談する。

臨床でのエピソード 定期的な歯科受診が大切

骨転移のある乳がん患者が、抗がん薬による治療を受けながら、本剤による治療を4週間隔で2年5か月間実施したところで下顎部の痛みが出現。口腔外科で顎骨壊死と診断され、本剤中止となった。

患者の口腔衛生はやや不良で、プラークの堆積があり、義歯の清掃も不良と評価された。また、定期的な歯科受診はしておらず、セルフケアでの口腔ケアを行っていた。

本剤を長期間使用する場合、義歯や歯科での治療歴がある場合は、定期的な歯科受診を勧めることで、顎骨壊死の予防、あるいは早期発見、対処につながる可能性がある。

(黒澤亮子)

一般名 **デノスマブ**

商品例 **ランマーク®皮下注**

その他の商品名 —

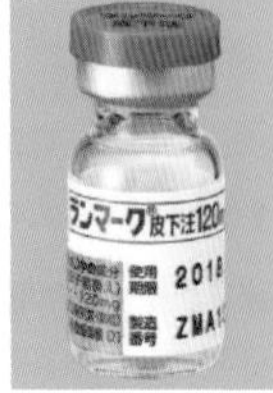

投与経路 皮下

▶剤形・規格：注射剤 120mg/1.7mL

どんな薬か

[特徴]

- 骨の破壊を抑制する効果により、骨転移のある患者や多発性骨髄腫患者の骨折を予防する。
- 骨の痛みを緩和する効果も期待できる。

[作用機序]

- 破骨細胞の活性化にはたらくRANKL（NF-κB活性化受容体リガンド）を特異的に阻害することで、骨吸収を抑制し、がん細胞の骨でのはたらきを抑制する。

[薬剤の効き方]

- 投与後8〜10日かけて最高血中濃度に達し、4週間程度効果が持続。

[保険適用]

- 固形がん骨転移による骨病変、多発性骨髄腫による骨病変、巨骨細胞腫。

[用法・用量]

- **投与法・投与量**：1回120mgを4週間に1回、皮下投与。

使用上の注意点

- 重篤な低カルシウム血症が出現しうるため、定期的な血液検査を行う必要がある。

臨床でのエピソード　長期投与の際は副作用に特に注意

乳がん術後に骨転移が見つかった患者。抗がん薬による治療後、ホルモン療法を受けながら本剤の注射を4週間ごとに3年半継続したところで口内炎の痛みが増悪。口腔外科を受診すると、う歯が見つかり、治療を受けることとなった。

う歯の治療中に歯周炎症状が出現し、骨露出が見つかったことから顎骨壊死と診断され、本剤の注射は中止となった。その後、乳がんの進行とともに、骨転移部位の痛みが増悪したため、NSAIDsやオピオイド鎮痛薬の量を調整し、疼痛緩和を図ることとなった。

この患者のように、特に、長期生存が可能ながん種（乳がんや大腸がんなど）で本剤を長期投与している場合は、副作用の出現に十分留意する必要がある。

起こりうる副作用

代表的な副作用（出現時期のめやす）

顎骨壊死・顎骨骨髄炎	長期連用時は注意が必要
低カルシウム血症（テタニー、しびれ、見当識障害）	骨吸収の抑制により生じうるため、カルシウム製剤を併用する

↑投与開始

頻度が高い副作用	その他注意が必要な副作用
悪心　下痢　疲労　関節痛	低カルシウム血症　顎骨壊死・顎骨骨髄炎　アナフィラキシー　重篤な皮膚感染症　大腿骨転子下および近位大腿骨骨幹部の非定型骨折

ケアのポイント

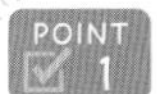

口腔内の清潔を保つ。う歯などの治療は、投与前に終えておく。

★副作用である顎骨壊死や顎骨骨髄炎は、う歯の治療や抜歯がきっかけで起こりうる。

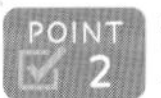

低カルシウム血症の徴候（唇のまわりや手・指のしびれ）に注意する。

★特に腎機能の低下している患者は、低カルシウム血症を発症しやすくなるため注意する（カルシウムの尿からの再吸収機能、および胃・腸管での吸収機能が低下している可能性があるため）。

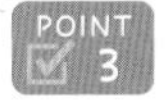

カルシウム製剤（デノタス®チュアブル配合錠など）を併用する必要がある。

★本剤投与開始前から、カルシウムとビタミンDの経口補充を行い、血清カルシウム値を確認しながら本剤を投与する。

[患者説明・指導のポイント]

- 本剤の主な副作用とその症状について説明し、気になる症状があれば、すぐに医師・看護師・薬剤師へ相談するように患者指導を行う。
- 本剤での治療中に、唇の周囲や手・指のしびれなどを感じたら、すぐに医師に相談するように指導する。
- 顎骨壊死や顎骨骨髄炎の予防のための指導を行う p.187。
- カルシウム製剤の併用が必要であることを説明し、自己判断でカルシウム製剤の服用を中止しないよう指導する。

エキスパートからのアドバイス

＊本剤は、ゾレドロン酸と比べて骨痛・骨折などの骨関連事象が少ないと報告されている。

＊ゾレドロン酸治療中に骨転移が悪化した場合や、進行した骨転移で骨関連事象のリスクが高い場合は、本剤を使うことが推奨される。投与経路を考慮し、患者にとっての利便性で選択することも可能である（ゾメタ®は静注、本剤は皮下注）。

＊同じデノスマブ製剤としてプラリア®（骨粗鬆症治療薬、60mg製剤）も発売されている。成分は同一のため骨転移への効果も期待できるが、エビデンスは確立されていない。

（黒澤亮子）

一般名 オクトレオチド酢酸塩

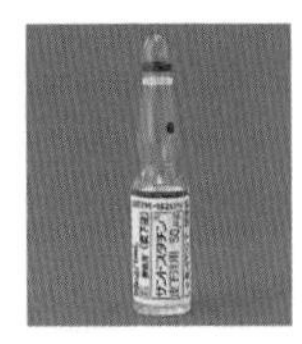

画像提供：
ノバルティスファーマ

商品例 **サンドスタチン®皮下注用**

その他の商品名 オクトレオチド酢酸塩

投与経路 皮下 静脈内（添付文書上承認外）

▶剤形・規格：**注射剤** 50μg/1mL 100μg/1mL

どんな薬か

[特徴]

● 消化管閉塞に伴う悪心・嘔吐、腹痛などの消化器症状を改善する。

★減圧チューブ（胃管、イレウス管など）を留置しなくても症状緩和が可能となる。

★上部消化管閉塞より下部消化管閉塞のほうが有効性は高い。

[作用機序]

● 全身のソマトスタチン受容体に作用し、種々のホルモン産生を抑制する。

★消化液の分泌を抑制し、消化管からの水と電解質の吸収を促進する。

[薬剤の効き方]

● **効果発現時間**：投与開始から24～48時間程度。

★皮下投与後、30～40分程度で最高血中濃度に達し、8時間程度薬効が持続する。

[保険適用]

● 進行・再発がんの緩和医療における消化管閉塞に伴う消化器症状の改善など。

[用法・用量]

● **投与量・投与法**：300μg/24時間を持続皮下注または持続静注（添付文書上承認外）。

★持続投与が困難な場合は、8時間ごとにボーラス投与。

● **用量調節**：投与開始後3日をめやすに効果判定を行い、7日経っても効果がなければ中止。

臨床でのエピソード　イレウス管では対処できない疝痛には…

卵巣がんで外来化学療法を実施していた患者が、腸閉塞（イレウス）と診断され緊急入院となった。イレウス管の挿入と本剤の投与を開始したところ、悪心や腹痛が和らぎ、小腸ガスの減少がみられたため、2日後に本剤の投与を中止。すると再び腹部痛が増悪。本剤を再開すると、腹部の疝痛が消失した。

この患者にはイレウス管が挿入されており、腹痛出現後にはオキシコドンの持続注射も行われていた。しかし、腫瘍性の狭窄や閉塞が複数箇所あったため、本剤の使用が腹痛の緩和に有効だったと考えられる。

複数箇所に狭窄や閉塞があると、イレウス管が届かないさらに肛門側の小腸でも、腸液の貯留などにより、疝痛が出現しうる。このような場合は、たとえイレウス管を挿入していても、本剤の投与が必須であると考えられる。

使用上の注意点

- 本剤には筋注製剤もあるが、緩和ケア領域では使用されない。

起こりうる副作用

代表的な副作用(出現時期のめやす)

投与時や投与後早い段階で起こりうる
徐脈、一過性の血糖異常

時期を問わず生じやすい
特に開始時や増量時は注意が必要
悪心・嘔吐、胃部不快感、便秘、下痢

↑投与開始

頻度が高い副作用	その他注意が必要な副作用
悪心・嘔吐 胃部不快感 下痢 注射部位の痛み 便秘	アナフィラキシー 徐脈 一過性の血糖異常

ケアのポイント

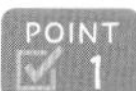

高カロリー輸液あるいはコルチコステロイドとの混注は行わない。
★配合変化により、作用が減弱する恐れがある。

[患者説明・指導のポイント]

- 本剤は、消化液の分泌を抑えたり、腸管の水分などの吸収を促進したりすることで消化管閉塞によって出現している消化器症状(悪心・嘔吐、腹痛など)を和らげる薬剤であることを、開始時に説明する。

エキスパートからのアドバイス

＊現在のところ、本剤の効果に関する統一見解は得られていない(下表参照)。

2008〜2012年、オーストラリアの12の緩和ケアサービスでの試験[1]	対照群：デキサメタゾン8mg/日＋ラニチジン200mg/日 介入群：上記2剤＋オクトレオチド600μg →両者ともに症状が改善 ⇒オクトレオチドの有無で効果に差はない
がん性腹膜炎、手術適応のない80人の消化管閉塞患者に対する試験[2]	対照群：コルチコステロイド＋プロトンポンプ阻害薬 介入群：上記＋オクトレオチド持続皮下注 →対照群：30%有効／介入群：42%有効 ⇒オクトレオチドにより有効率が上昇

＊消化管閉塞患者への本剤の使用は推奨されるが、数日後に薬剤の効果をしっかり評価する必要がある。
＊本剤とともに、コルチコステロイドや高用量のH_2ブロッカーの使用を検討するとよい。

(黒澤亮子)

引用文献

1) Currow DC, Quinn S, Aqar M. Double-blind, placebo-controlled randomized trial of octreotide in malignant bowel obstruction. *J Pain Symptom Manage* 2015；49(5)：814-821.
2) Mariani P, Blumberg J, Landau A. Symptomatic treatment with lanreotide microparticles in inoperable bowel obstruction resulting from peritoneal carcinomatosis：a randomized, double-blind, placebocontrolled phase Ⅲ study. *J Clin Oncol* 2012；30(35)：4337-4343.

一般名 ブチルスコポラミン臭化物

〈錠剤〉

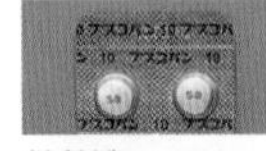

〈注射剤〉

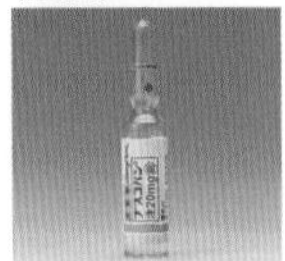

画像提供：サノフィ

商品例 ブスコパン®錠／注

その他の商品名 ブチルスコポラミン臭化物

投与経路 経口 皮下 静脈内 筋肉内

▶剤形・規格：錠剤 10mg
注射剤 20mg/1mL

どんな薬か

[特徴]

- 消化管運動を抑制する薬剤であるため、消化管などの異常なけいれんによって生じる疝痛（さしこみ痛）、消化管閉塞時の悪心・嘔吐に対して有効である。
  ★腸管や胆道系の攣縮による疝痛には、頓用使用や持続投与が有効である。
  ★尿路結石症や膀胱炎、月経困難症にも有効である。
- 中枢神経作用が少なく、興奮や鎮静、せん妄が生じにくい。
  ★同様の作用をもつオクトレオチド（サンドスタチン®）より薬価が安い。

[作用機序]

- 副交感神経節遮断作用（抗コリン作用）があり、鎮痙薬、分泌抑制薬として用いられる。
- 気管、消化管、胆嚢、胆管、尿管、膀胱などの平滑筋の緊張を低下させ、外分泌腺からの分泌を抑制する。

[薬剤の効き方]

- **効果発現時間**：20〜30分（内服後）、3〜5分（静注後）、8〜10分（皮下注・筋注後）。
- **効果持続時間**：2〜6時間。

[保険適用]

- 胃・腸管や胆道系疾患におけるけいれん、ならびに運動機能亢進など。
  ★がん疼痛の鎮痛補助薬として用いる（適応外）。

[用法・用量]

- **一時的な疝痛**：1回10〜20mgを経口投与（1日3〜5回）。
  ★症状が強い場合は同量を静注・皮下注・筋注にて投与。
  ★効果不十分な場合、年齢・症状による増減や、薬剤の変更を検討する。

使用上の注意点

- **投与禁忌**：出血性大腸炎、緑内障、前立腺肥大による排尿障害、重篤な心疾患、麻痺性イレウス、過敏症、細菌性下痢（原則禁忌）。

- メトクロプラミドなどの消化管蠕動亢進作用に拮抗するので、併用時は注意する。
- 三環系抗うつ薬、フェノチアジン系薬剤、モノアミン酸化酵素阻害薬、抗ヒスタミン薬などとの併用で、抗コリン作用が増強される恐れがある。

起こりうる副作用

代表的な副作用（出現時期のめやす）

時期を問わず生じやすい

口渇、便秘、眼の調節障害、心悸亢進、めまい、頭痛、排尿障害

↑投与開始

頻度が高い副作用	その他注意が必要な副作用
口内乾燥・口渇（高頻度） 眼の調節障害 便秘 排尿障害 頭痛・頭重感 めまい	ショック、アナフィラキシー 心悸亢進（動悸） 顔面紅潮 鼓腸

ケアのポイント

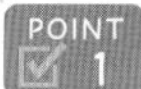
消化管運動を抑制する薬剤であるため、便秘による腹痛には使用しない。

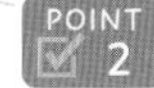
抗コリン作用による副作用出現に注意する。
★特に高齢男性は前立腺肥大を伴うことが多いため、排尿障害の出現に注意する。

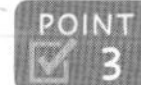
過量投与による症状が生じていないか、観察する。
★注意すべき症状：口渇、眼の調節障害、せん妄、心悸亢進、血圧上昇。

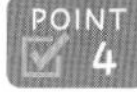
腸閉塞の際は、コルチコステロイドやオクトレオチドを併用する。

[患者説明・指導のポイント]

- 代表的な副作用が、ほぼ必発することを説明する。
- 投与中は、自動車の運転など危険を伴う機械の操作は行わないよう指導する。

エキスパートからのアドバイス

＊適応外ではあるが、死前喘鳴（気道分泌過多）にも本剤が用いられる（1回20mgを静注または皮下注）。
＊血液脳関門を通過せず、興奮や鎮静、せん妄が生じにくいため、スコポラミンの代替薬として使用される場合がある。

（前原朝美）

5 がん疼痛治療薬　知っておきたいポイント❺

副作用対策

[疼痛治療薬による副作用]

- がん疼痛治療では、オピオイド鎮痛薬を中心に、非オピオイド鎮痛薬や鎮痛補助薬など、さまざまな薬剤が用いられるため、起こりうる副作用の症状は多岐にわたる。
- なかでも、オピオイド鎮痛薬使用時に、特に問題となるのは、消化器系の副作用（悪心・嘔吐、便秘）である。
  ★悪心・嘔吐と便秘は、オピオイド鎮痛薬の血中濃度が低くても生じる。

[消化器症状対策：薬物療法が重要]

- オピオイド鎮痛薬による消化器症状は、患者に与える苦痛も大きく、治療継続のためには対策が欠かせない。
- これらの副作用に対しては、薬物による対策が有効である。
  ★制吐薬 p.198-215 や便秘治療薬 p.220-243 を適切に使用し、症状コントロールを行う。
- ただし、がん患者においては、がん薬物療法の影響や腫瘍の浸潤など、オピオイド鎮痛薬以外の原因によっても消化器症状が現れる点にも注意する（下表参照）。

- **腫瘍の消化管への直接浸潤、転移、もしくは壁外圧迫に伴う消化管閉塞**
- **脊髄圧迫や骨盤神経障害に伴う排便反射の消失**
- **食事量の低下による便の量の減少**
  ★たとえ絶食となっても、腸液や剥がれ落ちた腸粘膜、腸内細菌などは排泄されるため
- **全身衰弱や痛みによる努責困難**
  ★腹圧をかけることが難しくなるため
- **活動量の低下、消化能力の低下、筋力の衰弱による腸蠕動の低下**
- **下行結腸～肛門への外科的処置に伴う排便障害**

[その他の副作用症状：原因による鑑別が重要]

- オピオイド鎮痛薬は中枢神経系や自律神経系に作用するため、消化器系の副作用以外にも、眠気や排尿障害など、さまざまな副作用症状が生じうる。
- それらの症状に対しては、症状に応じた薬物療法のほか、オピオイド鎮痛薬の減量や他のオピオイド鎮痛薬への変更、症状に応じた非薬物療法が有効である場合も多い。
- オピオイド鎮痛薬以外の要因によって症状が出現している可能性もあるため、原因を鑑別し、それに応じた対処を行うことが大切である。

- オピオイド鎮痛薬の副作用として、特に問題となるのは、消化器症状（悪心・嘔吐、便秘）である。悪心・嘔吐に対しては制吐薬、便秘に対しては便秘治療薬を適切に使用することが必須となる。次頁以降に各製剤の特徴をまとめたので、参照してほしい。
- 消化器症状以外の症状については、対応のポイントをまとめた各項目を参照のこと。

疼痛治療薬によって生じる代表的な副作用

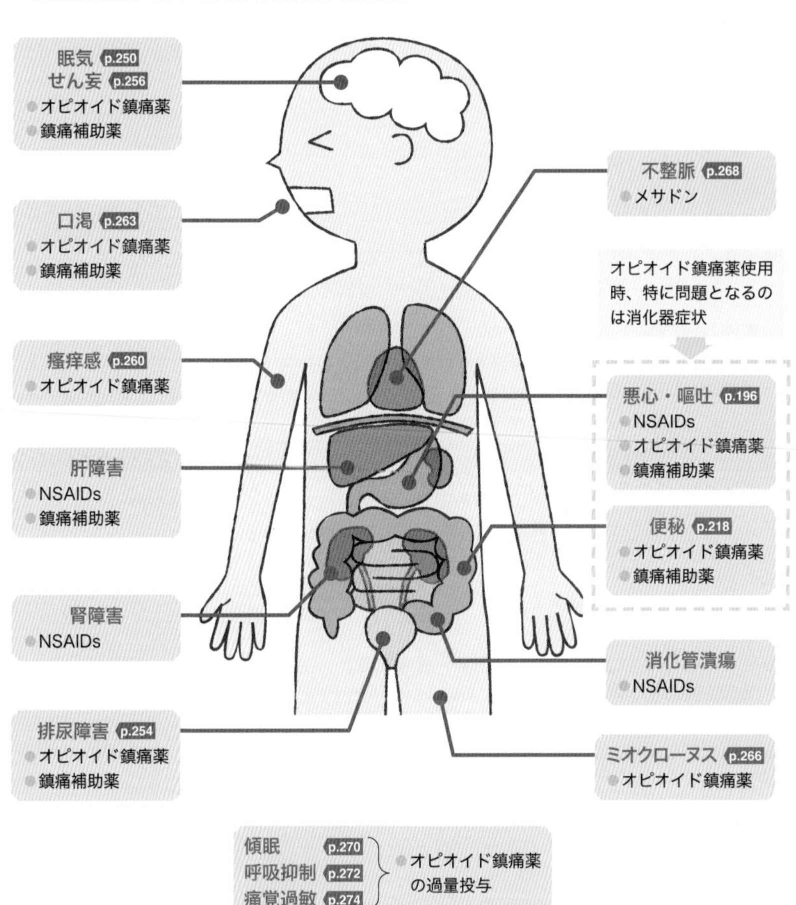

（岡本禎晃）

悪心・嘔吐

定義

- 悪心：消化管の内容物を口から吐出したいという切迫した不快な感覚
- 嘔吐：消化管の内容物が口から強制的に排出されること

発症機序

[化学受容器引き金帯]

- オピオイド鎮痛薬により、第4脳室の化学受容器引き金帯（CTZ）にあるμオピオイド受容体が刺激を受けると、ドパミンの遊離が起きる。
- 遊離したドパミンによってドパミンD_2受容体が活性化されると、延髄の嘔吐中枢（VC）へ刺激が伝えられ、悪心・嘔吐を引き起こす。

[前庭器]

- 前庭器にあるμオピオイド受容体が刺激を受けるとヒスタミン遊離が起きる。
- 遊離されたヒスタミンがCTZおよびVCを刺激すると、悪心・嘔吐が生じる。
  ★体動時の悪心・嘔吐の原因となる。

[末梢（消化管）]

- オピオイド鎮痛薬により消化管運動が抑制されると、内容物の停滞、消化管の伸展が生じる。その結果、迷走神経・内臓神経を介してCTZおよびVCが刺激され、悪心・嘔吐が生じる。

治療の概要

- がん患者の悪心・嘔吐の原因は複数あり、必ずしもオピオイド鎮痛薬が原因とは限らない。悪心・嘔吐の原因の評価と、原因に応じた対応を行う。
  ★原則として制吐薬の予防投与は行わないが、悪心が生じやすい患者、過去にオピオイド鎮痛薬で悪心を感じた患者などに対しては、予防投与を考慮する。

[薬物療法]

- 制吐薬は、発生機序に基づいて選択・投与する。
  ★**体動時に悪心・嘔吐が起こる場合、めまいを伴う場合**：抗ヒスタミン薬。
  ★**消化管運動の抑制が原因と考えられる場合**：消化管運動改善薬。
- 第一選択薬は抗ヒスタミン薬かドパミン受容体拮抗薬とし、効果がなければ異なる作用機序のものを投与する。
- 制吐薬の効果が不十分な場合、オピオイド鎮痛薬の変更や投与経路の変更も考慮する。
- がん薬物療法と緩和ケアを並行して行う際は、制吐薬の副作用に注意しながら、複数種類を頓用で使用する。
  ★がん薬物療法に伴う悪心・嘔吐に対しては、催吐リスクに合わせて5-HT_3受容体拮抗薬、NK1受容体拮抗薬、副腎皮質ステロイドを選択。状況に応じて消化管運動改善薬などを使用する。

■悪心・嘔吐の発生機序と予防・治療薬

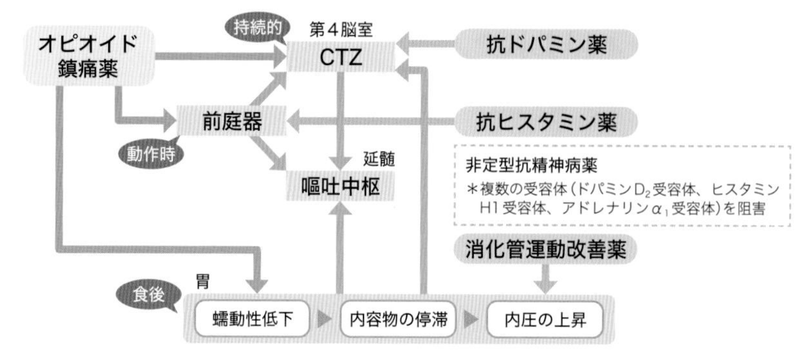

■治療に用いられる薬剤

分類	一般名（代表的な商品名）	剤形
抗ヒスタミン薬	ジフェンヒドラミン・ジプロフィリン（トラベルミン®）	（錠剤）（注射剤）
	クロルフェニラミン（ポララミン®）	（錠）（散剤）（注射剤）（シロップ／ドライシロップ）
ドパミンD_2受容体拮抗薬	プロクロルペラジン（ノバミン®）	（錠剤）（注射剤）
	ハロペリドール（セレネース®）	（錠剤）（細粒）（内服液）（注射剤）
	クロルプロマジン（コントミン®）	（糖衣錠）（注射剤）
消化管運動改善薬	メトクロプラミド（プリンペラン®）	（錠）（細粒）（シロップ）（注射剤）
	ドンペリドン（ナウゼリン®）	（錠／OD錠＊1）（ドライシロップ）（坐剤）
その他（非定型抗精神病薬）	オランザピン（ジプレキサ®）	（錠／OD錠／ザイディス®錠＊2）（細粒）
	リスペリドン（リスパダール®）	（錠／OD錠）（細粒）（内用液）

＊1　OD錠：口腔内崩壊錠　　＊2　ザイディス®錠：徐放錠

ケアのポイント　非薬物的アプローチは p.216 を参照

- オピオイド鎮痛薬による悪心・嘔吐は、初回投与時や増量時に生じ、通常は数日〜1週間ほどで落ち着く。耐性ができるまでは制吐薬を使用し、症状をコントロールする。
- 患者の不安などが悪心・嘔吐の原因となっていることもあるため、苦痛の程度や治療の効果などを、患者とともに評価することが重要である。
- 悪心・嘔吐で苦痛な体験をしている患者に対し、原因への対応や薬物療法と平行して適切なケアを行う。

  ★対応の例：環境調整、安楽な体位の工夫、食事の工夫、口腔ケア、心理的サポート。
- 制吐薬を漫然と使用しない。

（一瀬直子）

一般名 **ドンペリドン**

商品例 **ナウゼリン®錠／OD錠／ドライシロップ／坐剤**

その他の商品名 ドンペリドン

〈錠〉

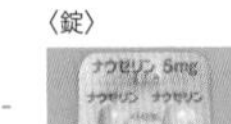

〈OD錠〉

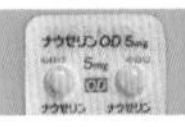

〈坐剤〉

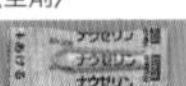

画像提供：協和キリン

投与経路 経口 直腸内

▶剤形・規格：錠剤・OD錠 5mg 10mg ／ドライシロップ 1%

坐剤 10mg 30mg 60mg

どんな薬か

[特徴]

- オピオイド鎮痛薬の副作用による悪心対策で用いられるドパミン受容体拮抗薬として、メトクロプラミド（プリンペラン® p.200）と同様に、第一選択となる。
- 血液脳関門（BBB）を通過しないので、錐体外路症状のリスクは、メトクロプラミドと比較して少ない。

[作用機序]

- 化学受容器引き金帯（CTZ）を抑制するとともに、消化管運動を亢進させる末梢性の制吐作用ももつ。

★ドンペリドンは、ドパミンD2受容体に拮抗することで制吐作用を示す。

[薬剤の効き方]

- **効果発現時間**：投与後約30分

★投与後0.5〜1時間（経口剤）ないし1〜2時間（坐剤）で最高血中濃度に達し、約12〜24時間効果が持続する。血中濃度半減期は7〜16時間である。

★重度の腎障害では、半減期が21時間まで延長するため、注意が必要である。

[保険適用]

- 悪心・嘔吐、食欲不振、腹部膨満、上腹部不快感、腹痛、胸やけ、噯気。

[用法・用量]

- **経口剤**：1回10mgを1日3回、食前に投与。
- **坐剤**：1回10〜60mgを投与。
- 長期投与の場合、30mg/日を超えない量を慎重に投与することが望ましい。

★30mg/日以上の長期投与で、不整脈による突然死の危険が高まるという報告がある。

使用上の注意点

- **投与禁忌**：消化管出血、消化管穿孔、機械的腸閉塞、プロラクチン産生下垂体腺腫。
- **併用注意**：フェノチアジン系製剤、ブチロフェノン系製剤、ラウオルフィアアルカロイド製剤、ジギタリス製剤、抗コリン薬、制酸薬、H_2受容体拮抗薬、PPI、CYP3A4阻害薬。

特に注意したい副作用

代表的な副作用（出現時期のめやす）

時期を問わず出現する可能性がある

下痢、便秘

海外において、本剤によるQT延長の副作用が報告されている（頻度不明）

↑**投与開始**

ケアのポイント

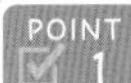

できるだけ経口投与で使用する。

★経口剤のほうが坐剤よりも効果発現が早い。

★坐剤は、悪心が強く、OD錠の服用さえ難しい場合に使用する。

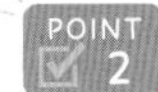

食前に使用すると、食事摂取量の増加が期待できる。

★ドンペリドンは消化管蠕動を亢進させて胃内容の排出を促す薬剤なので、制吐作用だけでなく、食欲亢進のはたらきもある。

［ 患者説明・指導のポイント ］

- 使用中は車の運転などには注意するよう伝える。

  ★眠気や集中力の低下、ふらつきなどが出る場合がある。

- 手足のふるえや筋肉のこわばり、首のねじれやつっぱり、眼球が上を向くなどの症状（錐体外路症状）が現れたときには、内服を中止して医療者に報告するよう指導する。

  ★錐体外路症状は、抗精神病薬の副作用である。ドパミンD2受容体が過度に阻害されることによって生じ、特徴的な症状がみられる（下表参照）。

パーキンソン症候群	筋固縮、小刻み歩行、仮面様顔貌、動作緩慢
ジスキネジア	口周囲や舌の異常な運動、手足が勝手に動いてしまう
ジストニア	筋肉が固まって動けない
アカシジア	ソワソワしてじっとしていられない、足がムズムズする

（大市三鈴）

一般名

メトクロプラミド

〈錠剤〉

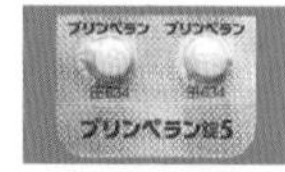

〈シロップ〉〈注射剤〉

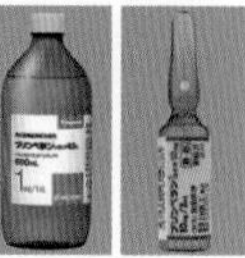

画像提供：日医工

商品例 **プリンペラン®シロップ／錠／細粒／注**

その他の商品名 メトクロプラミド

投与経路 経口 静脈内 筋肉内 皮下（添付文書上承認外）

▶剤形・規格：錠剤 5mg ／細粒 2% ／液剤（シロップ）0.1%

注射剤 10mg 2mL

どんな薬か

[特徴]

- CTZにあるドパミン受容体（D2）を阻害することで、悪心・嘔吐を抑制する。
- 末梢のD2を阻害することで消化管運動を改善し、悪心・嘔吐を軽減させる。

[作用機序]

- メトクロプラミドは、抗ドパミン作用（ドパミンD_2受容体拮抗作用）とセロトニン5-HT_4受容体作動作用をもつ。
- オピオイド鎮痛薬が、化学受容器引き金帯（CTZ）を介して、延髄の嘔吐中枢（VC）を刺激して生じる悪心・嘔吐に対して、効果を示す。
- 消化管運動を促進し、腸内容物の停滞を改善させることで、悪心を抑える。
  ★胃内容物貯留、腸管運動抑制により胃内圧が上昇して生じる悪心・嘔吐に有効である。

[薬剤の効き方]

- **効果発現時間**：投与後、経口では15～60分、静注では5分前後、筋注では10～15分。
  ★投与後1～2.5時間で最高血中濃度に達し、4時間程度効果が持続する。血中濃度半減期は2.5～5時間である。
  ★用量依存的に効果が出るため、実臨床では個人差が大きい。

[保険適用]

- 各種原因による消化器機能異常。
  ★悪心・嘔吐、食欲不振、腹部膨満感が対象となる。

[用法・用量]

- **経口剤**：1日10～30mgを、2～3回に分けて経口投与。
  ★効果が不十分な場合、1日60～100mg程度まで増量することもある。
- **注射剤**：下表を参照。

①	1回10mgを生理食塩水50～100mLに溶解し、静脈内投与
②	1回10mgを静脈内投与、あるいは筋肉内投与（使用はまれ）
③	1日60～120mgを持続皮下投与（適応外）

使用上の注意点

- **投与禁忌**：消化管出血・穿孔、褐色細胞腫。
- **併用注意**：フェノチアジン系製剤、ブチロフェノン系製剤、ラウオルフィアアルカロイド製剤、ベンザミド製剤、ジギタリス、カルバマゼピン、抗コリン薬。

特に注意したい副作用

症状の出現時期（めやす）

投与中	
錐体外路症状 **高プロラクチン血症**	これらに注意しながら症状に応じて投与し、連用は避ける

★これらの副作用は、大量投与となった場合に生じうるものであり、通常の内服時にみられることはほとんどない。

ケアのポイント

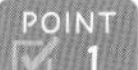

胃内容停滞や、消化管の蠕動低下時に有効である。

★食後に悪心が増強する場合や、便秘や消化管ガス増加による腹部膨満感などがみられる場合に、本剤を使用すると効果的である。

POINT 2 **十分な用量を使用しないと効果が発揮されない。**

★少量では効果が不十分なことが多いため、副作用に注意しながら、症状に合わせて増量。

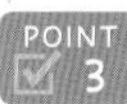

副作用の錐体外路症状 p.199 **の徴候に注意する。**

[患者説明・指導のポイント]

- じっとしていられない、意図しない口周囲や手足の動きが生じる、筋肉が固まって動けないなど、錐体外路症状の徴候に気がついたら、医療者に伝えるように指導する。

エキスパートからのアドバイス

＊薬剤性錐体外路症状の1つであるアカシジアは、急性・遅発性などに分類される。
＊急性アカシジアは投与開始または増量後に生じることが多い。長期投与によって数か月にわたって生じることもある。
＊アカシジアと気づかれないうちに不眠やうつと思われて精神科に紹介されることもある。
＊患者が不眠や焦燥感を訴えた際、アカシジアが発生しているにもかかわらず、睡眠薬や抗ドパミン薬を投与してしまうと症状が悪化するため、まずは、悪心に対して抗ドパミン薬が投与されているかを確認する。
＊薬剤性アカシジア治療は、まず疑わしい薬剤を中止し、第一選択薬の抗ヒスタミン薬を投与すると、急速に症状が抑えられる（抗ヒスタミン薬の投与により症状改善を認めること自体が、薬剤性アカシジアかどうかの鑑別にもなる）。
＊重症の場合は、抗パーキンソン薬（アキネトン®など）を使用することもある。

（岩崎多津代）

一般名 **ジフェンヒドラミンサリチル酸塩・ジプロフィリン**

〈錠剤〉

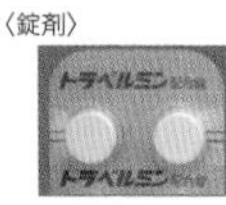

〈注射剤〉

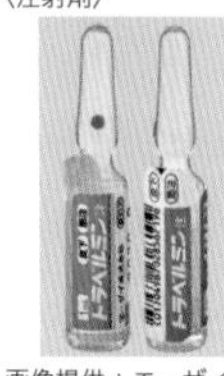

画像提供：エーザイ

商品例 **トラベルミン®配合錠／注**

その他の商品名 —

投与経路 経口 皮下 筋肉内 静脈内（添付文書上承認外）

▶剤形・規格：錠剤 ジフェンヒドラミン40㎎ ／
注射剤 ジフェンヒドラミン30㎎/1mL

どんな薬か

［ 特徴 ］

● 抗ヒスタミン薬であるジフェンヒドラミン（ヒスタミンH_1受容体拮抗薬）と、テオフィリン誘導体であるジプロフィリン（キサンチン誘導体）の配合剤である。

★テオフィリン誘導体は血管を拡張するはたらきをもつ。キサンチンに似た化学構造を持つことからキサンチン誘導体とも呼ばれる。

● 悪心・嘔吐が主に体動時に起こる場合や、めまいを伴う場合に有効である。

★このような場合、ヒスタミン遊離を介した悪心・嘔吐の発生機序が考えられる。

● ジプロフィリンの中枢神経興奮作用により、ジフェンヒドラミンの副作用である眠気が抑制される。

★ただし、総体的には中程度の眠気を生じる。

［ 作用機序 ］

● ジフェンヒドラミンは、前庭や嘔吐中枢に分布しているヒスタミンH_1受容体に作用し、前庭の平衡感覚にかかわる神経の鎮静や嘔吐中枢の興奮を抑制する。

★内耳迷路の興奮が抑制されると、悪心・嘔吐の原因となる嘔吐中枢の興奮が鎮静化され、悪心・嘔吐が抑えられる。

［ 薬剤の効き方 ］

● **効果発現時間**：投与後、経口では30〜60分、皮下注・筋注では20〜30分、静注では3〜5分。

★投与後2時間で最高血中濃度に達し、約4〜6時間効果が持続する。血中濃度半減期は4〜8時間である。

［ 保険適用 ］

● 悪心・嘔吐、めまい。

[用法・用量]

- **経口剤**：1回1錠、1日3〜4回投与。悪心時は頓用で1回1錠を投与。
- **注射剤**：1回1アンプルを、50〜100mLの生理食塩液に溶解し、皮下・筋肉内に投与（添付文書上承認外だが静脈内に点滴することもある）。
  ★1アンプル/日から開始し、眠気のない範囲で4アンプル/日まで増量可能。

使用上の注意点

- **投与禁忌**：緑内障、下部尿路の閉塞性疾患（前立腺肥大など）による排尿障害、イレウス。
- **併用注意**：中枢神経抑制薬、アルコール、MAO阻害薬、中枢神経興奮薬。

特に注意したい副作用

症状の出現時期（めやす）

抗コリン作用による症状（眠気、口渇、排尿障害、便秘） — これらは時期にかかわらず生じうることに注意しながら症状に応じて投与し、連用は避ける

投与中

ケアのポイント

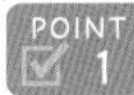

抗コリン作用に留意する。

★本剤は、第一世代の抗ヒスタミン薬であるため、抗コリン作用が強く出やすい。
★副作用として眠気が高頻度で生じる。

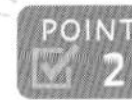

転倒に留意する。

★特に高齢者の場合、安全面への配慮が必要になる。

[患者説明・指導のポイント]

- 経口剤使用時は、噛まずに服用するよう説明する。
  ★噛みくだくと苦味があり、舌のしびれ感が現れることがある。
- 体を動かすと誘発される悪心・嘔吐の自覚がある場合、動く30分前に内服すると症状発現を予防できることを伝え、予防的に使用できるようにする。

エキスパートからのアドバイス

＊悪心・嘔吐が体動時に生じる場合や、めまいを伴う場合は、ヒスタミン遊離を介した発生機序が考えられるため、抗ヒスタミン薬の効果が期待できる。「どのような状況で症状が出るのか」「めまいの有無」などを患者に確認することが、効果的な薬剤選択につながる。悪心・嘔吐のアセスメントが重要である。
＊オピオイド鎮痛薬による悪心・嘔吐に対し、制吐目的で投与したプロクロルペラジン（ノバミン®）やハロペリドール（セレネース®）などが無効な場合、作用機序が異なる本剤が有用な場合がある。
＊ただし、ステロイドのように「難治性の悪心・嘔吐に有用」とまで言い切ることはできない。

（岩崎多津代）

一般名 クロルフェニラミンマレイン酸塩

商品例 **ポララミン®** シロップ／ドライシロップ／散／錠／注

その他の商品名 アレルギン®／クロルフェニラミンマレイン酸塩／ネオレスタミンコーワ／ネオレスタール／ビスミラー®／クロダミン®

投与経路 経口 皮下 筋肉内 静脈内

▶**剤形・規格：シロップ** 0.4mg/1mL (0.04%) ／**ドライシロップ** 2mg/g (0.2%)
散 10mg/1g (1%) ／**錠** 2mg ／**注射剤** 5mg/1mL

どんな薬か

[特徴]

- プロピルアミン系抗ヒスタミン薬である。
  - ★プロピルアミン系薬剤は、第一世代の抗ヒスタミン薬に含まれる。その他、エタノールアミン系（ジフェンヒドラミン・ジプロフィリン p.202）、フェノチアジン系、ピペラジン系、ピペリジン系がある。
- がん治療においては、主に体動時の悪心・嘔吐を抑える目的で使用される。
- 血中濃度の立ち上がりが速く、効果の発現がすみやかである。

[作用機序]

- 前庭や嘔吐中枢に分布しているヒスタミンH_1受容体にはたらき、ヒスタミンの作用を抑えることで制吐作用を発揮する。
- 脳や内耳の自律神経のはたらきを抑制し、めまいや悪心を起きにくくする。

[薬剤の効き方]

- **効果発現時間**：投与後、経口では15～60分。静注は速効性。
  - ★投与後3時間で最高血中濃度に達し、約4～8時間効果が持続する（4～25時間効果持続との報告もある）。血中濃度半減期は12～15時間である。
  - ★筋注・皮下注に関するデータはないが、20～30分と考えられている。

[保険適用]

- 蕁麻疹、瘙痒、アレルギー性鼻炎、くしゃみ、鼻水、咳嗽など
  - ★制吐薬として用いられる（適応外）。

[用法・用量]

- **経口剤**：1回2mgを1日1～4回投与（年齢・症状により適宜増減）。
- **注射剤**：1回5mgを、1日1回、皮下・静脈内投与（年齢・症状により適宜増減）。

使用上の注意点

● **投与禁忌**：緑内障、下部尿路の閉塞性疾患（前立腺肥大など）による排尿障害。

● **併用注意**：中枢神経抑制薬、MAO阻害薬、アルコール、抗コリン作動性薬剤、ドロキシドパ、ノルアドレナリン。

特に注意したい副作用

症状の出現時期（めやす）

投与中	
抗コリン作用による症状（眠気、口渇、排尿障害、便秘）	これらは時期にかかわらず生じうることに注意しながら症状に応じて投与し、連用は避ける

ケアのポイント

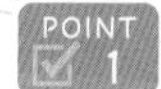

中枢神経抑制作用や抗コリン作用に注意する。

★第一世代抗ヒスタミン薬である。

★眠気や口渇、胸やけなどの副作用が比較的現れやすい。

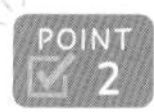

転倒に注意する。

★半減期が長いため、副作用として生じる強い眠気が、長時間にわたって続く可能性がある。

★特に高齢者に投与する際は、安全面への配慮が必要になる。

[患者説明・指導のポイント]

● 投与後、15～60分すると効果が認められることを患者に伝える。

● 副作用の眠気が現れやすいため、車の運転や機械作業には注意するよう説明する。

エキスパートからのアドバイス

＊悪心・嘔吐が体動時に生じる場合や、めまいを伴う場合は、ヒスタミン遊離を介した発生機序が考えられるため、抗ヒスタミン薬である本剤の効果が期待できる。

＊そのため、どのような状況で悪心・嘔吐が生じているのかアセスメントし、めまいの有無などを患者に確認するとよい。

＊剤形が豊富で、シロップや注射剤の他、錠剤や散剤などもある。そのため、錠剤を飲み込みにくくなってきた患者には、シロップや注射剤への変更などで対応することができる。患者状況を確認し、適切な投与につなげることが望ましい。

＊近年、臨床では本剤を制吐薬として用いることは少なくなったが、院内採用の関係や剤形が豊富な点から、本剤が提案されることもある。

（岩崎多津代）

一般名 **ハロペリドール**

商品例 **セレネース®錠／内服液／細粒／注**

その他の商品名 ハロマンス®／ハロペリドール

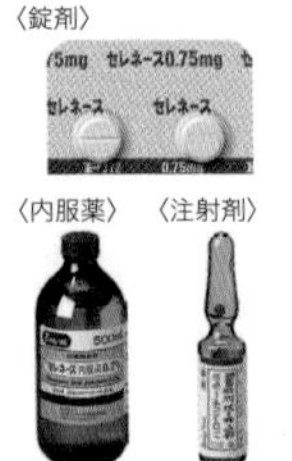

画像提供：住友ファーマ

投与経路 経口 筋肉内 静脈内

▶剤形・規格：液剤（内服液）2mg/1mL（0.2%）／細粒 1%

錠剤 0.75mg 1mg 1.5mg 3mg ／注射剤 5mg/1mL

どんな薬か

[特徴]

- 抗精神病薬であるが、緩和ケアの臨床では、制吐薬やせん妄治療薬として用いられている。
- 本剤と同じ第一世代の抗精神病薬であるクロルプロマジン p.210 と比べて抗コリン作用が弱く、便秘や尿閉が生じにくい。

[作用機序]

- 延髄の化学受容器引き金帯（CTZ）に存在するドパミンD_2受容体を遮断することによって、制吐作用を示す。

★ハロペリドールは、強力な精神安定作用をもつブチロフェノン系抗精神病薬である。ドパミンD_2受容体を遮断する作用が主ではあるが、抗コリン作用やα_1遮断作用ももち、鎮静作用などを発揮する。

[薬剤の効き方（経口投与の場合）]

- **効果発現時間**：投与後1時間。

★投与後5.3時間で最高血中濃度に達し、約24時間効果が持続する。血中濃度半減期は51.5時間である。

[保険適用]

- 統合失調症、躁病、せん妄。

★制吐薬として用いられる（適応外）。

[用法・用量]

- **経口剤**：1回0.75～1.5mgを1日1回、就寝前に投与。
- **注射剤**：1回2.5mgを1日1～2回点滴静注。あるいは、1日2.5～5mgを持続静注。

★持続投与の際は、生理食塩液との配合で白濁する場合があるので注意する。

使用上の注意点

- **投与禁忌**：昏睡状態、中枢神経抑制剤の強い影響下、重症の心不全、パーキンソン病・レビー小体型認知症など。

● **併用禁忌**：アドレナリン（アナフィラキシー治療時を除く）。

● **併用注意**：中枢神経抑制薬、アルコール、リチウム、抗コリン作動性薬剤、抗ドパミン作用のある薬剤、タンドスピロン、ドパミン作動薬、CYP3A4・CYP2D6阻害薬、QT延長をきたす薬剤。

特に注意したい副作用

症状の出現時期（めやす）

投与開始から3日〜2週間以内に好発。
長期投与によっても出現の恐れがある

錐体外路症状

↑投与開始　2週間　数週間

ケアのポイント

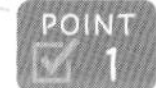

副作用である錐体外路症状 p.119 **に注意する。**

★本剤は、ドパミンD_2受容体遮断作用が強く、錐体外路症状が出現しやすい。

★症状の観察とともに、日常生活における影響の有無をアセスメントし、ケアすることが重要である。

[患者説明・指導のポイント]

● 振戦、足がムズムズする、じっとしていられない、不安が強まるなどの症状が出現したときは、医療者へ伝えるよう説明する。

● 鎮静作用は弱いが、眠気や注意力の低下が生じることがあるので、自動車の運転や転倒の危険に注意するよう指導する。

エキスパートからのアドバイス

＊錐体外路症状の1つであるアカシジア（静坐不能症）は、患者が落ち着きなく歩き回ったり、不眠を伴ったりすることが多いため、せん妄と間違われることがある。

＊アカシジアの場合は、歩行や運動で症状が軽減され、通常は意識障害を認めない。症状を詳細に聞き、意識障害の有無を確認しながら、早期に対応することが重要である。

＊アカシジアの主な症状としては、以下のようなものが挙げられる。患者にとって、非常に不快な症状である。

★ソワソワして落ち着かない

★焦燥感に駆られ、じっとしていられない

★足がムズムズする

★不安が強まる、不眠　など

（一瀬直子）

一般例 **プロクロルペラジン**マレイン酸塩

商品例 **ノバミン®錠/筋注**

その他の商品名 —

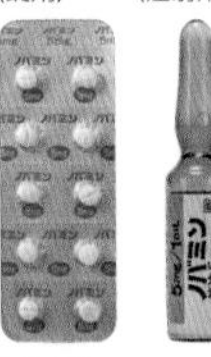

画像提供：共和薬品工業

投与経路 経口 筋肉内 静脈内（添付文書上承認外）

▶**剤形・規格：錠剤** 5mg /**注射剤** 5mg/1mL

どんな薬か

[作用機序]

● プロクロルペラジンは、フェノチアジン系抗精神病薬である。

● 延髄の化学受容器引き金帯（CTZ）に存在するドパミンD_2受容体を遮断することによって、制吐作用を示す。

[特徴]

● 抗精神病薬であるが、悪心を抑える作用にすぐれており、オピオイド鎮痛薬による悪心・嘔吐に対して制吐薬として使用される。

● 第一世代抗精神病薬のなかでは、抗コリン作用（便秘、尿閉）が比較的少ない。

[薬剤の効き方（経口投与の場合）]

● **効果発現時間**：投与後30〜40分

★投与後2時間で最高血中濃度に達し、約6〜8時間効果が持続する。血中濃度半減期は15〜20時間である。

[保険適用]

● 術前・術後などの悪心・嘔吐。

★統合失調症の治療薬としてよく知られる。

[用法・用量]

● **経口剤**：症状に合わせて1日5〜20mgを分割投与（1回5mg）。

● **注射剤**：1回5mg/日の持続静注で開始し、10mg/日まで増量可能（添付文書上承認外）。

★局所刺激が強いため、持続皮下注には適さない。

使用上の注意点

● **投与禁忌**：昏睡状態、循環虚脱状態、中枢神経抑制薬の強い影響下など。

● **併用禁忌**：アドレナリン（アナフィラキシー治療時を除く）。

★皮質下部の脳障害（脳炎、脳腫瘍、頭部外傷後遺症など）の疑いのある患者には原則禁忌。

● **併用注意**：中枢神経抑制薬、アルコール、降圧薬、アトロピン様作用のある薬剤、リチウム、ドンペリドン、メトクロプラミド、ドパミン作動薬。

特に注意したい副作用

症状の出現時期(めやす)

副作用	出現時期
錐体外路症状	投与開始から3日〜2週間以内に好発。長期投与によっても出現の恐れがある
眠気、口渇	時期を問わず発現する可能性がある

↑投与開始　　2週間　　数週間

ケアのポイント

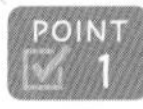

薬物療法と並行し、悪心・嘔吐予防のための日常生活上のケアを行う。

★食事や衣類の工夫、環境調整などが、悪心・嘔吐の予防につながる。

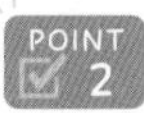

副作用である錐体外路症状 p.119 に注意する。

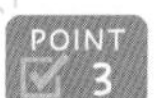

傾眠の出現に注意する。

★投与初期に生じうる。オピオイド鎮痛薬による傾眠と混同されることがある。

[患者説明・指導のポイント]

- オピオイド鎮痛薬に伴う悪心は、数日〜1週間程度で落ち着くことが多く、症状が落ち着けば制吐薬を中止できることを伝える。
- 筋のこわばり、じっとしていられない、足がムズムズするなどの症状に気がついたら、医療者に伝えるよう指導する。
  ★これらの症状は、副作用(錐体外路症状)の徴候として現れることがある。
- 抗精神病薬であるが、制吐薬として使用していることを伝える。

エキスパートからのアドバイス

＊悪心は主観的な症状である。NRSなどのツールを活用し、患者自身に積極的に症状の観察を行ってもらうことも、症状緩和を成功させる要因の1つとなる。
＊適切に症状の評価を行い、制吐薬を漫然と使い続けないようにする。

(一瀬直子)

一般名 クロルプロマジン塩酸塩

商品例 **コントミン®糖衣錠／筋注**

その他の商品名 ウインタミン®／クロルプロマジン塩酸塩

〈錠剤〉〈注射剤〉

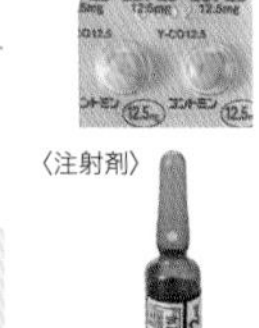

画像提供：田辺三菱製薬

投与経路 経口 筋肉内 静脈内（添付文書上承認外）

▶剤形・規格：**錠剤**（糖衣錠） 12.5mg 25mg 50mg 100mg

注射剤 10mg/2mL 25mg/5mL 50mg/5mL ＊散剤もある

どんな薬か

[特徴]

● 難治性の悪心・嘔吐に使用されることが多い。

● 本剤と同じく第一世代抗精神病薬であるハロペリドール p.206 と比較し、鎮静作用が強い。

★クロルプロマジンは、フェノチアジン系抗精神病薬である。

[作用機序]

● 延髄の化学受容器引き金帯（CTZ）に存在するドパミンD_2受容体を遮断することによって制吐作用を示す。

★ヒスタミン受容体、アドレナリン受容体、セロトニン受容体へ幅広く作用する。

[薬剤の効き方（経口の場合）]

● **効果発現時間**：該当資料なし。

★投与後3.2時間で最高血中濃度に達し、約8～12時間効果が持続する。血中濃度半減期は11.7時間である。

★緩和ケアの臨床では、投与後30～60分で効果が現れ、約8～12時間持続するとされている。

[保険適用]

● 悪心・嘔吐、吃逆など。

[用法・用量]

● **経口剤**：1回12.5mgを1日2～3回投与。

● **注射剤**：1回10～50mgを緩徐に筋注。

● **用量調節**：症状を確認しながら使用量を増減し、適量を決めていく。

★どのようなときに症状が出現するか、制吐薬の効果はどの程度か、不快な眠気はないかなど、患者とともに評価する。

使用上の注意点

- **投与禁忌**：昏睡状態、循環虚脱状態、中枢神経抑制剤の強い影響下。
- **併用禁忌**：アドレナリン（アナフィラキシー治療時を除く）。
- **併用注意**：中枢神経抑制薬、降圧薬、アトロピン様作用のある薬剤、アルコール、ドンペリドン、メトクロプラミド、リチウム、ドパミン作動薬。

特に注意したい副作用

症状の出現時期（めやす）

投与開始から3日～2週間以内に好発。
長期投与によっても出現の恐れがある

錐体外路症状

眠気、口渇など

血圧低下

時期を問わず出現する可能性がある

↑投与開始　　2週間　　数週間

ケアのポイント

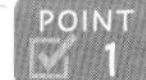

第一世代の抗精神病薬で、副作用の頻度や程度が強い。

★副作用に注意するとともに、患者・家族の不安に配慮したケアを心がける。

★説明のしかたにも配慮する。例えば「血圧低下が起こることがあります」と言うのと、「なかには、少し血圧が低くなる方がいます。気分がすぐれない、ふらつきを感じたなどがあったら教えてください」と伝えるのでは、患者・家族の受ける印象がまったく違う。

★クロルプロマジンを使用するメリットについてもしっかり伝えることが重要である。

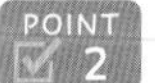

薬物療法と並行して、悪心・嘔吐予防のための日常生活上のケアを行う。

★食事や衣類の工夫、環境調整などが、悪心・嘔吐の予防につながる。

［ 患者説明・指導のポイント ］

- 副作用として眠気や血圧低下が生じやすいことを、患者と家族に十分に説明する。
  ★副作用のなかには、命にかかわる重大なものもある。しかし、過度な不安を与えることがないよう、患者の反応や理解の程度を確認しながら説明のしかたや提供する情報量を調整する。
- 抗精神病薬であるが、制吐薬としても使用されていることを伝える。

エキスパートからのアドバイス

＊本剤は、ドンペリドン（ナウゼリン®）やメトクロプラミド（プリンペラン®）と併用すると、内分泌機能調節異常や錐体外路症状が発現する恐れがある。

＊がん薬物療法や放射線療法など、がん治療の副作用対策として制吐薬を使用することも多いため、薬物相互作用に留意し、治療薬を選択する。

（一瀬直子）

一般名 オランザピン

商品例 **ジプレキサ®錠／ザイディス®錠／細粒**

その他の商品名 オランザピン

〈錠剤〉

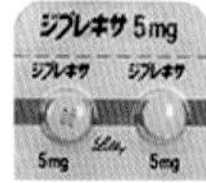

〈ザイディス®錠〉

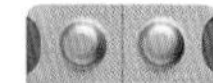

画像提供：
日本イーライリリー

投与経路 経口

▶剤形・規格：錠剤・ザイディス錠 5mg 10mg

細粒 1% ＊OD錠もある

どんな薬か

［特徴］

- 多元受容体標的化抗精神薬（MARTA）と呼ばれる非定型抗精神病薬である。
- オピオイド鎮痛薬の副作用による悪心に対し、第一選択の制吐薬（プロクロルペラジンなど）が無効であった場合に、使用されることがある（添付文書上承認外）。
  ★がん薬物療法による難治性の悪心・嘔吐に対しても使用できる。
- OD錠（ザイディス®錠）があり、内服が難しい患者でも使用できる。
- 半減期が長いため、1日1回の内服で済む。
  ★緩和ケアやがん薬物療法中の患者にとって負担となる「内服数の多さ」を軽減できる。

［作用機序］

- 脳内・神経末端に存在する複数の受容体を阻害することで、中枢性に制吐作用を示す。
  ★オランザピンは、セロトニン5-HT_2受容体をはじめ、ドパミンD_2受容体、ヒスタミンH_1受容体、アドレナリンα_1受容体などに親和性をもつ。

［薬剤の効き方（経口剤の場合）］

- **効果発現時間**：投与後5〜8時間で最高血中濃度に達し、12〜48時間効果が持続
  ★血中濃度半減期は34時間である。
  ★効果発現に際し、食事による影響はない。

［保険適用］

- 抗悪性腫瘍薬（シスプラチンなど）投与に伴う消化器症状（悪心・嘔吐）、統合失調症、双極性障害。

［用法・用量（抗がん薬による悪心・嘔吐の場合）］

- **投与量**：1回5mgを1日1回経口投与。
- **用量調節**：患者状態により適宜増量するが、1日10mgを超えない。

使用上の注意点

- **投与禁忌**：昏睡状態、中枢神経抑制剤の強い影響下、糖尿病(既往を含む)。
- **併用禁忌**：アドレナリン(アナフィラキシー治療時を除く)。
- **併用注意**：中枢神経抑制薬、アルコール、抗コリン作用のある薬剤、ドパミン作動薬、フルボキサミン、シプロフロキサシン、カルバマゼピン、オメプラゾール、リファンピシン。
  ★喫煙により本剤の血中濃度が低下する恐れがある。

特に注意したい副作用

症状の出現時期(めやす)	投与開始時や増量時、長期使用時に生じやすい	時期を問わず出現する可能性がある
錐体外路症状	○	
口渇、便秘		○
高血糖、食欲亢進		○

↑投与開始　2週間　数週間

ケアのポイント

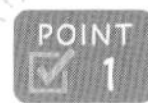

連続投与時は過鎮静に注意する。
★本剤は、血中濃度の半減期が長い。

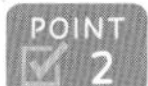

血糖値の急激な上昇に注意する。
★特に糖尿病の危険因子を有する患者では、急激な血糖値上昇に伴い、糖尿病性ケトアシドーシスや糖尿病性昏睡などが発現する恐れがあるため、いっそうの注意が必要である。
★血糖測定を行い、高血糖の徴候(口渇、多飲、多尿、倦怠感など)に注意する。

[患者説明・指導のポイント]

- 夕食後や就寝前の服用として、車の運転などをしないよう説明する。
  ★眠気や集中力の低下、ふらつきなどが出る場合がある。
- 口渇や多飲、多尿、倦怠感など、高血糖の症状が現れたときには、内服を中止して医師に報告するよう伝える。
- OD錠には吸湿性があるので、使用する直前に開封するよう指導する。

エキスパートからのアドバイス

＊オピオイド鎮痛薬開始時には、悪心対策としてプロクロルペラジン(ノバミン®)が処方されていることが多い。オピオイド鎮痛薬の増量に伴って悪心が出現したときは、本剤への変更で効果がみられる場合がある(添付文書上承認外)。
＊本剤による眠気は、それほど強くないといわれている。とはいえ、悪心対策の処方薬が本剤に変更された際、「悪心はよくなったものの、やはり日中の眠気が気になってつらい」と訴える患者もいる。悪心への効果だけでなく、眠気の状況についてもよく観察し、患者と話し合う。
＊患者が症状緩和に対する希望を医師に伝えられるようにサポートすることが重要である。

(大市三鈴)

一般名 リスペリドン

商品例 **リスパダール®錠／細粒／OD錠／内用液**

その他の商品名 リスペリドン

投与経路 経口

▶剤形・規格：**錠剤** 1mg 2mg 3mg ／**OD錠** 0.5mg 1mg 2mg
散剤（細粒）1% ／**液剤**（内用液）1mg/1mL
注射剤 25mg 37.5mg 50mg

どんな薬か

[特徴]

- リスペリドンは、錐体外路症状のリスクが比較的少ない非定型抗精神病薬で、中枢性制吐薬としても有用である。
- オピオイド鎮痛薬の副作用による悪心に対し、第一選択の制吐薬が無効であった場合に使用されることがある。
  ★経口剤の剤形が豊富で、内服が困難になってきた患者でも使用しやすい。
- がん患者では、主にせん妄の治療に用いられる。
  ★投与後、数時間〜数日で効果が現れる。
- オランザピン p.212 と比較して高血糖の副作用が少ない。

[作用機序]

- リスペリドンは、ドパミンD_2受容体拮抗作用、セロトニン5-HT_2受容体拮抗作用をもち、中枢性に制吐作用を発揮する。

[薬剤の効き方（経口剤の場合）]

- **効果発現時間**：投与後30〜60分。
  ★投与後1〜2時間で最高血中濃度に達し、約12〜48時間効果が持続する。血中濃度半減期は21時間である。
  ★効果発現に際し、食事による影響はない。

[保険適用]

- 統合失調症。
  ★制吐薬として用いられる（適応外）。
  ★がん薬物療法の副作用として生じる悪心・嘔吐に対して用いられることもある（適応外）。

[用法・用量]

- **投与量**：1回0.5〜1.5mgを1日1回、夕食後もしくは就寝前投与。[1)]
  ★高齢者や、重篤な肝不全、もしくは腎不全の患者には、1回0.5mgから開始する。

使用上の注意点

- **投与禁忌**：昏睡状態、中枢神経抑制薬の強い影響下。
- **併用禁忌**：アドレナリン（ボスミン®）。
- **併用注意**：中枢神経抑制薬、ドパミン作動薬、降圧薬、アルコール、CYP2D6阻害薬、CYP3A4誘導薬・阻害薬、QT延長を起こす薬剤。

特に注意したい副作用

症状の出現時期（めやす）

錐体外路症状：投与開始時や増量時、長期使用時に生じやすい。他剤と比較して発症頻度は少ない

便秘、悪心：時期を問わず出現しうる

↑**投与開始**　**2週間**　**数週間**

ケアのポイント

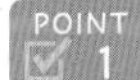

連続投与時は過鎮静に注意する。

★本剤は、血中濃度の半減期が長い。

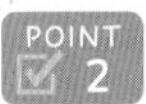

腎機能低下があると蓄積することに注意する。

[患者説明・指導のポイント]

- 服用は夕食後や就寝前として、服用後は車の運転などをしないよう説明する。

  ★副作用として眠気や集中力の低下、ふらつきなどが出る場合がある。
- 口渇や多飲、多尿、倦怠感など、高血糖の症状が現れたときには、内服を中止して医師に報告するよう伝える。
- 内用液が飲みづらい場合は、水やジュース、汁物などに混ぜて飲んでもよいことを説明する。

  ★含量が低下し、薬効が落ちる恐れがあるため、茶葉抽出飲料（紅茶、烏龍茶、日本茶など）やコーラとは混ぜないよう指導する。

エキスパートからのアドバイス

＊本剤やオランザピンの投与中、副作用として錐体外路症状の1つであるアカシジア p.201 が出現することがある。

＊アカシジアは「落ち着かない、焦燥感に駆られじっとしていられない」など、患者にとっては非常に苦痛な症状である。迅速に対応できるように、アカシジアの可能性を念頭において、注意深く観察し、患者の訴えに耳を傾ける必要がある。

＊本剤には、注射剤もある（リスパダール コンスタ®筋注用）。2週間に1回の投与でよいというメリットがあるが、副作用が出現した場合には副作用も持続してしまうことや、注射による痛みといったデメリットもあり、緩和ケア領域で選択されることは少ない。

（大市三鈴）

引用文献

1）日本癌治療学会 編：制吐薬適正使用ガイドライン2015年10月 第2版一部改訂版 ver.2.2. http://www.jsco-cpg.jp/item/29/index.html（2023.7.27アクセス）.

おさえよう! 悪心・嘔吐への非薬物的アプローチ

- オピオイド鎮痛薬による悪心・嘔吐として、適切な制吐薬の使用は不可欠である。
- 同時に、非薬物的アプローチも行って、患者の苦痛軽減を図ることも重要である。

[心理的サポート・患者教育]

- 症状の経過について患者に説明し、患者が経過の見通しを持てるよう支援する。
  ★オピオイド鎮痛薬による悪心は投与開始時や増量時に出現し、数日で症状が消失することが多いことを伝える。
- オピオイド鎮痛薬開始時は、身体的な痛みだけでなく、初めて医療用麻薬を使用することに対して不安や緊張があることも多い。患者の訴えをていねいに聴取し、不安や緊張を和らげるよう、心理的サポートを行うことも重要である。

[環境調整・体位の工夫]

- 吐物、汚染されたシーツや衣類はすぐに片づけ、患者が不快に感じるにおいがするものを除去し、部屋を換気して、新鮮な空気を取り入れる。
  ★患者は、食べ物のにおいや整髪料のにおいなどを不快に感じることがある。
- 衣類を緩め、患者が安楽な体位を取れるように調整する。仰臥位では、吐物による窒息のリスクがあるため、座位や側臥位の方が望ましい。
  ★衣類によるしめつけがきついと悪心が増強することがある。
- 体動によって悪心が増強する場合には、手の届くところにティッシュペーパーやガーグルベースン、ナースコールなどを配置し、体動が最小限ですむように環境を整える。

[食事の工夫]

- 嘔吐をしているときは、脱水を予防するために、可能であれば水や電解質を含む水分を少量ずつ摂取する。
- 悪心があるときには、冷たくしたもの、喉ごしのよいもの、薄味のもの、酸味のあるものが食べやすいことがある。
  ★シャーベット、果物、麺類、酢飯などが食べやすいといわれる。
- 一度に多く摂取できないため、数回に分けて、摂取できそうなタイミングで摂取する。

[口腔ケア]

- 嘔吐した後は、うがいを促す。
  ★口腔内に吐物が残っている不快感が、悪心を誘発する可能性がある。
- 歯磨きで悪心が誘発される場合は、うがいやマウスウォッシュなどを行う。

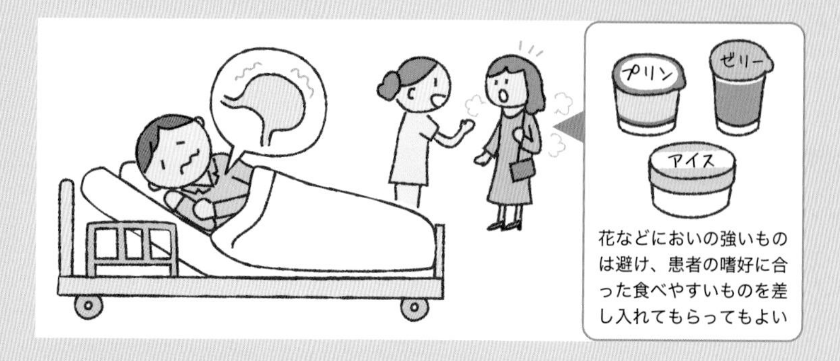

［ 排便コントロール ］

- 便秘があると悪心が増強しやすいため、排便コントロールを行う p.218。

［ その他 ］

- がん化学療法誘発性の悪心は、ショウガのアロマオイルの香りで軽減することがある[1)]。患者の好みに合うようであれば提案してみてもよい。
- マッサージや漸進的筋弛緩法で筋緊張を和らげることで、悪心が軽減することがある[2)]。

★漸進的筋弛緩法：全身の筋骨格の緊張時・緩和時の感覚の違いを感じる方法。

- 内関（手首の皺から三横指、内側の中心）というツボを指圧すると、悪心が軽減することがある[3)]。

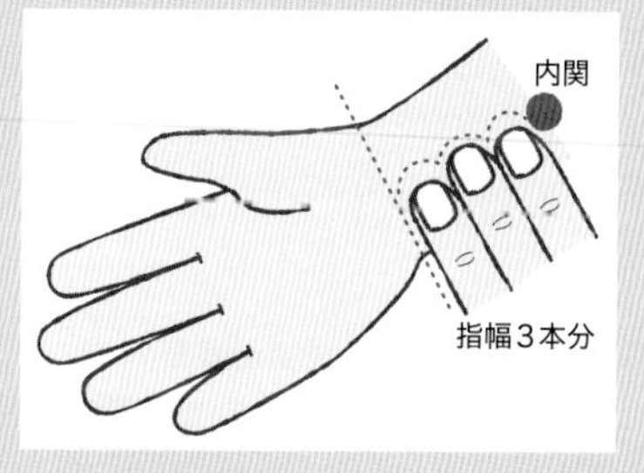

（飯田郁実）

引用文献
1) Lua PL, Salihah N, Mazlan N. Effects of inhaled ginger aromatherapy on chemotherapy-induced nausea and vomiting and health-related quality of life in women with breast cancer. *Complementary therapies in medicine* 2015；23 (3)：396-404.
2) Tian X, Tang RY, Xu LL, et al. Progressive muscle relaxation is effective in preventing and alleviating of chemotherapy-induced nausea and vomiting among cancer patients：a systematic review of six randomized controlled trials. *Supportive Care in Cancer* 2020；28：4051-4058.
3) Miao J, Liu X, Wu C, et al. Effects of acupressure on chemotherapy-induced nausea and vomiting-a systematic review with meta-analyses and trial sequential analysis of randomized controlled trials. *International Journal of Nursing Studies* 2017；70：27-37.

便秘

定義

- 腸管内容物の通過が遅延・停滞し、排便に困難を伴う状態
- 明確な定義はないが、患者のもともとの排便習慣と比較して判断する

発生機序

- オピオイド鎮痛薬は、各種臓器からの消化酵素の分泌を抑制するとともに、消化管の運動を抑制するため、食物通過時間が延長する。さらに、食物が大腸で長時間とどまるなかで、水分吸収が一段と進むため、便は硬くなり、便秘となる(OIC：オピオイド誘発性便秘)。
- 抗けいれん薬は平滑筋弛緩作用をもち、腸蠕動が低下するため、便秘となる。
- 抗うつ薬は、副交換神経のアセチルコリン受容体を遮断して、腸蠕動と腸液分泌を抑制することで便秘をきたす。特に三環系抗うつ薬はこの作用が強い。

治療の概要

- オピオイド鎮痛薬を導入する際は、開始時から予防的に便秘治療薬を使用する。
  - ★オピオイド鎮痛薬服用時には便秘が高頻度に認められ、耐性形成がほとんど起こらない。
  - ★痛みがある患者は、腹圧を十分にかけることが難しい場合がある。便秘治療薬を服用することで、日ごろからできるだけ排便しやすい便の性状(軟便～泥状便)に保つことが大切である。
- 便秘発生時は、便の性状に合わせて薬剤を使用する。便が硬い場合は、便を軟らかくする浸透圧性下剤を使用し、腸蠕動が低下している場合は大腸刺激性下剤を使用する。下剤が十分に効かない場合は両者の併用や、ナルメデジン・ルビプロストンなどの使用を検討する。

■ 便秘のメカニズムと便秘治療薬

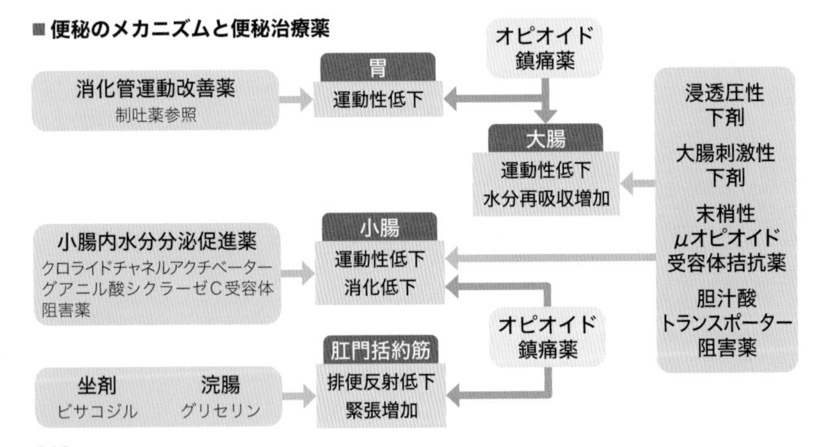

- 便秘の原因がオピオイド鎮痛薬以外（消化管閉塞、高カルシウム血症など）にないか確認する。
- 便秘が改善しない場合には、オピオイド鎮痛薬の種類をモルヒネやオキシコドンから、フェンタニルに変更することで改善する場合もある。

[薬物療法]

- 便秘の程度や患者の苦痛の程度、患者の生活に応じた薬剤の選択を行う。
- 患者のセルフケア能力をふまえて薬剤を選択する。
  - ★手指にしびれや痛みがある患者は、ピコスルファート内用液 p.230 のように、数滴の調整が必要となる薬剤の使用は難しい。
- 薬剤により効果発現時間が異なるため、患者の生活を考慮した服用タイミングを指導する。

便秘治療に用いられる薬剤（例）

分類		一般名（代表的な商品名）	剤形
大腸刺激性下剤		センナエキス（アジャストＡコーワ）	（錠剤）（顆粒）
		センノシド（プルゼニド®）	（錠剤）
		ピコスルファート（ラキソベロン®）	（錠剤）（内用液）
		ビサコジル（テレミンソフト®）	（坐剤）
		炭酸水素ナトリウム・無水リン酸二水素ナトリウム（新レシカルボン®）	（坐剤）
浸透圧性下剤	塩類下剤	酸化マグネシウム（マグミット®）	（錠剤）（細粒）
	糖類下剤	ラクツロース（ラグノス®NF）	（ゼリー）
	ポリエチレングリコール製剤	マクロゴール（モビコール®）	（散剤）
胆汁酸トランスポーター阻害薬		エロビキシバット（グーフィス®）	（錠剤）
クロライドチャネルアクチベーター		ルビプロストン（アミティーザ®）	（カプセル）
グアニル酸シクラーゼC受容体阻害薬		リナクロチド（リンゼス®）	（錠剤）
末梢性μオピオイド受容体阻害薬		ナルデメジン（スインプロイク®）	（錠剤）
その他	浣腸	グリセリン	浣腸液
	漢方薬	大建中湯、麻子仁丸など p.248	

ケアのポイント　非薬物的アプローチについては p.244 参照

- 生活習慣（食事や運動など）の改善や、予防的な下剤の服薬管理などについて、患者教育を行う。
  - ★便秘の原因は複数あり、そのリスクは長期的である。そのため、予防については医療者だけではなく、患者自身も理解しておくことが必要である。
- 排便は回数だけではなく、便の性状、量、残便感、排便困難感などを確認する。
  - ★患者のもともとの排便パターンを把握することも重要である。
- 明らかに肛門近くに便がある場合は、坐剤の使用や浣腸、摘便を行う。

（木嶋あすか）

一般名 酸化マグネシウム

商品例 **マグミット®錠／細粒**

その他の商品名 ミルマグ®／酸化マグネシウム

〈錠剤〉

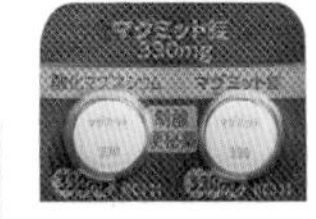

画像提供：マグミット製薬

投与経路 経口

▶剤形・規格：錠剤 200mg 250mg 330mg 500mg

細粒 83% ＊液剤もある

どんな薬か

[特徴]

● オピオイド鎮痛薬の導入時から併用する。便が硬い場合にも有効である。

● 剤形が複数あるため、患者の状態や嗜好を考慮し、選択できる。

★散剤や液剤があるため、投与量の調整を行いやすい。

● 習慣性が少なく、長期間の投与が可能である。

★長期使用で高マグネシウム血症を生じる場合がある。定期的に血清マグネシウム値を確認する。

[作用機序]

● マグネシウム製剤は、腸内で重炭酸塩となり、腸内の浸透圧を高めて腸内腔へ水分を引き寄せ、腸管内容物を軟化させる。

★水分を引き寄せることで腸管内容物が膨張し、腸管に拡張刺激を与えて排便を促す浸透圧性下剤（塩類下剤）である。

[薬剤の効き方]

● 効果発現：投与後、4〜8時間。

★継続して投与することで、安定した排便が得られる。

[保険適用]

● 便秘症。

★胃・十二指腸潰瘍、胃炎、上部消化管機能異常にも適応がある。

[用法・用量]

● 1〜2g/日を1日3回に分け、食前または食後に投与。あるいは1日分を就寝前に投与。

使用上の注意点

- 腎機能障害のある患者では、副作用の高マグネシウム血症のリスクが高まる。
- 抗菌薬(ニューキノロン系、テトラサイクリン系)や鉄剤を一緒に服用すると、それらの薬剤の吸収が低下し、効果が減弱する。
- 尿細管でのカルシウム再吸収が増加するため、大量の牛乳やカルシウム製剤の摂取により、高カルシウム血症をきたす恐れがある。
- 心機能障害のある患者では、徐脈による症状悪化のリスクがある。

特に注意したい副作用

症状の出現時期(めやす)

高マグネシウム血症の症状として生じうる。長期使用の際は特に注意

投与開始時や増量時に生じうる

不整脈、悪心・嘔吐
血圧低下、呼吸抑制

下痢、腹部不快感、腹痛

↑投与開始

ケアのポイント

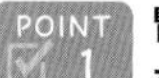

腎機能障害がある場合や長期使用の場合は、血液検査などで血清マグネシウム値を確認する。

★副作用として高マグネシウム血症が生じうる。
★不整脈、悪心・嘔吐、血圧低下、呼吸抑制などがないかも観察する。

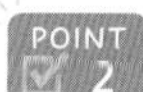

マグネシウム製剤の重複に注意する。

★医療者が把握していないところで患者が薬局で購入して服用している場合がある。過剰投与になる恐れもあるため、患者に確認する。

[患者説明・指導のポイント]

- 患者自身が排便状況によって薬剤の調節が可能であることを説明し、調節できるよう指導する。
- 湿気などに影響を受けるため、保管方法に注意するよう指導する。
  ★錠剤はPTPシート、散剤は包装のままで保管し、開封後はできるだけすみやかに使用する。
  ★液剤は、開封後は冷蔵庫で保管し、すみやかに使用する。
- 大量の牛乳(約1L/日以上)や大量のカルシウム(1g/日以上)の摂取は控えるよう説明する。
- 併用注意の薬剤を服用している患者には、これらの服用からは2時間程度間隔をあけて本剤を服用するよう説明する。
- 悪心・嘔吐、不整脈、筋力低下、傾眠などが出現した場合には、服用を中止して医療者に伝えるよう指導する。

(木嶋あすか)

一般名 ラクツロース

商品例 ラグノス®NF経口ゼリー

その他の商品名 モニラック®／ピアーレ®／ラクツロース

投与経路 経口

▶剤形・規格：ゼリー 6.5g/1包 ＊原末、シロップ剤もある。

どんな薬か

[特徴]

● 大腸刺激性下剤である。成分が糖類なので甘味があり、小児でも比較的服用しやすい。

★シロップ剤は1mL当たり約2.2kcalのエネルギーを有する。

★1日量30～60mLのエネルギー量は、66～132kcalに相当する。

● 疝痛が発現した患者や、他の下剤で効果が認められない患者に用いられることが多い。

● 肝性脳症を呈している便秘の患者には、第一選択薬となる。

● 剤形が複数あるため、患者の状態や嗜好を考慮して選択できる。

★誤嚥のリスクが高い患者には、ゼリー製剤を選択するとよい。

[作用機序]

● ラクツロースは合成二糖類で、ガラクトースとフルクトースが結合した構造をもつ。小腸では吸収されることなく、大部分が下部消化管に達し、浸透圧効果を介して多量の水分を大腸へ送り出す浸透圧性下剤（糖類下剤）である。

● 下部消化管に達したラクツロースは大腸内で発酵し、細菌による分解を受けて有機酸（乳酸、酢酸など）などを生成し、それらが腸管蠕動を刺激する。

★ラクツロースの分解によって生成された有機酸によって腸管内pHが低下すると、アンモニア産生・アンモニアイオンや窒素化合物の吸収が抑制され、血中アンモニア濃度が低下する。そのため本剤は、肝性脳症にも用いられる。

[薬剤の効き方]

● 効果発現時間：投与後8～12時間。

[保険適用]

● 慢性便秘症（器質的疾患による便秘を除く）。

★高アンモニア血症に伴う精神神経障害・手指振戦・脳波異常、産婦人科術後の排ガス・排便促進にも適応がある。

[用法・用量]

● 通常2包（24g）/日を1日2回に分け、朝・夕食後に投与（上限6包）。

★シロップ剤は30～60mL/日を1日2回に分け、朝・夕食後に投与。

使用上の注意点

- αグルコシダーゼ阻害薬（アカルボース）と併用すると腸内ガスの発生が増加し、悪心・嘔吐や腹痛などの消化器症状が増強する恐れがある。

特に注意したい副作用

症状の出現時期（めやす）

投与開始時や増量時に生じうる。投与後数時間以内に出現することもある。
水様便が生じた場合は減量もしくは中止する

下痢、腹部不快感、腹痛

↑投与開始

ケアのポイント

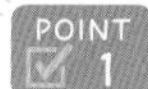

「糖類下剤」が糖として吸収されることはない。

★小腸で分解・吸収されずに大腸へ移動し、未変化体の浸透圧作用によって腸内への水分移動を促す。

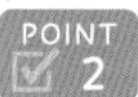

患者自身が内服量を調整しやすい剤形を選択する。

[患者説明・指導のポイント]

- 排便状況によって患者自身が薬剤を調節できることを説明し、方法を指導する。
- 高温を避けて保管するよう説明する。
  ★高温下では、薬剤の色が濃くなることがある。
- シロップは、開封後は冷蔵庫で保管するよう説明する。
  ★防腐剤や安定剤などを加えずに加熱処理をしているためである。
  ★冷蔵庫で保管すると結晶（乳糖）が析出することがあるが、服用には問題ないことも伝えておく。
- 服用を忘れた場合、気づいたときに1回分を服用し、2回分をまとめて服用しないよう指導する。
- 激しい下痢、腹痛、悪心・嘔吐などの消化器症状が発現した場合は服用を中止し、医療者に伝えるよう指導する。

エキスパートからのアドバイス

＊ラグノス®NF経口ゼリーは室温保存が可能（冷蔵庫で冷やしてもよい）で、スティック状に分包されており、携帯しやすいため、外出先でも容易に服用できる。

（木嶋あすか）

一般名 **マクロゴール4000**

商品例 **モビコール®配合内用剤LD／HD**

その他の商品名 —

〈LD〉

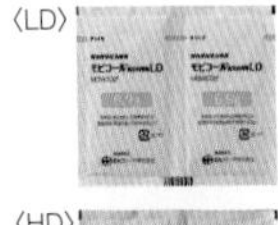

〈HD〉

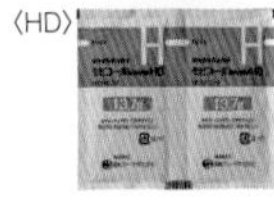

画像提供：EAファーマ

投与経路 経口

▶剤形・規格：散剤 6.8523g/包(LD) 13.7046g/包(HD)

どんな薬か

[特徴]

- 浸透圧性下剤の１つ。
  - ★アメリカ消化器病学会など海外ガイドラインで使用が推奨されている。
- 体内へはほとんど吸収されない。
- 塩味を感じる味である。
- ２歳以上の小児～高齢者で使用することができ、年齢区分ごとの用量や増量方法がある。
- 食事の影響を受けないため、いつ内服しても良い。だいたい同じ時間に毎日内服する。

[作用機序]

- 主成分のポリエチレングリコール(高分子化合物)の浸透圧効果によって腸管内の水分量が増加した結果、便中の水分量が増加し、便が軟化する。それにより、便容積が増大して大腸の蠕動運動が活発化し、排便が促される。

[薬剤の効き方]

- 内服開始から初回自発排便発現まで約２日。

[保険適用]

- 慢性便秘症(器質的疾患による便秘を除く)。

[用法・用量(LDの場合)]

- １包あたり約60mL(コップ1/3杯程度)の水に溶かして服用する。
  - ★LD2包＝HD1包である。

● 年齢区分ごとの用量については**下表**を参照。

2歳以上7歳未満	●初回：1回1包を1日1回 ●増量：2日以上あけ、1日1包まで ●最大投与量：1日4包まで(1日1～3回、1回2包)
7歳以上12歳未満	●初回：1回2包を1日1回 ●増量：2日以上あけ、1日1包まで ●最大投与量：1日4包まで(1日1～3回、1回2包)
12歳以上の小児・成人	●初回：1回2包を1日1回 ●増量：2日以上あけ、1日2包まで ●最大投与量：1日6包まで(1日1～3回、1回4包)

使用上の注意点

● **投与禁忌**：腸閉塞・腸穿孔・重症の炎症性腸疾患(疑いを含む)。

特に注意したい副作用

症状の出現時期(めやす)

アナフィラキシー、皮疹

腹痛、下痢、悪心、腹部膨満

↑**投与開始**

ケアのポイント

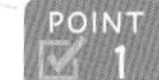

水にしっかり溶かさないと効果を発揮しない。

★水に溶かしたのでは飲みにくい場合、ジュースや味噌汁など、40℃以下の飲料に溶かしても良い。

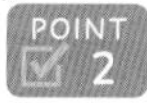

溶解後すぐに全てを飲めないときは冷蔵庫に保存し、その日のうちに飲み切る。

★水以外の飲料に溶かしたときは、なるべくすみやかに飲み切る。

[患者説明・指導のポイント]

● 薬剤を水分にしっかり溶かしてから内服するよう説明する。

★下痢になる場合は薬剤を減量調節してよいことを伝える。

★定期的な薬剤内服だけでなく、水分摂取や運動などの生活習慣改善も促す。

エキスパートからのアドバイス

＊便秘治療薬は毎日服用するものなので、糖尿病や高血圧、腎障害のある患者は高血糖、血圧上昇、カリウム上昇などの影響を考えながら溶かす飲料を選択する必要がある。

＊本剤を溶かした水は、体内にはほとんど吸収されない。そのため、必要な水分は本剤とは別に摂取を促す。

(鈴木由華)

一般名 **センナ（センナエキス）**

商品例 **アジャストAコーワ錠**

その他の商品名 アローゼン®顆粒／ヨーデル®S

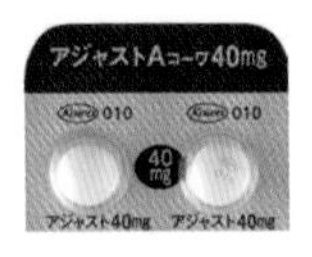

画像提供：興和

投与経路 経口

▶**剤形・規格：錠剤**（糖衣錠） 40mg ＊顆粒製剤もある

どんな薬か

［ 特徴 ］

● 大腸刺激性下剤、アントラキノン系誘導体である。

［ 作用機序 ］

● 大腸腸壁内の神経叢を刺激して腸蠕動を亢進し、排便を促進する。
● 腸内細菌の作用で活性体（レインアンスロン）に変化することで、大腸粘膜を直接刺激する。

［ 薬剤の効き方 ］

● **効果発現時間**：投与後8〜10時間

［ 保険適用 ］

● 便秘症。

［ 用法・用量 ］

● アジャストAコーワ、ヨーデル®S：通常、1日1回80mgを就寝前に投与。
★高度便秘の場合は1回160〜240mgを頓用。
★連用する場合は1回40〜80mgを毎食後に投与。
● **アローゼン®**：1回0.5〜1gを1日1〜2回投与。
● **用量調節**：就寝前投与から開始し、効果のない場合は漸増。

使用上の注意点

● **投与禁忌**：過敏症、急性腹症、けいれん性便秘、重症の硬結便、電解質異常。
● 器質的な腸閉塞のある患者は、腸管穿孔や蠕動痛のリスクがあるので使用を控える。
● 妊娠中に本剤を大量服用した場合、子宮収縮を誘発して流早産の危険がある。

特に注意したい副作用

症状の出現時期(めやす)

投与開始時や増量時に生じうる	肝機能障害の症状として生じる。投与を中止し、適切な処置を行う	長期連用により生じうる
		大腸メラノーシス
		ALT・AST・γGTP・ビリルビンの上昇
腹痛、悪心・嘔吐、腹鳴		

↑投与開始

ケアのポイント

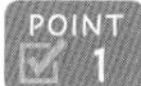

本剤の長期連用は避け、緊急時短期間の使用にとどめるのが望ましい。

★長期連用によって、大腸メラノーシスや大腸機能の低下に伴う便秘(弛緩性便秘)が生じる恐れがある。

★**大腸メラノーシス(大腸黒皮症)**:大腸に色素が沈着し、粘膜が黒色になる状態。アントラキノン系薬剤の長期連用により発症する。大腸の機能が低下することで、便秘悪化が生じる。原因となる薬剤の長期連用を避け、浸透圧性下剤に切り替えることで予防する。

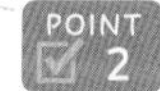

本剤開始前に、便栓の有無や便塊の位置を確認する。

★便が高位の腸まである場合や、便栓がある場合は、下剤のみでは改善が難しい場合があるp.246。

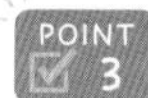

食事や生活習慣の改善などのケアも同時に行う。

[患者説明・指導のポイント]

- 腸蠕動運動の亢進作用により、腹痛がみられることがあることを伝える。
- 本剤の投与により、尿が黄褐色または赤色になることがあることを説明する。
  ★薬剤の色によるもので、心配はないことを伝える。
- 連用により耐性が出現し、効果が減弱する可能性があること、その際は、他の薬剤も使用するなどで対応することを説明する。
- 患者がケアの主体となるよう、セルフケア力を高めるための指導を行う。
  ★**指導の内容**:排便チェック、下剤の調整、便秘予防の対策(腹部の「の」の字マッサージやツボ押し、温罨法など)、排便姿勢の工夫(腹圧を高められるよう足台を置き前かがみになる)p.244。
  ★日常生活での注意事項(食事の工夫、水分摂取、可能な範囲での運動など)についても指導する。

エキスパートからのアドバイス

＊オピオイド鎮痛薬による便秘には耐性ができないため、投与期間中は90%以上便秘が出現する。重症化すると対処が困難であるため、オピオイド鎮痛薬使用中は毎日の排便状況をチェックするとともに、下剤などで排便コントロールを行う。

＊オピオイド鎮痛薬開始と同時に適切に便秘治療薬を併用し、便秘を予防することが、オピオイド治療の成功の鍵の1つである。

＊便秘の治療薬は単剤で用いることよりも、便の性状や患者の希望により、複数のものを組み合わせて使うことが多い。浸透圧性下剤と併用すると、さらに効果的である。

(池長奈美)

一般名 **センノシド**

商品例 **プルゼニド®錠**

その他の商品名 センノシド

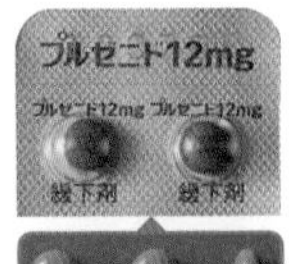

画像提供：サンファーマ

投与経路 経口

▶剤形・規格：錠剤 12mg

どんな薬か

[特徴]

- 大腸刺激性下剤、アントラキノン系誘導体である。
- オピオイド鎮痛薬使用時に、浸透圧性下剤と組み合わせて使用する。
  ★錠剤で飲みやすく、大腸を蠕動させる力が強いことがメリットである。ただし、微量での調節がしにくいため、蠕動痛が出やすいというデメリットもある。
- 便性が柔らかく直腸内にあるときや、直腸まで便が下りてきていないときに使用する。

[作用機序]

- 大腸腸壁内の神経叢を刺激して腸蠕動を亢進し、排便を促進する。
- 腸内細菌の作用で活性体（レインアンスロン）に変換され、大腸を刺激し、蠕動運動を亢進する。
- 小腸から吸収されて血行性に作用するとともに、直接大腸粘膜を刺激する。

[薬剤の効き方]

- **効果発現時間**：投与後8～10時間。

[保険適用]

- 便秘症。

[用法・用量]

- 通常、1日1回12～24mg（1～2錠）を、就寝前に投与。
  ★投与量が多いときは1日2～3回に分ける。
- **用量調節**：排便状況をみながら適宜調節（**下表**参照）。1回48mg（4錠）まで増量可能。

①	1日2錠を就寝前から投与開始 ★下痢がみられた場合は1錠に減量
②	投与開始から2～3日経っても便通がなければ、1日3錠に増量
③	以後も便通がなければ、4→6→8→10錠/日の順に増量

使用上の注意点

- **投与禁忌**：過敏症、急性腹症、けいれん性便秘、重症の硬結便、電解質異常
- 器質的な腸閉塞のある患者は、腸管穿孔や蠕動痛のリスクがあるので使用を控える。

● 妊娠中に本剤を大量服用した場合、子宮収縮を誘発して流早産の危険がある。

特に注意したい副作用

症状の出現時期(めやす)

長期連用により生じうる
大腸メラノーシス

投与中は常にみられる
着色尿

腹痛、悪心・嘔吐、腹鳴
投与開始時や増量時に生じうる

↑投与開始

ケアのポイント

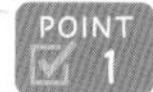

本剤の長期連用は避け、緊急時短時間の使用にとどめるのが望ましい。

★長期連用によって、大腸メラノーシス p.227 や大腸機能の低下に伴う便秘(弛緩性便秘)が生じる恐れがある。

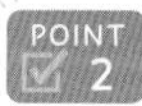

本剤開始前に、便栓の有無や便塊の位置を確認する。

★便が高位の腸までである場合や、便栓がある場合には、下剤のみでは改善が難しい場合がある p.246 。

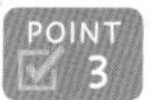

食事や生活習慣の改善などのケアも同時に行う。

[患者説明・指導のポイント]

● 腸蠕動運動の亢進作用により、腹痛がみられることがあることを伝える。

● 本剤の投与により、尿が黄褐色または赤色になることがあることを説明する。

★薬剤の色によるもので、心配はないことを伝える。

● 連用により耐性が出現し、効果が減弱する可能性があること、その際は、他の薬剤も使用するなどで対応することを説明する。

● 患者がケアの主体となるよう、セルフケア力を高めるための指導を行う。

★**指導の内容**:排便チェック、下剤の調整、便秘予防の対策(腹部の「の」の字マッサージやツボ押し、温罨法など)、排便姿勢の工夫(腹圧を高められるよう足台を置き前かがみになる) p.244 。

★日常生活での注意事項(食事の工夫、水分摂取、可能な範囲での運動など)についても指導する。

エキスパートからのアドバイス

*重症の便秘の場合、腹部触診で便塊が触れることがある。

*肛門近位側の便が、細菌の作用で液化することで、少量の水様便が流出し、下痢に似た状態となることもある(溢流性便秘)。下痢と勘違いして下剤の投与をやめてしまうと、より悪化するため、注意が必要である。

(池長奈美)

一般名 ピコスルファートナトリウム水和物

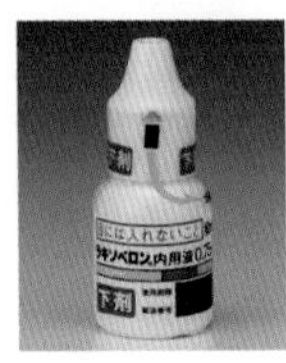

画像提供：
帝人ファーマ

商品例 **ラキソベロン®内用液／錠**

その他の商品名 スナイリン®／ピコスルファートナトリウム

投与経路 経口

▶**剤形・規格：液剤**（内用液）0.75%／**錠剤** 2.5mg

どんな薬か

［特徴］

- 大腸刺激性下剤、ジフェニール系誘導体である。
- オピオイド鎮痛薬使用時に、浸透圧性下剤と組み合わせて使用する。
- 便性が柔らかく直腸内にあるときや、直腸まで便が下りてきていないときに使用する。
- 液剤があり、用量調節性にすぐれている。
  ★液剤は、滴数を変えることで投与量を調整できるため、体重の少ない患者や小児、高齢者などには使いやすい。ただし、最適な投与量が個人により異なることに注意が必要である。
- 習慣性が生じにくい。

［作用機序］

- ピコスルファートは、大腸細菌叢由来の酵素によって分解されて活性体となり、大腸粘膜を直接刺激することで腸蠕動を亢進させ、排便を促す。

［薬剤の効き方］

- **効果発現時間**：投与後7〜12時間。

［保険適用］

- 各種便秘症、術後排便補助など。

［用法・用量（内用液の場合）］

- 通常、1日1回5〜7.5mg（10〜15滴）を投与。
- **用量調節**：排便状況をみながら適宜調整（**下表**参照）。

①	就寝時に、1日1回10滴の投与から開始 ★下痢がみられた場合は、投与量を減量
②	投与開始から2〜3日経っても便通がなければ、1日15滴に増量
③	以後も便通がなければ、20→25→30→40滴の順に増量

- 換算のめやすは**下表**を参照。

  - ラキソベロン®内用液（0.75%）5滴＝ラキソベロン®錠（2.5mg）1錠
  - ラキソベロン®内用液（0.75%）6滴＝プルゼニド®錠（12mg）1錠

使用上の注意点

- **投与禁忌**：急性腹症、過敏症、腸管閉塞（疑い含む）。
- 器質的な腸閉塞のある患者は、腸管穿孔や蠕動痛のリスクがあるので使用を控える。
- 高齢者は一般的に生理機能が低下しているため、低用量から開始する。
- 妊婦への安全性は確立されていないため、避けることが望ましい。

特に注意したい副作用

症状の出現時期（めやす）

投与開始時や増量時に生じうる

腹痛、悪心・嘔吐、腹鳴、腹部膨満

↑投与開始

ケアのポイント

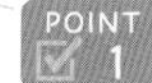

本剤の長期連用は避け、緊急時短時間の使用にとどめるのが望ましい。

★習慣性は生じにくいが、長期連用によって大腸機能の低下に伴う便秘（弛緩性便秘）が生じる恐れがある。

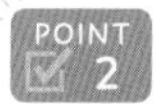

本剤開始前に、便栓の有無や便塊の位置を確認する。

★宿便が高位の腸まである場合や、便栓がある場合は、下剤のみでは改善が難しい場合がある p.246 。

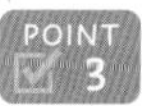

食事や生活習慣の改善などのケアも同時に行う。

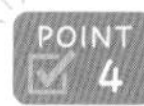

投与後に腹痛などの異常が発現した際は、腹部の診察や画像検査を実施する。

［ 患者説明・指導のポイント ］

- 腸蠕動運動の亢進作用により、腹痛がみられることがあることを伝える。
- 患者がケアの主体となるよう、セルフケア力を高めるための指導を行う。
  - ★**指導の内容**：排便チェック、下剤の調整、便秘予防の対策（腹部の「の」の字マッサージやツボ押し、温罨法など）、排便姿勢の工夫（腹圧を高められるよう足台を置き前かがみになる） p.244 。
  - ★日常生活での注意事項（食事の工夫、水分摂取、可能な範囲での運動など）についても指導する。
- 内用液の容器が点眼薬と似ているため、誤って目に使用しないように注意する。

（池長奈美）

一般名 **エロビキシバット水和物**

商品例 **グーフィス®錠**

その他の商品名 —

投与経路 経口

▶剤形・規格：錠剤 5mg

画像提供：EAファーマ

どんな薬か

［特徴］

● 2018年4月に登場した、新たな作用機序をもつ下剤である。

★規格は1つで、小さな錠剤である。

● 食事で分泌される胆汁酸に効果的に作用させるため、食前に1日1回投与する。

● 体内への吸収はわずかである。

［作用機序］

● エロビキシバットは、胆汁酸の再吸収に関わるトランスポーターを回腸末端部で直接阻害することで、大腸へ到達する胆汁酸を増加させる。その結果、胆汁酸による大腸内への水分分泌と大腸の蠕動運動亢進が生じ、排便が促される。

★胆汁酸は肝臓で合成される胆汁の主成分で、胆嚢に蓄えられ食事に伴って十二指腸へ分泌される。分泌された胆汁酸は小腸で約95%が再吸収され、肝臓を経て再び胆汁中に分泌される（腸肝循環）。一方、再吸収されなかった胆汁酸は大腸へ到達する。

★胆汁酸には、直腸感覚閾値の低下（便意の回復）作用も確認されている。

■ **作用機序（イメージ）**

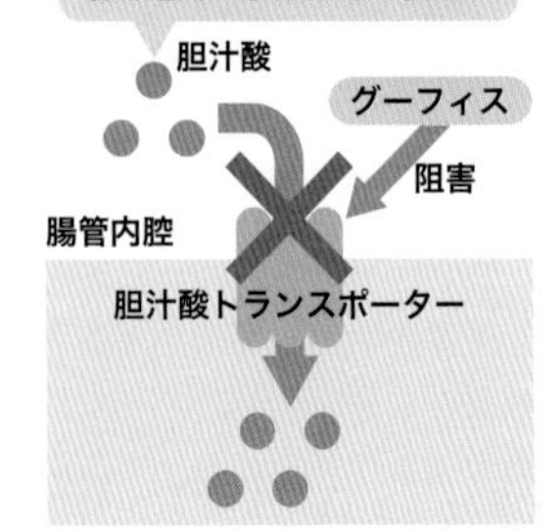

［薬剤の効き方］

● 内服開始から初回自発排便発現まで約5時間。

［保険適用］

● 慢性便秘症（器質的疾患による便秘を除く）。

［用法・用量］

● 1日1回10mgを食前投与（適宜増減）。

● 最大用量は1日15mgまで。

使用上の注意点

● 投与禁忌：腸閉塞（疑いを含む）

特に注意したい副作用

症状の出現時期（めやす）

腹痛、下痢、悪心、腹部膨満、肝機能異常

↑投与開始

ケアのポイント

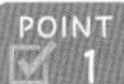

POINT 1 患者の生活スタイルに合わせ、「いつ」の食事前に服用するかを相談する。

★飲み忘れが生じにくいタイミングで服用できるようにする。

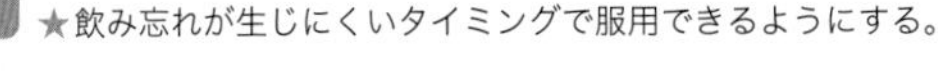

POINT 2 飲み忘れた場合は次の食事の前に服用する。

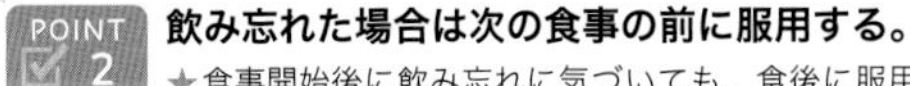

★食事開始後に飲み忘れに気づいても、食後に服用しない。

[患者説明・指導のポイント]

● 食後の内服は効果が減弱するため、食前に内服するよう説明する。

● 飲み始めに薬剤の効果により腹痛が起きたり、下痢になったりすることがあるので、薬剤を減量調節してよいことや、適宜医療者に相談するように伝える。

● 定期的な薬剤内服だけでなく、水分摂取や運動などの生活習慣改善も促す。

エキスパートからのアドバイス

＊胆道閉塞や胆汁外瘻、胆汁酸の分泌低下がある患者の場合、本剤の効果が弱い（または効果が得られない）可能性がある。

＊胆汁酸製剤（ウルソデオキシコール酸など）は、胆汁酸トランスポーターで再吸収されるため、本剤の服用により効果を弱めてしまうことがある。

＊上記の他、アルミニウム含有制酸剤、コレスチラミン・コレスチミド（脂質異常症治療薬）、ジゴキシン（強心薬）、ダビガトラン（抗凝固薬）、ミダゾラム（鎮静薬）は本剤との併用に注意が必要である。

（鈴木由華）

一般名 ルビプロストン

商品例 **アミティーザ®カプセル**

その他の商品名 —

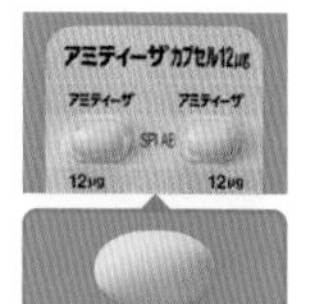

画像提供：ヴィアトリス製薬

投与経路 経口

▶剤形・規格：カプセル 12μg 24μg

どんな薬か

[特徴]

- 朝夕食後に定期的に服用する便秘治療薬である。
  ★就寝前投与・頓用投与ではなく、定期投与で効果を発現する。

[作用機序]

- ルビプロストンが小腸粘膜のクロライドチャネルを活性化することで、腸管内へクロライドイオンが移動する。これに伴い、浸透圧差によって腸管内への腸液（水分）分泌が促進される。
- 腸管内の水分が増えると、便がやわらかくなり、排便に至る。

■ 作用機序（イメージ）

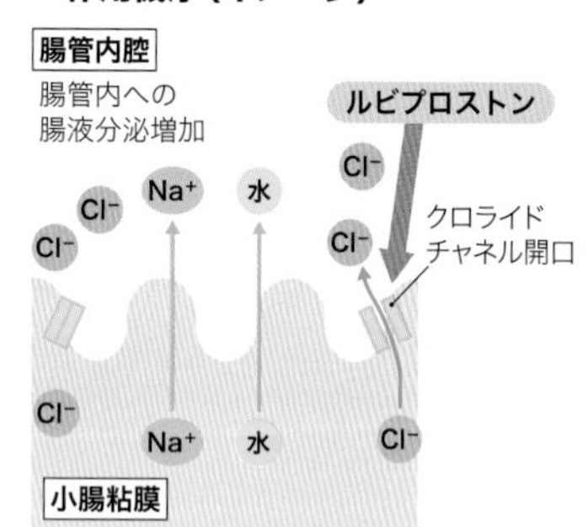

[薬剤の効き方]

- **効果発現時間**：投与後、24時間以内。
  ★投与開始から1週間以内で、排便回数や便の硬さ、便秘に伴う諸症状の改善が期待できる。

[保険適用]

- 慢性便秘症（器質的疾患による便秘を除く）。
  ★欧米では、非がんの痛みに対するオピオイド鎮痛薬内服例におけるオピオイド誘発性便秘症に対して適応症を有する。

[用法・用量]

- 1回24μgを1日2回、朝食後および夕食後に投与。
  ★症状により適宜減量する。
- 中等度または重度の肝機能障害のある患者や、重度の腎機能障害のある患者は、本剤または活性代謝物の血中濃度が上昇する恐れがあるため、注意する。
  ★上記の患者には、1日1回24μgの投与とする。

使用上の注意点

● **投与禁忌**：腫瘍・ヘルニアなどによる腸閉塞（疑いも含む）、妊婦など。

特に注意したい副作用

症状の出現時期（めやす）

食前投与で頻度が増す

悪心

下痢、腹痛

投与開始時や増量時に生じうる

↑**投与開始**

ケアのポイント

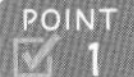

空腹での内服は避ける。

★食前投与で40.6%、食後投与で26.4%に悪心が出現する。

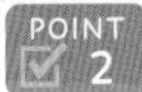

硬便は、浣腸や摘便で取り除いておく。

★頑固な便秘の場合、すでに直腸に硬便が大量に貯留している場合がある。

[患者説明・指導のポイント]

● 空腹時の服用により悪心が出現すること、食後内服とすれば悪心の副作用出現を最小限にできることを説明する。

● 運動や水分摂取など、非薬物療法についても指導する。

エキスパートからのアドバイス

＊新規便秘薬（ルビプロストン、リナクロチド、エロビキシバット、ナルデメジン）は1日1回または2回内服の製品が多い。頻用される緩下剤である酸化マグネシウムは1日3回の内服であるため、内服薬が多いがん疼痛治療中の患者にとって内服負担が少なくなるメリットがある。

＊新規便秘薬の薬価は1日あたり200～300円程度とされているものが多い。緩下薬の薬価は、ジェネリックを利用すると数十円以下となるものが多いため、薬剤の効果だけでなく、内服負担や経済的負担を考慮して薬剤選択を行う。

（石木寛人）

一般名 ナルデメジントシル酸塩

商品例 **スインプロイク®錠**

その他の商品名 —

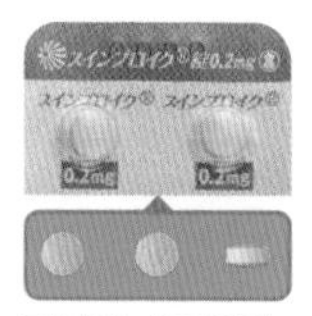

画像提供：塩野義製薬

投与経路 経口

▶剤形・規格：錠剤 0.2mg

どんな薬か

[特徴]

- ナルデメジンは、オピオイド鎮痛薬使用に伴って生じる便秘（オピオイド誘発性便秘症：OIC）に特異的な薬剤である。
- オピオイド鎮痛薬の副作用である消化管における腸管蠕動抑制を抑え、鎮痛効果を落とすことなく便秘を緩和する。
- オピオイド誘発性便秘に対して本剤を服薬する場合は、定期的な服薬（1日1回）を継続する。
  ★1日1回の服薬で済むため、利便性が高い。
- 腸管内容物の停滞に伴う悪心・嘔吐に対して、制吐作用も期待できる。

[作用機序]

- 消化管に存在する末梢性μオピオイド受容体に対して選択的に結合し、拮抗作用を示す。

■ 作用機序（イメージ）

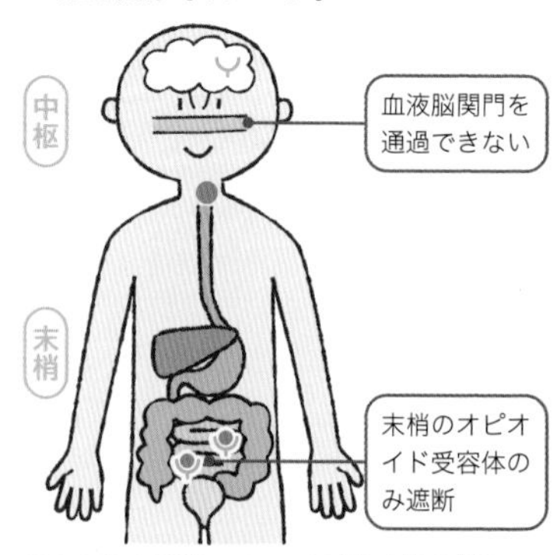

●：ナルメデジン　Y：オピオイド受容体

[薬剤の効き方]

- **効果発現時間**：投与後4〜5時間。
  ★効果は約24時間持続し、継続投与により安定して排便が得られる。

[保険適用]

- オピオイド誘発性便秘症。

[用法・用量]

- 1回0.2mgを1日1回、定期的に投与。

使用上の注意点

- **投与禁忌**：消化管閉塞(既往を含む)。
- 重症感染症(髄膜炎など)や脳脊髄転移の場合、本剤の投与によりオピオイド鎮痛薬の鎮痛効果が減弱することがある。

特に注意したい副作用

症状の出現時期(めやす)

不安、悪心・嘔吐 散瞳、発熱、不眠	オピオイド離脱症候群の症状として、投与開始後数分〜数日以内に生じうる
下痢、腹痛	投与開始時や増量時に生じやすい

↑投与開始

ケアのポイント

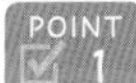

もともと使用していた下剤があれば、すみやかに調整する。

★本剤との併用により、副作用として下痢が出現することがある。

★排便の状態をみて、下痢になるようであれば、もともと使用していた下剤の減量・中止を考える。

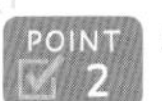

オピオイド鎮痛薬開始時に便秘がみられたら、早期に使用を検討する。

[患者説明・指導のポイント]

- 便秘に対する治療として、薬剤だけでなく、運動、食事、水分摂取など非薬物療法も含めた指導を行う。
- もともと使用している下剤については、中止や減量が必要になる可能性があることを伝える。

★本剤を服用することで下痢が生じた場合は、医療者に報告してもらう。使い始めは約20%の患者に下痢が生じるが、継続することで消失する(退薬症状とされる)。

エキスパートからのアドバイス

＊オピオイド誘発性便秘(OIC)に対するガイドラインでは、緩下剤を複数使用しても便秘が遷延する場合に本剤を上乗せするよう推奨されている。

＊例えば、浸透圧性下剤(酸化マグネシウムなど)と大腸刺激性下剤(センノシドなど)を組み合わせて使用している患者で、OICの改善が不十分な場合、本剤の投与を開始する。下痢が認められた場合は、本剤以外の下剤を減量する。

＊便秘対策として用いた下剤によって下痢が生じると、患者はその後、下剤の服用を拒む場合がある。そのため、日ごろから便秘にならないよう排便状態を観察し、早急に対応することが望ましい。

(石木寛人)

一般名 リナクロチド

商品例 **リンゼス®錠**

その他の商品名 —

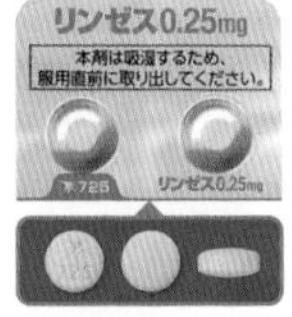

画像提供：
アステラス製薬

投与経路 経口

▶剤形・規格：錠剤 0.25mg

どんな薬か

[特徴]

- 便秘型過敏性腸症候群および慢性便秘症に対する薬剤である。
- 1日1回食前投与により、便秘および腹痛や腹部不快感を改善できる。
- 長期投与でも耐性を生じない。
  ★52週間にわたる長期投与試験において、安全性と有効性が確認されている。
- 体内へはほとんど吸収されない。

[作用機序]

- リナクロチドは、腸管上皮細胞表面に存在するグアニル酸シクラーゼC 受容体に作用し、腸管内への腸液（水分）分泌と腸管輸送能を促進することにより、便通を改善する。
- 求心性神経の痛覚過敏を改善することにより、腹痛・腹部不快感を改善する。

■ 作用機序（イメージ）

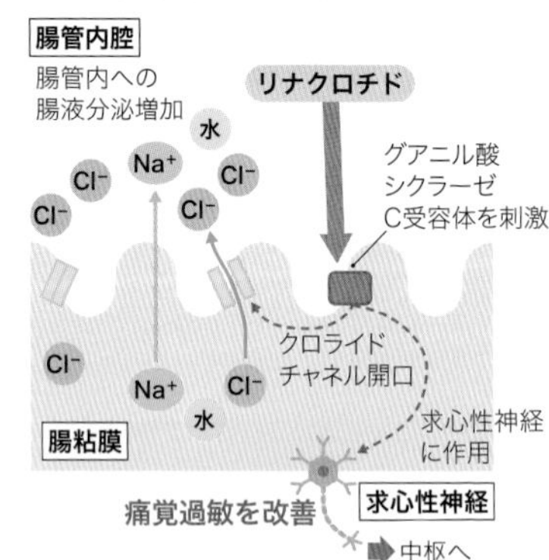

[薬剤の効き方]

- 効果発現：投与後24時間以内。

[保険適用]

- 慢性便秘症、便秘型過敏性腸症候群。

[用法・用量]

- 0.5mg（0.25mg錠を1回2錠）を1日1回、食前に投与。
  ★排便状況により0.25mgに減量。

使用上の注意点

- 投与禁忌：機械的消化管閉塞（疑いを含む）。

特に注意したい副作用

症状の出現時期(めやす)

投与開始時や増量時に生じうる。
下痢が生じた場合は減量もしくは中止する

下痢、腹痛、腹部不快感

↑投与開始

ケアのポイント

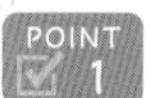

投与を開始する前に、十分な食事指導や生活指導を行う。

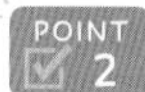

宿便の貯留には、本剤開始前に大腸刺激性下剤や浣腸、摘便を検討する。

★本剤は、宿便の貯留に対する効果はあまり期待できないため。

[患者説明・指導のポイント]

- 錠剤を包装から取り出したまま放置せず、服用直前に包装から取り出すよう指導する。
  ★錠剤に吸湿性がある。
- 1日1回、毎日同じ時間帯に内服(食前)するよう指導する。
- 非薬物療法(水分摂取、食事、運動など)についても説明する。

エキスパートからのアドバイス

＊リナクロチドは、腸管内で作用し、体内にほとんど吸収されないため、肝機能障害や腎機能障害を有する患者にも安全に使用することができる。

＊便秘の患者に「まず本剤を使用する」というよりは、すでに他の下剤を使用しているにもかかわらず改善しない便秘に対して使用を考慮することが多い。

＊筆者の施設では、本剤を使用する際、それまで使用していた下剤からいきなり本剤に切り替えるのではなく、本剤を上乗せしたうえで排便回数や性状の改善をみながら、既存の下剤を徐々に減量する方法をとっている。

■下剤の切り替え例

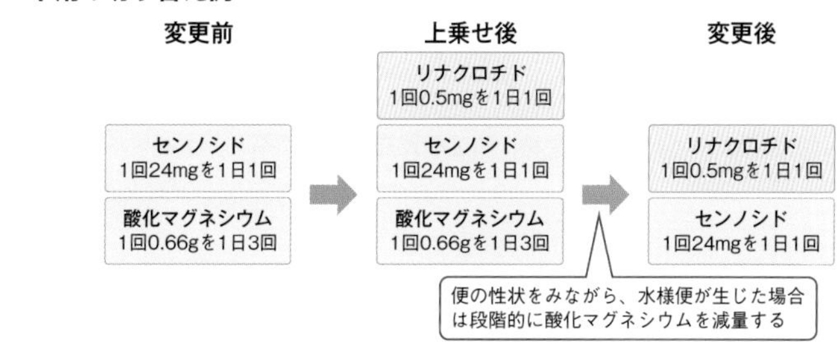

(石木寛人)

一般名 **ビサコジル**

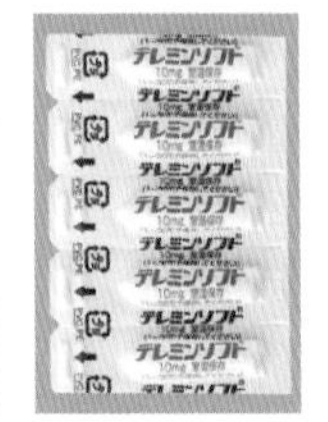

画像提供：EAファーマ

商品例 **テレミンソフト®坐薬10mg**

その他の商品名 ビサコジル

投与経路 直腸内

▶**剤形・規格：坐剤** 10mg

どんな薬か

［ 特徴 ］

- 1968年に発売され、長年にわたり排便機能促進坐剤として使用されている。
- 内服が困難な場合や、内服への拒否感が強い場合に使用しやすい。
- 「肛門近くまで便が下りてきている感じがするのに出せない」というような便秘に使用すると、効果的である。
- 腸の蠕動運動低下や腹圧の低下によって生じる弛緩性便秘に対して有効である。

［ 作用機序 ］

- ビサコジルは、結腸・直腸の粘膜に選択的に作用し、蠕動運動を促進する。
- 腸粘膜への直接作用により、排便反射を刺激する。
- 結腸腔内における水分の吸収を抑制し、内容積を増大させる。

［ 薬剤の効き方 ］

- **効果発現時間**：投与後、15〜60分。

［ 保険適用 ］

- 便秘症、消化管検査・手術前後における腸管内容物の排除。

［ 用法・用量 ］

- **投与量**：1回10mgを1日1〜2回、肛門内に挿入（年齢・症状により適宜増減）。

使用上の注意点

- **投与禁忌**：急性腹症、けいれん性便秘、重症の硬結便、肛門裂創、潰瘍性痔核。

特に注意したい副作用

症状の出現時期（めやす）

時期	症状
投与直後に特に注意	一過性血圧低下、チアノーゼ、発汗、肛門違和感
投与当日	腹痛
長期連用により生じうる（数週間）	直腸炎

↑投与開始　投与当日　　数週間

ケアのポイント

POINT 1 循環動態が不安定な場合や、肛門に異常がある場合は、使用を控える。

★上記のような患者には、経口投与可能な他の下剤を使用する。

POINT 2 即効性があり、排便に至るタイミングのめどがつけやすい。

★特に、腸蠕動が低下しているときや、うまく努責できないときなどに使用すると、即効性がある。

POINT 3 坐剤挿入の介助をする際は、羞恥心やプライバシーに配慮する。

［ 患者説明・指導のポイント ］

- 高温を避け、室温で保存するように説明する。
- 排便に伴い、血圧変動などで気分不快が生じることがあることを伝え、移動時の転倒を防ぐため、家族にも見守ってもらったほうがよいことを説明する。
- 肛門を傷つけないように留意して挿入するように説明する。
- がん薬物療法中で、白血球や血小板が減少している時期は、使用を控えるように説明する。
  ★腸粘膜を損傷すると、感染症や出血のリスクが高まる。
- 心地よい排便を得るためには、便秘の予防が非常に重要となることを伝える。
  ★可能な範囲内で運動の奨励、適度な飲水、食物繊維の摂取などの生活習慣の見直し、予防的な下剤の内服を指導する。

臨床でのエピソード　「便秘のつらさ」をはじめて経験する患者もいる

40歳代・進行胃がんの女性患者が抗がん薬治療目的で入院。入院日より、原病に伴う心窩部痛に対してオキシコドン10mg/日の内服を開始した。便秘が高頻度に起こることを説明したが、「普段から下痢気味で便秘で苦労したことがない」と言い、予防的な下剤の内服は希望しなかった。

治療開始日から排便がないまま5日が経過。心窩部痛は軽減したが、便秘とともに悪心・食欲不振が出現した。「おなかが張ってご飯が食べられない。便が下りてきている感じはするが、うまくいきめない。すぐにでも便を出したい」との訴えがあり、患者と相談し、本剤を使用して、満足量の排便が得られた。

患者からは、「便秘は初めてでしたが、こんなにつらいのですね。今度からはこうならないようにお薬で調節していきたいです」と返答があり、下剤の内服をしっかりできるようになった。

（前原朝美）

一般名
炭酸水素ナトリウム・無水リン酸二水素ナトリウム

商品例 **新レシカルボン®坐剤**

その他の商品名 —

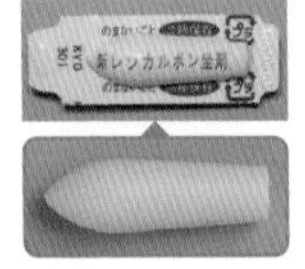

画像提供：ゼリア新薬工業

投与経路 直腸内

▶剤形・規格：坐剤 炭酸水素ナトリウム500㎎

どんな薬か

［特徴］

- 炭酸ガスの放出により排便を促すため、自然に近い形で便を排出できる。
- 直腸内に投与するため、内服ができない人にも使用できる。

［作用機序］

- 炭酸水素ナトリウムが直腸内の水分に溶解し、炭酸ガスを発生させる。発生した炭酸ガスが直腸内の粘膜を刺激し、かつ直腸を拡張することで、排便を促す。

［薬剤の効き方］

- 効果発現時間：投与後15〜30分。

［保険適用］

- 便秘症。

［用法・用量］

- 1回1〜2個をできるだけ肛門内深くに挿入する。
  ★重症の場合は、1日2〜3個を数日間続けて挿入する。

使用上の注意点

- 冷所（冷蔵庫）で保管する。

特に注意したい副作用

症状の出現時期(めやす)

ショック(投与直後に特に注意)

下腹部痛、下痢

↑投与開始　　投与当日

ケアのポイント

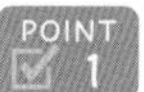

肛門に異常がある場合は、使用を控える。

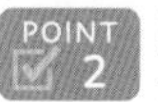

肛門を傷つけないように優しく挿肛する。

★挿入困難な場合は、薬の先端に水を少しつける、潤滑ゼリーを使用するなど工夫する。

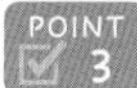

坐剤の挿入を介助する時には、プライバシーの保護に配慮をする。

[患者説明・指導のポイント]

- 体温で溶解するため、薬剤は冷所保管をする。
- 排便による副交感神経の興奮により、迷走神経反射(血圧低下、冷汗、意識消失など)が起こることがある。
  ★迷走神経反射が起こった場合、仰臥位になり、下肢を挙上して休むように説明する。
- 白血球や血小板が低下している場合は、粘膜損傷の可能性があるため、使用を控える。

エキスパートからのアドバイス

＊「浣腸のように急速に効果が表れるのではないか」「失禁してしまうのではないか」と不安になる患者もいる。

＊本剤は、自然に近い形で排便できることを説明することで、抵抗感がある患者にも受け入れやすい。

臨床でのエピソード　自分で浣腸するのは難しいが、坐剤なら挿入できる

Aさんは、80歳代の女性、一人暮らし。大腸がんの手術歴があって便秘になりやすく、イレウスを繰り返していたため、排便コントロールが必要であった。

入院中は看護師がグリセリン浣腸を実施していたものの、退院後に自分で浣腸するのは困難だったため、新レシカルボン®坐剤を紹介した。

Aさんは、自宅でも1人で簡便に使用できる坐剤を使えることを知り、自宅療養の不安が軽減した。

(吉本有希)

おさえよう！ 便秘に対する非薬物療法

- オピオイド鎮痛薬を使用している場合、継続的な便秘対策が必要である。
- 便秘に対する薬物療法は必須であるが、下剤の内服による下痢をした経験のある患者や、内服薬の数が増えることにマイナスイメージをもつ患者は、便秘治療薬を使用したがらないこともある。
- 患者が薬物療法に加え、非薬物療法を無理なく生活の中に取り入れることができるよう、患者指導を行うことが大切である。

食生活を整える

[食事]

- 食事摂取量、食事内容を観察する。

★食事摂取量が少ないと、便秘になりやすい。

- 食物繊維が多い食品や善玉菌を含む食品の摂取を勧める。
- 食欲不振・嘔吐などがある場合は、症状の原因に対する対策を行い、ゼリーや果物など摂取できるものを無理のない範囲で勧める。

[水分摂取]

- 水分摂取量を観察する。

★1日1.5L程度の水分を摂取できていないと、便秘になりやすいといわれている。

- 少量ずつ、こまめに水分摂取できるよう工夫する。

★ゼリーや果物、汁物、氷菓（シャーベットなど）も取り入れてもよい。

- 起床時に冷水や牛乳を摂取するなども、腸蠕動の刺激になる。

腹部マッサージ、ツボ刺激、温罨法

[腹部マッサージ]

- 腹部マッサージは、血液循環の改善、筋肉の弛緩、リラックス効果、神経機能の向上などの効果が期待できる。
- 腸の走行に沿って「の」の字を描くように時計まわりに手の平や握りこぶしを当ててマッサージをする。腹部に病変がある場合は、医師にマッサージをしてもよいか確認する。
- 圧痛や反跳痛がある場合は、マッサージを控える。

[ツボ刺激]

- ツボ刺激は、リラックス、神経機能の向上などの効果が期待できる。
- 排便につながるツボを10〜15分ほど刺激する。

■ 腹部マッサージ

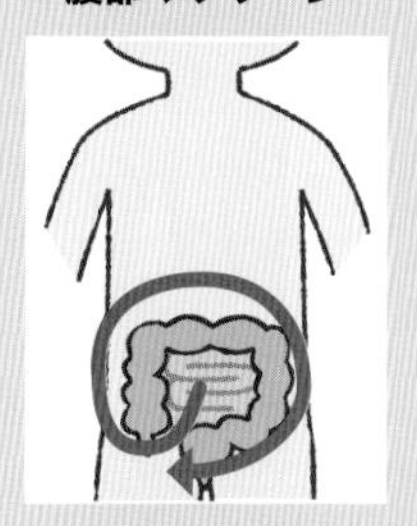

■ 排便につながるツボ

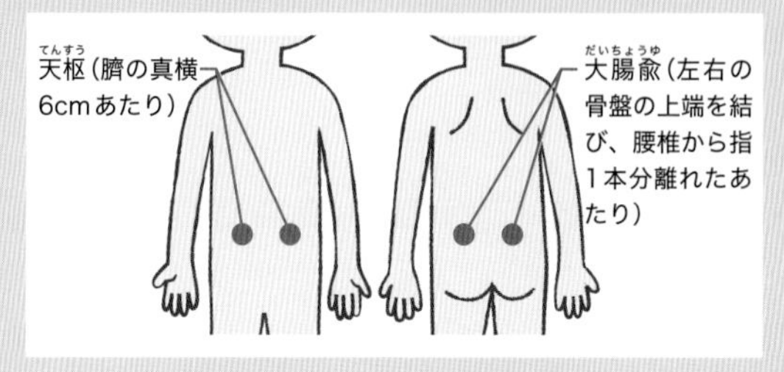

[温罨法]

- 腸への血液循環を促し、腸蠕動亢進効果や、リラックス効果が期待できる。
- 腹部や腰部を温めることや、入浴も効果的である。

日常習慣

[排便習慣]

- 便意の有無にかかわらず、決まった時間にトイレに行くなど、排便する習慣を意識する。
  ★食後は消化管が刺激され、便意につながりやすい。
- トイレでは、腹圧をかけ、排便をしやすい体位をとる。

■ 適切な排便姿勢

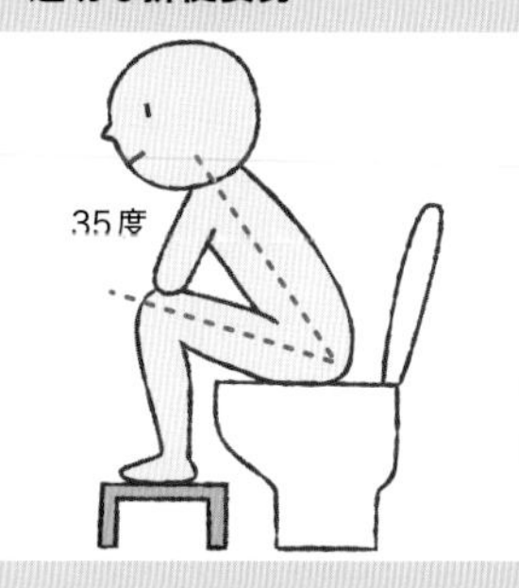

[運動習慣]

- 散歩やラジオ体操、ストレッチなどの適度な運動は腸蠕動を促進する。
- 休息もしっかりとる。

摘便

- 摘便は、自力での排便が困難な場合に実施する。
  ★肛門の痛みが最小限になるよう、潤滑ゼリーなどを使用する。
- 患者にとって強い羞恥心を伴う処置であるため、プライバシーの配慮を十分に行う。
- 粘膜を傷つける可能性がある。
  ★白血球や血小板が減少しているときには、出血や感染につながる可能性があるため控える。

（吉本有希）

一般名 **グリセリン**

商品例 **グリセリン浣腸**

その他の商品名 グリセリン浣腸液

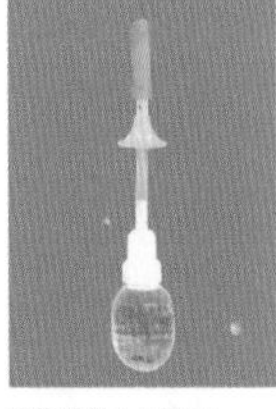
画像提供：日医工

投与経路 直腸内

▶**剤形・規格：** 30mL 40mL 50mL 60mL 90mL 120mL 150mL

＊メーカーにより異なる

どんな薬か

[特徴]

- 高浸透圧のグリセリンが、直腸内の水分を吸収することに伴う刺激により、腸管の蠕動を亢進させる。
  ★浣腸剤としてのグリセリンは、体内には吸収されない。
- 浸透作用により便を軟化、潤滑化させることにより排泄させる。

[製剤の特徴]

- ディスポーザブル容器であるため、衛生的で簡便に使用できる。
- 潤滑剤付キャップとなっている製品がある。
  ★このタイプの製品は、キャップを回しながら外すだけで、潤滑剤をチューブ先端部全体に塗布できる。
- チューブの挿入が深くなりすぎないようにストッパーがついている製品がある。
  ★チューブに挿入長がわかる目盛りが表示されている製品もある。
- 腸液の戻りを防ぐ逆流防止弁がついている製品がある。

[薬剤の効き方]

- **効果発現時間**：薬液注入後、5分以内。

[保険適用]

- 便秘、腸疾患時の排便。

[用法・用量]

- 1回1個を直腸内に注入。
- 袋ごと40～50℃の湯に入れ、体温程度に温めて使用する。
  ★体温より高い温度の浣腸液を注入すると、熱傷の恐れがあるため注意する。

使用上の注意点

- 直腸穿孔の危険性があるため、挿入時は必ず左側臥位で行うように説明する。
- **投与禁忌**：腸管内出血、腹腔内炎症、腸管穿孔、強い全身衰弱、下部消化管術直後、急性腹症（悪心・嘔吐、激しい腹痛など）。

特に注意したい副作用

症状の出現時期（めやす）

直腸粘膜の損傷、穿孔
薬剤としての副作用でなく、浣腸による合併症として生じうる

排便後は徐々に改善する

排便に伴い迷走神経反射が生じうる
血圧変動、気分不快

腹痛、腹部不快感、肛門部痛

↑投与開始　投与後　排便

ケアのポイント

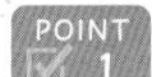
長期連用を避ける。
★連用すると耐性が増大し、効果が減弱するため、薬剤に頼りがちになる恐れがある。

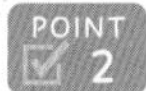
循環動態が不安定な場合、肛門に異常がある場合は、使用を控える。
★上記のような患者には、経口投与可能な下剤の使用や、運動など非薬物療法を試みる。

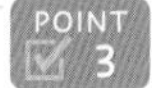
実施前後には、必ず全身状態やバイタルサインを確認する。
★患者に声をかけ、慎重に観察しながら、処置を行う。
★実施後、異常な腹痛や顔色不良など異変があった場合には、すぐに医師へ報告する。

実施後、器具への付着物に、血液が混じっていないかを確認する。
★挿入時、損傷を起こして出血してしまうと、グリセリンが血管内に入って溶血を引き起こす恐れがある。

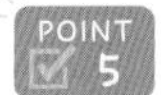
ディスポーザブル容器であり、単回使用とする。
★1個を1回で使用し、使用残液は容器ごと廃棄する。

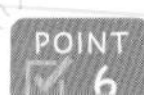
浣腸の介助をする際は、羞恥心やプライバシーに配慮する。

［ 患者説明・指導のポイント ］

- 排便に伴い、血圧変動などで気分不快が生じうること、移動時は転倒しないよう家族に見守ってもらったほうがよいことを説明する。
- がん薬物療法中で白血球や血小板が減少している時期は、使用を控えるように説明する。
  ★浣腸による刺激で腸粘膜を損傷した際に、感染症や出血のリスクが高まる。
  ★血小板減少に伴い、硬便となりやすくなる点にも注意する。
- 心地よい排便を得るためには、便秘の予防が非常に重要となることを伝える。
  ★可能な範囲内で運動の奨励、適度な飲水、食物繊維の摂取などの生活習慣の見直し、予防的な便秘治療薬の内服を指導する。

エキスパートからのアドバイス

＊口を開いてゆっくり呼吸しながら浣腸液を注入すると、腹圧がかからずスムーズに注入できる。
＊浣腸は、すぐに排便できる状態を整えてから実施する。トイレにすぐ行ける状態にしておくか、トイレでの排泄が困難な場合はベッドサイドにポータブルトイレや便器を用意しておく。なお、移乗の際は、転倒や転落に特に注意する。

（前原朝美）

おさえよう！ 便秘対策に用いられる漢方薬

- 便秘は、がん患者に限らず、よくある症状の１つであり、治療に漢方薬を用いることも少なくない。
  ★便秘治療薬のなかにも、漢方薬のダイオウを主成分とする薬剤もある。
- 漢方薬で便秘治療を行う場合、「便秘」と「腹部症状」では、使用する方剤が異なることに注意が必要である。

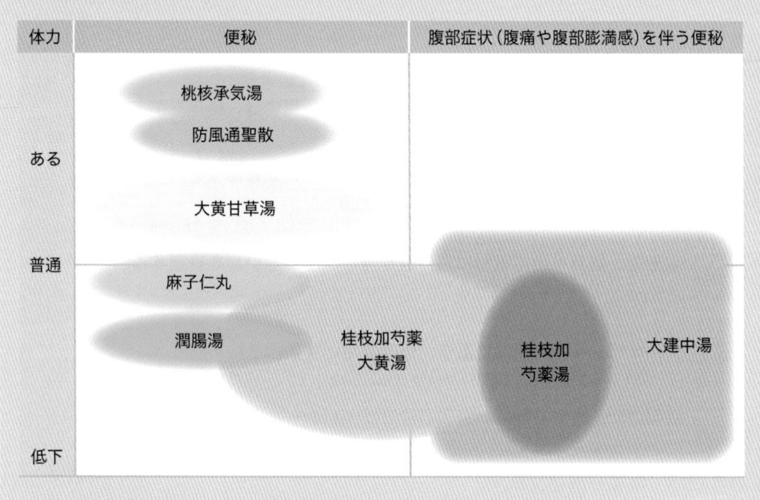

［ 便秘・腹部症状に用いられる方剤 ］

1．大黄甘草湯（だいおうかんぞうとう）

- 便秘に広く用いられている。
- 主成分のダイオウは、センナ、センノシドの主成分であり、錠剤や散剤として使用されている。
  ★市販薬としても販売されている。
- ダイオウ単独では強力な瀉下作用があるが、甘草を配合することで、その作用が緩和されているのが特徴である。

2．麻子仁丸（ましにんがん）

- 便の性状が硬い習慣性便秘に用いられる。

3. 潤腸湯（じゅんちょうとう）

- 腸管の水分や油分が不足して硬いコロコロした便の患者に用いる。
- 作用は比較的緩やかであるため、高齢者や虚弱体質の弛緩性、またはけいれん性の便秘に用いられる。

4. 桃核承気湯（とうかくじょうきとう）

- 大黄甘草湯より瀉下作用が強力であるため、比較的体力のある患者に用いられる。
- 婦人科系疾患の瘀血（おけつ）の状態に用いられる。

★瘀血とは、もともと血行障害などで血の流れの滞り、それによって起きるさまざまな症状や疾病を指す。女性の場合は、月経痛や生理不順などが瘀血による可能性がある。

5. 防風通聖散（ぼうふうつうしょうさん）

- 皮下脂肪の多い患者の便秘に用いられる。
- 腹部膨満や太鼓腹にも用いられる。

★近年では肥満症に対する市販薬として販売されている。

6. 大建中湯（だいけんちゅうとう）

- 冷えや腸の蠕動不安に用いられる。
- 消化器の術後イレウス予防にエビデンスがある。
- 緩下剤（センナ、センノシド、酸化マグネシウムなど）では効果が得られない場合に、本剤への変更や、本剤との併用で改善する場合がある。

7. 桂枝加芍薬大黄湯（けいしかしゃくやくだいおうとう）

- しぶり腹、腹部膨満、腹痛を伴う便秘に用いられる。

★しぶり腹とは、便意を感じてトイレに行っても便が出ないような状態をさす。

8. 桂枝加芍薬湯（けいしかしゃくやくとう）

- しぶり腹、腹部膨満、腹痛を伴う便秘に用いられる。
- 桂枝加芍薬大黄湯より作用は緩やかで、下痢に対して用いられることもある。

（岡本禎晃）

眠気

定義

- 意識が不明瞭になり、今にも眠ってしまいそうになる（明確な定義はない）

発生機序・特徴

- 発生機序は明確ではないが、オピオイド鎮痛薬使用患者の約20%にみられる。
  ★オピオイド鎮痛薬の開始初期や増量時に出現することが多い（当日～3日以内）。徐々に耐性が形成され、数日（7日）以内に自然に軽減ないし消失することが多い。
- オピオイド鎮痛薬の過量投与の徴候である可能性があるため、注意が必要である。

［ 発生要因 ］

- オピオイド鎮痛薬の投与量が過量。
- オピオイド鎮痛薬の相対的過量（下表参照）。

肝機能低下	**オピオイド鎮痛薬の代謝が滞ることで生じうる** ★門脈圧の亢進（肝硬変、肝がんの末期）、循環血流量の減少（心不全、脱水、大量の腹水・胸水）が、肝機能低下（肝血流量の低下）につながる ★肝血流量が低下すると薬剤が肝臓にまわりにくくなるため、代謝が滞り、血中濃度が上昇する
腎機能低下	**オピオイド鎮痛薬の排泄が滞ることで生じうる** ★モルヒネの場合、腎機能低下による代謝産物（M6G）の蓄積が、眠気の原因となることがある ★がんの浸潤によって、急激な水腎症や腎機能の低下が起こりうる ★腹腔内や骨盤内の腫瘍（消化器がん、婦人科がん、泌尿器科がんなど）では、腎機能が急速に悪化する場合がある ★腎機能障害時には、オピオイド鎮痛薬の作用が増強する（モルヒネやコデインは強く増強、オキシコドンやトラマドールは中程度の増強、フェンタニルやタペンタドールは弱い増強とされる）
その他	**がん治療により腫瘍が縮小し、痛みが軽減されることでオピオイド鎮痛薬が相対的過量となって生じる**

- オピオイド鎮痛薬の副作用対策で使用する制吐薬、抗うつ薬、鎮痛補助薬の副作用。
- その他の要因については p.253 を参照のこと。

症状出現時の対応

- 可能であれば、経過観察する。
- オピオイド鎮痛薬の適正量を確認して、眠気の要因を鑑別後、治療を検討する。
  ★治療薬のメチルフェニデート（リタリン®）は、国内では現在使用できない。

[オピオイド鎮痛薬の過量投与が原因と考えられる場合]

- 痛みがない場合は、オピオイド鎮痛薬の減量を検討する。

■日中のオピオイド鎮痛薬を減らして非オピオイド鎮痛薬を併用する例

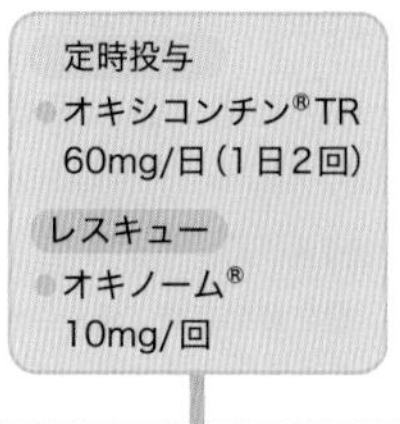

変更例①

定時投与
- オキシコンチン®TR 20mg（朝）+30mg（就寝前）

レスキュー

日中
- オキノーム®5mg/回
- アセトアミノフェン 500〜1g/回
- ロキソニン®60mg/回

（これらのいずれか）

夜間
- オキノーム®10mg/回

変更例②

定時投与
- オキシコンチン®TR 40mg/日
- ロキソニン®180mg/日
- アセトアミノフェン 3g/日

（これらを併用）

レスキュー
- オキノーム®5mg/回

- 痛みがある場合は、オピオイド鎮痛薬の種類の変更、非オピオイド鎮痛薬やレスキュー薬・鎮痛補助薬の活用、他の鎮痛方法（神経ブロック p.344、放射線治療 p.342 など）を加えたうえで、オピオイド鎮痛薬の減量を検討する。

  ★日中に投与するオピオイド鎮痛薬の量を減らし、夜間を多めにすることがある。

- 痛みがあるにもかかわらず、眠気によってオピオイド鎮痛薬の増量が困難な場合は、オピオイド鎮痛薬の種類の変更を検討する。

[腎機能低下が原因と考えられる場合]

- 腎機能は、クレアチニンクリアランス（Ccr）で評価する。
- 60以上は正常、数値が低いほど腎機能が低いと判断できる（計算法は下表参照）。

男性	Ccr≒（140－年齢）×体重÷72×血清クレアチニン値
女性	Ccr≒（140－年齢）×体重÷72×血清クレアチニン値×0.85

● 筋肉量が少ない長期臥床患者、高齢者、女性では、注意が必要である。

★血清クレアチニン値が正常範囲でも、筋肉量が少ない場合、腎機能が低下していることがあるため。

● 腎機能障害患者にモルヒネを使用して眠気が出現した場合、蓄積しにくいオキシコドンやフェンタニルへ変更する。

★M6Gの蓄積は、検査では確認できないため、眠気の程度の観察が重要である。

[オピオイド鎮痛薬以外の薬剤が原因と考えられる場合]

● 眠気を生じうる薬剤を整理し、投与法の変更を検討する（下表参照）。

薬剤の投与例	方針と変更例	
鎮痛補助薬 ● プレガバリン（リリカ®）200mg/日	方針①	投与量を夜間に集中させる ● 変更例：リリカ® 50mg（朝）＋150mg（就寝前）
	方針②	減量する ● 変更例：リリカ® 150mg/日
中枢性作用のある制吐薬 ● プロクロルペラジン（ノバミン®5mg）2錠/日 ● ジフェンヒドラミン・ジプロフィリン（トラベルミン®配合錠）2錠/日	方針①	悪心・嘔吐がなければ、中止もしくは減量する ● 変更例：ノバミン® 5mg 1錠（就寝前）
	方針②	夕～就寝前の投与へ変更する ● 変更例：トラベルミン® 配合錠1錠（夕～就寝前）
	方針③	半減期の長い薬剤は、就寝前投与へ変更する ● 変更例：オランザピン（ジプレキサ®）2.5mg 1錠（就寝前）
抗不安薬 ● エチゾラム（デパス®0.5mg）3錠	方針①	短期間の内服の場合、中止もしくは減量する ● 変更例：エチゾラム（デパス®）0.5mg 2錠（朝、就寝前）
	方針②	半減期の長い薬剤の就寝前投与へ変更する ● 変更例：クロナゼパム（リボトリール®0.5mg）1錠（就寝前）

ケアのポイント

● 眠気の出現や感じ方は、個人差が大きい。短期間での鎮痛薬の急激な増量を避け、適切に鎮痛薬を使用していれば、眠気は問題ないことを説明する。

● 患者が眠気を症状としてとらえず、訴えないこともあるため、鎮痛薬の副作用として眠気が起こる可能性を説明しておく。

★医師の前では、患者は平然を装うことが多いため、留意する。

● 眠気による転倒のリスクがあることを説明し、回避のためのアセスメントをする。

● 刺激や興味があることに意識を集中すると、覚醒できる場合が多い。

● 過量投与による呼吸抑制の徴候を見落とさない。

★睡眠時、呼吸数8回/分以下あるいは瞳孔径3mm以下の場合は、呼吸抑制を疑う。

[アセスメントの注意点]

- 痛みと眠気の関連を観察することが重要である。オピオイド鎮痛薬を開始または増量しても、眠気ばかり強くなり、痛みが軽減しない場合、オピオイド鎮痛薬が効かない痛みの可能性が高い。痛みのアセスメントを行い、原因に応じた鎮痛方法を検討する。
- 痛みにより、睡眠不足が続いていたり、疲労がたまっていたりする場合、鎮痛効果が得られると患者が眠っている時間が増えることがある。呼名により容易に目覚め、会話もできる「うたた寝」であれば、疲労回復や体力温存のために必要な睡眠と考えられるので、無理に眠気を除去する必要はない。
- 眠気が不快か心地よいかを確認する。「眠いのはつらいですか?」「うとうとしているほうがいいですか？」など、直接患者に問うことが大切である。眠気があってもリラックスして痛みがとれている場合、患者の意向を確認する。

エキスパートからのアドバイス

赤字は緩和ケア領域において特に注意したい点

＊眠気は、オピオイド鎮痛薬の副作用以外の原因によっても生じうる（下表参照）。

薬剤性	オピオイド鎮痛薬、抗コリン薬、抗うつ薬、抗不安薬、睡眠薬、ステロイド、中枢作用のある制吐薬、アルコール離脱
代謝・内分泌異常	高カルシウム血症、低ナトリウム血症、肝不全、腎不全、血糖異常、電解質異常、内分泌異常（甲状腺、副甲状腺異常）
中枢神経性の病変	脳浮腫、脳転移、髄膜炎、腫瘍随伴症候群、その他頭蓋内病変
低酸素血症	貧血、呼吸不全、心不全
栄養障害	低タンパク血症（悪液質）、ビタミンB_{12}欠乏
その他	手術、放射線照射、不安、緊張、感染症

＊特に、がん患者の約10〜20%に生じる高カルシウム血症の特徴・対処法をおさえておく。

★早期発見が大切：オピオイド鎮痛薬の副作用とよく似た症状が生じ、重篤になると思考能力低下や記銘力障害、意識障害などが出現する。

★血清カルシウム濃度が基準値（8.5〜10mg/dL）を上回る場合、高カルシウム血症と判断できる。ただし、血清の40〜45%はアルブミンなどのタンパク質と結合しているため、低アルブミン血症の患者は補正値を算出する（補正カルシウム濃度＝実測カルシウム値＋[4－血清アルブミン値]）。

★薬物療法として、補液やビスホスホネート製剤の投与を行う。

★高カルシウム血症に伴う症状（傾眠、せん妄）などへのケアを行い、薬剤投与後の検査データの推移と状態変化を確認する。

★せん妄など意識障害を起こしている場合は、転倒・転落などのリスクを回避するような環境調整が必要となる。

（髙仲雅子）

排尿障害

定義

- 尿閉：膀胱に尿が貯留しているのに排尿できない状態
- 排尿困難：尿意を感じ排尿を試みるが尿排出が困難な状態
- 排尿遅延：尿意を催してから排尿開始までに時間がかかる状態

発生機序と特徴

- オピオイド鎮痛薬が、脳や脊髄のμまたはδオピオイド受容体に作用すると、排尿反射が抑制され、膀胱容量の増大・外尿道括約筋の緊張亢進が生じる。さらに、尿管の緊張や収縮を増加させ、尿が出にくくなる。
- 排尿障害は、尿意切迫の原因となり、急迫性尿失禁につながる。
  ★排尿困難では、排尿中または排尿後に痛みがある(しばしば尿道の灼けるような痛みが生じる)。恥骨上部や尿道の激しい痛みは、膀胱けいれんが原因のことがある。

[発生要因]

- オピオイド鎮痛薬の経口投与では数%、硬膜外投与では約20%の患者に生じる。
- 神経因性膀胱、抗コリン薬などの副作用に起因した排尿筋の低活動や、骨盤内腫瘍による圧排や浸潤によっても生じる。
- 高齢者や前立腺肥大症の患者は、排尿障害を発現しやすい。
- 尿閉は、原因によって以下の2つに分けられる。
  ★**器質的尿閉**：前立腺肥大や尿道狭窄などにより、下部尿路が閉鎖される。
  ★**機能的尿閉**：神経損傷や薬剤(オピオイド鎮痛薬や抗コリン薬など)などにより、尿の排出機能が障害される。

■オピオイドによる排尿障害の機序と薬物療法

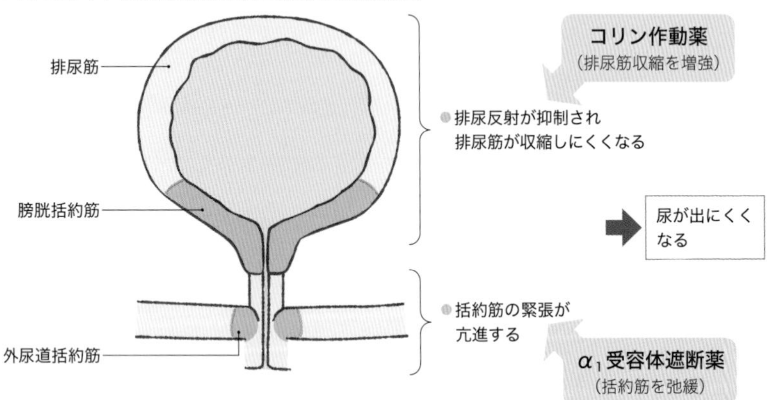

症状出現時の対応

- オピオイド鎮痛薬の種類の変更や減量を行う。
  ★モルヒネやオキシコドンから、排尿障害の頻度の低いフェンタニルへ変更することがある。
- 症状が続く場合、コリン作動薬とα_1受容体遮断薬を併用する（下表参照）。

分類	一般名（商品例）	1回用量	用法
コリン作動薬	ベタネコール（ベサコリン®）	20mg	1日3回
	ジスチグミン（ウブレチド®）	5mg	1日3回
α_1受容体遮断薬	プラゾシン（ミニプレス®）	0.5〜1mg	1日3回
	タムスロシン（ハルナール®）	0.1〜0.2mg	1日1回
	ナフトピジル（フリバス®）	25mg	1日1回
	ウラピジル（エブランチル®）	15mg	1日2回

使用時、体位性低血圧に注意

- 治療薬には経口剤しかないため、内服が困難な場合は導尿や膀胱留置カテーテルが必要となる。

ケアのポイント

- 泌尿器疾患、泌尿器系への腫瘍の浸潤、脊椎転移による膀胱直腸障害、抗うつ薬や抗ヒスタミン薬など、オピオイド鎮痛薬以外の原因がないかアセスメントする。
  ★宿便があると、排尿障害が増悪し、尿閉に発展する恐れがある。
- 疲労感や不眠、不安やストレスなど、随伴症状や心理的側面にも注目する。
- 排尿しやすい体位（前かがみなど腹圧をかけやすい体位）を説明する。
- 導尿や膀胱留置カテーテルの必要性を説明し、セルフケア能力のアセスメントをする。
- 治療薬の中止や膀胱留置カテーテルの抜去は、入院中に行うほうが安全である。
- 尿の停滞による尿路感染、膀胱内圧上昇による上行性感染、膨満感、下腹部痛などの苦痛症状のアセスメントをする。

エキスパートからのアドバイス

＊患者は、排尿困難が生じていても医療者に伝えず、尿閉となってつらさが生じてから訴えることが多い。オピオイド鎮痛薬使用時は鎮痛状況に焦点が当たる傾向となるため、「尿が出にくくなっていませんか?」と確認することが早期発見と対処に結びつく。特に、高齢者や前立腺肥大症のある患者の場合は注意が必要である。

＊問診や指導時には、プライバシー保護に努め、羞恥心や自尊感情の低下に十分配慮する。

＊排尿行為の自立が損なわれ、他者へ依存しなければならなくことは、患者にとって苦痛となる。患者の希望や患者自身でできることに配慮しながら自立を支えるケアにつなげる。

（髙仲雅子）

せん妄

定義

- 急性に生じ、日内変動のある、注意障害を主体とした精神神経症状

発生機序と特徴

- 患者がもともともっている、脳機能低下を起こしやすい状態（準備因子）があるところに、環境的要因（誘発・促進因子）や身体的な負荷（直接因子）が加わることで、脳が機能的に破綻した状態となり、せん妄が生じる。
  ★発症の引き金となるのは直接因子である。準備因子や誘発・促進因子がなかったとしても、直接因子さえあればせん妄は発症しうる。
- オピオイド鎮痛薬は、せん妄の直接因子に該当する。特に、発症直前に投与開始もしくは増量されている場合は、オピオイド鎮痛薬が原因となっている可能性を疑う。
- がん患者の場合、がんの痛み、オピオイド鎮痛薬の副作用として生じる便秘や排尿障害、がんによる全身状態の悪化などが、複合的にせん妄の原因になっていると考えられる。感染による発熱も原因となりうる。

■せん妄の要因と発症

赤字で示した項目は、がん患者でよくみられる要因のため、特に注意が必要

誘発・促進因子
- 不快な身体症状（痛み、呼吸困難、便秘、排尿障害、口渇など）
- 精神的要因（不安、抑うつ）
- 慣れない環境（入院、身体拘束、ドレーン類の挿入など）
- 視力や聴力の低下
- 睡眠、覚醒リズムの障害

など

準備因子 → 直接因子 → せん妄

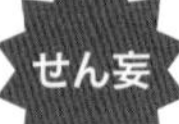

準備因子
- 70歳以上
- 頭部疾患の既往（脳腫瘍、脳転移、脳梗塞など）
- 重篤な身体疾患
- 侵襲の高い手術・治療前
- 中枢神経疾患（パーキンソン病、認知機能障害など）
- せん妄の既往
- アルコール多飲歴

など

直接因子
- 薬剤（オピオイド鎮痛薬、コルチコステロイド、H_2受容体遮断薬など）
- 中枢神経性病変（脳転移、がん性髄膜炎など）
- 手術による侵襲
- 代謝異常（肝腎不全、高カルシウム血症、低ナトリウム血症など）
- 栄養障害（低アルブミン血症、ビタミン欠乏など）
- 感染症（肺炎、敗血症、髄膜炎、脳炎、尿路感染など）

など

症状出現時の対応

[アセスメント]

● せん妄の原因をアセスメントし、直接因子と誘発・促進因子を除去・軽減する。

★せん妄の徴候を早期に発見し、早期対処することをめざして開発された「DELTA プログラム」のアセスメントシートなどを用いてせん妄が疑われる患者を評価し、予防やケアにつなげる。

■ DELTA プログラム

STEP 1 せん妄のリスク

□70歳以上　□脳器質的障害（脳転移含む）　□認知症
□アルコール多飲　□せん妄の既往　□ベンゾジアゼピン系内服
□その他（　）

当てはまらない → 経過観察

1つでも当てはまれば ↓

STEP 2 せん妄症状のチェック

POINT「何か変？」と感じた行動や言動を下記の中の近いものに当てはめてチェック
※ピッタリ同じものでなくてOK

	精神症状	具体的な症状と確認するポイント
見る	□意識レベルの変容	●ボーっとしている　●もうろうとしている
	□注意力の欠如	●今までできていたことができなくなる ⇒内服管理ができなくなる ⇒服装がだらしなくなる、ベッドの周りが散らかっている　など ●視線が合わずに、キョロキョロしている ●ルートを触る、体を起こす・横になる、同じ動作を繰り返す ●周囲の音や看護師の動きに気をとられる
話す	□意識レベルの変容	●感情が短時間でころころと変わる　●焦燥感が強く、落ち着かない ●目がギラギラしている
	□思考の解体	●話がまわりくどく、まとまらない　●つじつまが合わない
	□注意力の欠如	●何度も同じことを聞く　●話に集中できない ●質問と違う答えが返ってくる
聞く	□注意力の欠如	見当識障害 （時間）●今日の日付を聞く　●今の時間が何時ごろか聞く （場所）●今いる場所について尋ねる ⇒自宅から病院までどうやって来るか聞いてみる
	□注意力の欠如	短期記憶の障害 ●最近あった出来事を覚えているか聞く ⇒朝ごはんのメニューや、今日の日にちを覚えているか
	□思考の解体	幻覚や錯覚 ●いつも見えないものやおかしなものが見えたりしていないか聞く
確認する	□急性発症もしくは症状の変動	日内変動や数日での変化 ●家族や患者とかかわっているスタッフに聞いたり、カルテを確認する

1つでも当てはまれば → STEP 3 p.258 へ

当てはまらない → STEP 2.5 p.258 へ

5 せん妄

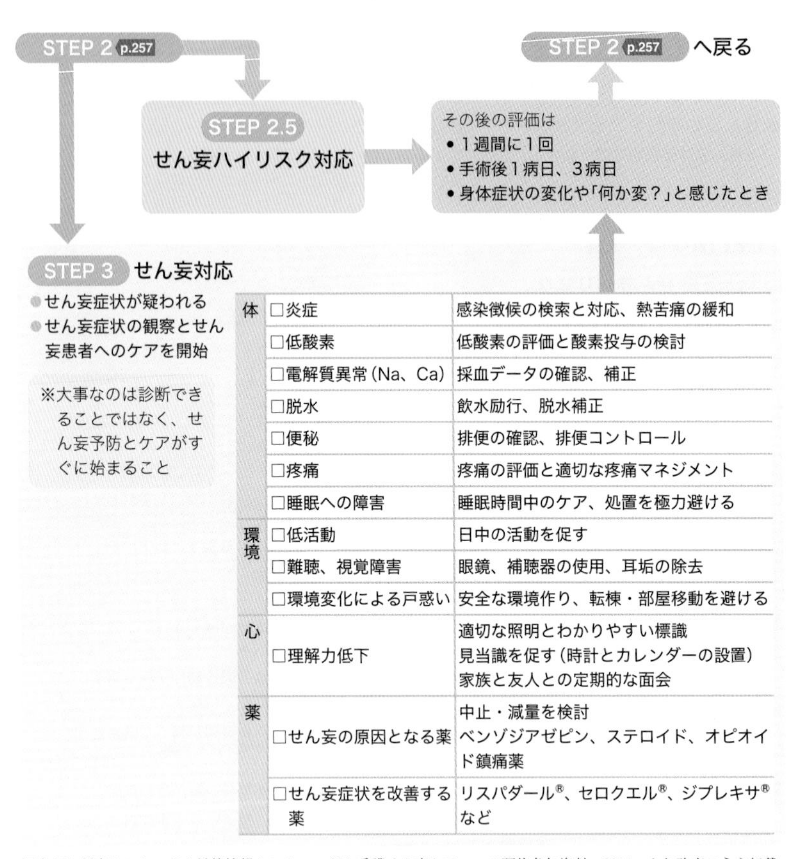

体	□炎症	感染徴候の検索と対応、熱苦痛の緩和
	□低酸素	低酸素の評価と酸素投与の検討
	□電解質異常（Na、Ca）	採血データの確認、補正
	□脱水	飲水励行、脱水補正
	□便秘	排便の確認、排便コントロール
	□疼痛	疼痛の評価と適切な疼痛マネジメント
	□睡眠への障害	睡眠時間中のケア、処置を極力避ける
環境	□低活動	日中の活動を促す
	□難聴、視覚障害	眼鏡、補聴器の使用、耳垢の除去
	□環境変化による戸惑い	安全な環境作り、転棟・部屋移動を避ける
心	□理解力低下	適切な照明とわかりやすい標識 見当識を促す（時計とカレンダーの設置） 家族と友人との定期的な面会
薬	□せん妄の原因となる薬	中止・減量を検討 ベンゾジアゼピン、ステロイド、オピオイド鎮痛薬
	□せん妄症状を改善する薬	リスパダール®、セロクエル®、ジプレキサ®など

国立がん研究センターがん対策情報センター：がん看護せん妄ケアコース研修参加資料. 2014. より改変のうえ転載

[薬物療法]

- せん妄の直接因子となりうる薬剤が、直前に投与開始、もしくは増量されていないか確認し、可能であればオピオイド鎮痛薬の種類の変更や減量を考慮する。
- 薬物療法としては、意識障害の回復を目的に、主に抗精神病薬が用いられる。
  ★これらの薬剤に睡眠導入効果はなく、注意障害や精神障害を改善させることが目的である。

看護ケアのポイント

- せん妄の患者は、集中力や理解力が低下するため、短い言葉で端的に説明する。
- 非現実的な訴えであっても、否定や説得はせず、そう感じている感情を理解し、安心できる環境調整に努める。

せん妄への薬物療法の例

一般名(商品名)	用法・用量	臨床でのポイント
ハロペリドール(セレネース®) 標準的な治療薬	0.5〜2mg/回 2〜12時間ごとに投与	● 幻覚、妄想、焦燥感に効果あり ● 注射が可能 ● 鎮静効果は弱め ● 錐体外路症状の出現率が高い(4.5mg/日以上を連用の場合)
クロルプロマジン(コントミン®)	12.5〜50mg/回 4〜6時間ごとに投与	● 鎮静作用が強い ● 作用時間が長い ● 血圧モニタリングが必要 ● 他剤が無効な夜間せん妄に使用する ● 脳転移のある患者ではけいれん誘発に注意
オランザピン(ジプレキサ®)	2.5〜5mg/回 12〜24時間ごとに投与	● 鎮静効果が強い ● 糖尿病患者には禁忌 ● 半減期が長いため、持越しや過鎮静に注意 ● 食欲亢進、難治性悪心・嘔吐にも効果あり ● 高齢者、認知症合併、低活動性せん妄では効果が低い
リスペリドン(リスパダール®)	0.5〜1mg/回 12〜24時間ごとに投与	● 注意障害、幻覚、幻視、妄想への効果が強い ● 鎮静効果は弱め ● 液剤がある ● 腎機能低下時には過鎮静となる可能性がある
クエチアピン(セロクエル®)	25〜100mg/回 12〜24時間ごとに投与	● 鎮静・催眠作用が強い ● 夜間せん妄の第一選択薬とすることが多い ● 半減期が短いため、持越しが少ない ● 錐体外路症状の出現率が最も低い ● 糖尿病患者には禁忌

● せん妄の患者と接する家族のつらさを理解し、わかりやすい説明を心がけ、一緒にできることを探す。

[せん妄のサブタイプと他の病態との鑑別]

● せん妄のサブタイプは、以下の2つおよび両者の混合型に分類される(下表参照)。

過活動型せん妄	● 目のギラつき、ルート類の自己抜去や転倒・転落などの問題行動がみられる。危険行動に対して、安全を確保する ★「動かないでください」など説明を繰り返しても伝わらないことが多いことをふまえて対処する。
低活動型せん妄	●「おとなしい患者」と見過ごされやすく、うつ病や不眠症と間違えられることもある。症状を見過ごさないように経時的に観察し、スタッフ同士で共有する ★活動が低下しており、静かであるため、病棟では「手のかからない患者」として、ナースステーションから遠い場所で静かに寝ていることも多い

● 認知症との鑑別も重要である。両者の臨床的特徴をふまえ、適切に対処する。

★せん妄の初期には、患者がラインなどを抜こうとする行動や、立ったり座ったりして落ち着かない、まとまりがない会話、などがみられることもある。

エキスパートからのアドバイス

＊「せん妄のケア＝寝かせること」は誤った考えである。

＊せん妄は、全身状態の何らかの悪化により発症する。バイタルサインやin-outバランス、検査データや画像などを確認し、原因の除去・軽減が重要である。

(矢野和美)

瘙痒感

定義

- むずむずして引っ掻きたくなる不快な感覚

発生機序と特徴

[中枢性機序]

- オピオイド鎮痛薬が、神経組織のμオピオイド受容体に結合することで、かゆみが生じる。
  ★透析を行っている患者や黄疸のある患者では、内因性のオピオイドペプチドもμオピオイド受容体に作用する。
- かゆみは、オピオイド鎮痛薬が、硬膜外腔やくも膜下腔に投与されている患者で多くみられる。
  ★経口投与で生じることはまれである。
- 脳腫瘍、脳転移などの中枢神経系疾患の合併症としても、かゆみが生じる。

[末梢性機序]

- 皮膚表面から加わる、さまざまな物理的・化学的・温熱刺激が、直接、あるいは肥満細胞から放出される内因性物質(ヒスタミンなどのケミカルメディエーター)を介して、かゆみが生じる。
  ★蕁麻疹や炎症性皮膚疾患などでも、ケミカルメディエーターを介してかゆみが発生する。

かゆみの発生機序

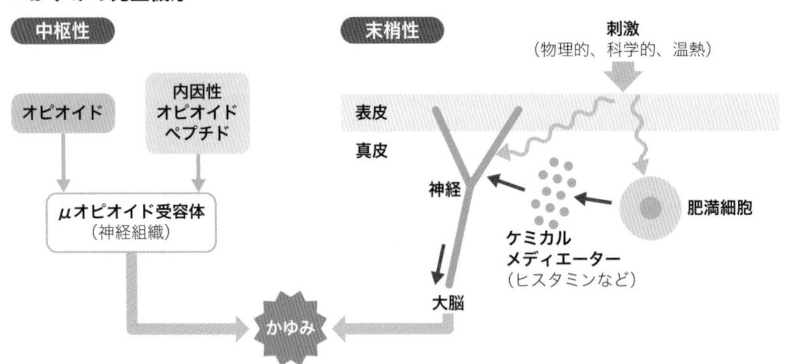

症状出現時の対応

- かゆみの誘発因子 p.262 の軽減または除去に努める。
- 皮膚の保護、適切な洗浄、体内外からの保湿を行う（下表参照）。

保清	・泡を滑らせて洗浄する ・ナイロンタオル（化繊）などは、泡立てには最適だが、皮膚への刺激となるため洗浄に用いることは控える ・湯温は40℃以下とする（体温上昇による毛細血管拡張⇒かゆみ誘発を防止）
保湿	・乾燥は、皮膚のバリア機能を低下させる。下記の薬物療法やOTC医薬品を利用して乾燥を防ぐ
保護	・衣類は皮膚を保護するが、ウールや化繊（ナイロン、レーヨン、ポリエステルなど）は避ける。コットン素材がよい ・ゴムやファスナーなど、意外な部分が刺激となり、かゆみを誘発する可能性もあるため、緩いサイズで調整するとよい

- かゆみのある部位へのクーリング（冷やしたタオルや氷など）を行う。
- 体外環境の調整を行う（下表参照）。

冷暖房・紫外線	・発汗や乾燥、時に紫外線が刺激になってかゆみが生じる人もいる ・快温はそれぞれの全身状態により感覚が異なるが、一般的に夏は25～28℃、冬は18～25℃とされる。湿度は40～60％程度がよい ★強いかゆみの場合は、クーリングなどを組み合わせると効果的である ・室内にいる際にも、UV仕様カーテンや窓に貼るシート、日焼け止めなどを利用するとよい
刺激物	・アルコール、コーヒー、香辛料は、毛細血管を拡張させ、かゆみを増強する。使用量を減らすなど調整するとよい

- 薬物療法については下表を参照。

薬剤分類	商品例	特徴と注意点
尿素配合薬	・ケラチナミンコーワ ・ウレパール®	・保湿剤として用いる ・掻き傷などにしみる場合がある
ヘパリン類似物質配合薬	・ヒルドイド®	・保湿剤として用いる ・好みの使用感に合わせて剤形を使い分ける
抗ヒスタミン薬	・レスタミンコーワ ・ザジテン® ・デザレックス®	・内服薬として用いることで、かゆみを生じさせるヒスタミンの作用を抑える ・眠気が出やすいので、運転や危険作業には注意するよう伝える

ケアのポイント

- かゆみの増強因子を理解し、その除去と予防を患者に指導する。かゆみは心理的要因によっても誘発・増強されるため、患者の話を傾聴し、共感的態度で接することも大きなケアになる。
- オピオイド鎮痛薬の副作用によるかゆみは、くも膜下投与や硬膜外投与の患者に出現することはあるが、経口投与での出現はまれである。そのため、薬物療法や保湿などのケアで対応し、オピオイド鎮痛薬の変更や投与経路の変更までは行わないことが多い。

● モルヒネやオキシコドンからフェンタニルに変更することで、改善されることがある。

[患者指導のポイント]

● 皮膚を清潔に保ち、汗や汚れを放置しないよう指導する。

● かゆみは、皮膚温の上昇、刺激・乾燥によって悪化する恐れがあることを伝える。

★熱い風呂は避けること、石鹸やナイロンタオルなどでこすりすぎないこと、入浴後はすばやく保湿することなどがポイントとなる。

● ゆったりとした衣服、肌着、寝具を用いる。

★綿の衣類を使用し、ウールや合成化繊など、刺激の多い肌着は避ける。
★縫い目やゴムの圧迫などもかゆみを誘発させるため、注意する。

● 飲酒や香辛料は控えるよう伝える。

● 気晴らし、リラックスなどで気分転換を図ることも有効である。

エキスパートからのアドバイス

＊かゆみは、さまざまな原因によって生じうる。
＊緩和ケア領域では、皮膚の乾燥による衣服の擦れや、感染徴候による発熱・発汗、肝機能障害（黄疸）、薬疹などが、かゆみの原因となりうる（下表参照）。

赤字は緩和ケア領域において特に注意したい点

分類	原因	
皮膚疾患	アトピー性皮膚炎、湿疹、皮膚炎、蕁麻疹、痒疹、乾皮症、虫刺症、疥癬、真菌症、皮膚瘙痒症、肥厚性瘢痕、水疱症、薬疹など	
基礎疾患	肝胆道疾患＊1	原発性胆汁性肝硬変、胆汁うっ滞症、肝硬変など
	腎疾患＊2	慢性腎不全
	内分泌・代謝疾患	糖尿病、甲状腺機能異常、尿崩症、痛風など
	血液疾患	真性赤血球増加症、鉄欠乏性貧血、白血病、悪性リンパ腫など
	泌尿生殖器系	腟トリコモナス、外陰カンジダ症
	神経疾患	多発性硬化症など
	精神疾患	不安神経症、強迫観念、うつ病、恐怖症、精神的な瘙痒症
	自己免疫疾患	皮膚筋炎、シェーグレン症候群
	寄生虫疾患	しらみ、疥癬、寄生虫など
	その他	がん（消化器がんなど）、HIV感染症、妊娠、閉経、薬剤など

＊1　胆汁うっ滞症では、胆汁酸の関連物質や内因性オピオイドペプチドが関与している。オピオイド拮抗薬（ナロキソン）、コレスチラミン、フェノバルビタール、リファンピシンなどの薬剤投与、血漿交換が有効である。

＊2　腎疾患の場合、皮膚の乾燥や肥満細胞の増加、ヒスタミンに対する過剰反応、二次的な副甲状腺機能亢進症が関与している。保湿剤の外用や中波長紫外線（UVB）照射やPUVA 療法、ナロキソン投与、副甲状腺切除などが有効である。

（矢野和美）

口渇

定義

- 口腔内やのどが渇き、水分を欲する状態

発生機序と特徴

- 口渇は、脱水（身体水分量不足）によるものと、ドライマウス（身体の水分不足に関係なく口腔内だけが乾燥している状態）によるものに分けられる。
- オピオイド鎮痛薬は、オピオイドμ受容体への作用によって、外分泌を抑制する。それに伴って唾液分泌も抑制されることで、ドライマウスが惹起され、口渇が生じる。
  - ★口渇は、薬剤の副作用や胸水・腹水の貯留など、さまざまな要因によっても引き起こされる p.265。
- 唾液分泌の抑制は、オピオイド鎮痛薬だけでなく、鎮痛補助薬や制吐薬として用いられる抗コリン作用のある薬剤によっても生じる。

症状出現時の対応

- 口渇の原因を検索し、除去、治療を試みる。
- 薬剤が原因の場合は、可能であれば減量もしくは中止する。
- 脱水が原因の場合は、水分と塩分を補給する。
- 補完療法として、口腔ケアや唾液腺マッサージを行う。

唾液腺マッサージ

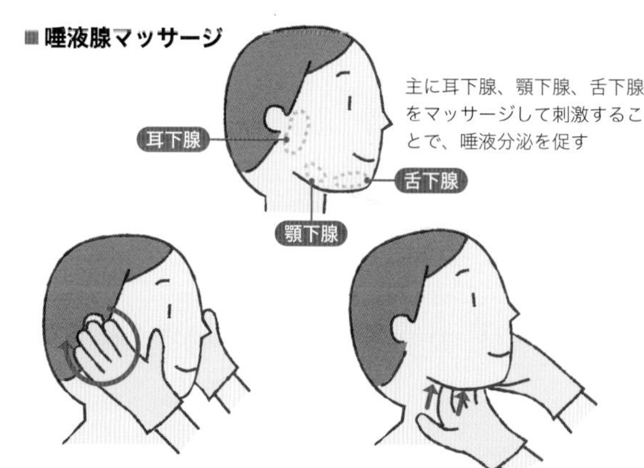

耳下腺のマッサージ

- 耳の奥、上奥歯のあたりを後ろから前方向に軽く円を描く（5〜10回）

顎下腺のマッサージ

- 顎の下の骨のない柔らかい部分に指を当て、耳の下から顎の下までを軽く押す（5〜10回）

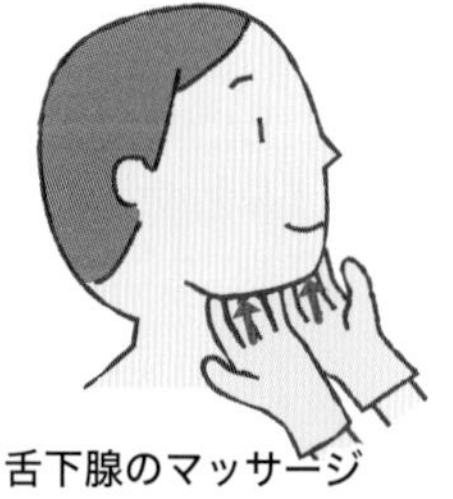

舌下腺のマッサージ

- 両手の指をそろえて、顎の下から軽く押す（5〜10回）

■ 口腔ケアの手順

①口唇と口角にワセリンやジェルを塗布	● 口渇を訴える患者の口腔周辺は、乾燥していることが多い ● 口唇や口角の粘膜損傷を防ぐため、ワセリンなどを塗布する
②口腔内の観察と清掃	● 口腔内病変の有無や状況を確認してから清掃を開始する ● スポンジブラシや、毛先のやわらかいブラシを使用する ● 付着した汚れや脱落組織を無理に拭い取ろうとすると口腔内を傷つける恐れがある。一度で拭い取れない場合は数分時間をおき、それでも清掃困難な場合は、無理に拭い取らない ● ブラシを氷水に浸しながら清掃すると、爽快感が得られる ● 口腔内炎症時はアズレン（うがい液）、口腔内の痛みがあるときはリドカイン（スプレー）を用いるとよい
③口腔内全体、口唇と口角の保湿	● 患者の好みに合わせ、口腔内保湿用ジェルやスプレー、食用油（白ごま油やオリーブ油）、グリセリンなどを使用する

ケアのポイント

- 口渇は、口腔内の不快感や味覚の変化だけでなく、コミュニケーションにも影響する。
- 終末期がん患者の場合、輸液は口渇を改善しないことが多い。また、原因が複数あるため、すべての原因を除去することは難しい。口腔ケアを定期的に行い、患者の好みに応じた食事や、氷片を口に含むなどといった看護ケアが、口渇の緩和に有効である。
- 保湿は、口腔内だけに注目しがちだが、口唇にも口腔内保湿用ジェルやリップクリームを塗布することで、より保湿効果が持続する。マスクの着用も有効である。

[患者指導のポイント]

- 口腔ケアは、可能な限り、食前と食後に行う（特に食前が重要）。
  - ★特に、数週間以内にがん薬物療法を受けた場合や、終末期の場合、免疫低下に伴う易感染の恐れがある。
- 口渇を緩和するケアを患者の好みに合わせて提案する。
  - ★例：レモン水による含嗽、氷片や氷菓（かき氷、シャーベットなど）を口に含む、湿らせたスポンジブラシで口腔内を拭う、加湿器やネブライザーの使用など。
- 唾液の分泌を促し、保湿するためのセルフケア指導を行う。
  - ★ミント水、レモン水、飴やガム、口腔内保湿用ジェルやスプレー、食用油（白ごま油やオリーブ油）、人工唾液（サリベート®エアゾール）などが活用できる。
- 悪心・嘔吐がある場合、ミント水やレモン水を用いると爽快感が得られる。
- 口腔内保湿用ジェルは、さまざまなフレーバーが発売されている。使い始めは少量で試し、不快でないようであれば、口腔内全体になじませる。

エキスパートからのアドバイス

＊口渇はオピオイド鎮痛薬の副作用以外にもさまざまな原因によって生じうる（下表参照）。代表的なものを下表に示す。
＊口呼吸や酸素マスクによる保湿力の低下が口渇の原因となることもある。

赤字は緩和ケア領域において特に注意したい点

分類	原因	
脱水	発汗・発熱	●運動や発熱などによる体温上昇の調節や、精神的緊張による発汗量の増加により、水分や塩分が過度に減少する
	嘔吐・下痢	●繰り返すと大量の水分が体外に排出される
	胸水、腹水、浮腫、うっ血性心不全	●血管外に水分が漏出・貯留し、血管内の水分が減ることで生じる ★治療目的で利尿薬が用いられると、水分排泄過多となりうる
	糖尿病	●血糖値が高くなると、浸透圧利尿により水分が過剰に排泄される
	尿崩症	●抗利尿ホルモン（ADH、AVP）の分泌が低下して、多尿となる
	甲状腺機能亢進症	●代謝亢進に伴って熱量産生も増え、体温が上昇し、発汗量が増加する
	その他	●高カルシウム血症、低カリウム血症、高ナトリウム血症など ●重篤な感染症（敗血症）、熱傷、出血など
ドライマウス	唾液腺の障害	●唾液分泌が妨げられることにより、口腔内が乾燥する ★炎症や腫瘍、頭頸部への放射線治療などが、唾液腺障害を引き起こす
	薬剤・治療の副作用	●薬剤：オピオイド鎮痛薬、抗ヒスタミン薬、抗精神病薬、抗コリン薬、抗がん薬 ●治療：放射線療法
	その他	●ストレスや緊張など ●加齢による唾液の分泌量の低下、口呼吸、歯みがき粉の過剰使用など

（矢野和美）

ミオクローヌス

定義

- 突然に生じる、短時間の筋収縮による不随意運動

発生機序と特徴

- 機序の詳細は不明だが、オピオイド鎮痛薬を慢性的あるいは高用量で使用している場合に出現しやすい。
  - ★腎不全でも生じるため、腎障害時は注意が必要である。

症状出現時の対応

- 発生後間もない場合は、服用中の薬を見直し、原因となる薬は可能な限り減量する。
  - ★オピオイド鎮痛薬を減量する場合は、痛みが増強しないよう、非オピオイド鎮痛薬や鎮痛補助薬を追加・増量する。
- オピオイド鎮痛薬の変更・減量を考慮する。
  - ★すべてのオピオイド鎮痛薬で生じうる。代謝産物だけでなく、オピオイドそのものの神経毒性であり、オピオイド鎮痛薬の減量や変更は有効である。
  - ★例：モルヒネ→フェンタニル、オキシコドン。フェンタニル→オキシコドン、ヒドロモルフォン。
- 痛みが強く、減量や変更が困難な場合、以下の薬物療法を考慮する（下表を参照）。

薬剤一般名（商品名の例）	ポイント
クロナゼパム （ランドセン®）	・1～6mg/日を1日2～3回に分割して経口投与 ★眠気が強く出るため、1回0.5mgを夕食後から開始し、0.5mgずつ漸増 ・急な減量や中止は、症状悪化、てんかん発作の原因となる ・急性狭隅角緑内障の患者には禁忌
バルプロ酸 （デパケン®、セレニカ®）	・200～1,200mg/日を1日1～2回に分割して経口投与 ・てんかん性ミオクローヌスの場合に使用する
レベチラセタム （イーケプラ®）	・250～1,500mg/回を1日2回、経口投与 ・急な減量や中止は、てんかん発作の原因となる ・眠気や集中力低下が起こりうる。運転など危険を伴う操作は避ける
ミダゾラム （ドルミカム®）	・0.2～2mg/時を持続投与（静脈内・皮下） ・終末期の難治性ミオクローヌスで、内服による調整が難しい場合や、持続的な鎮静による苦痛緩和が必要な場合に検討する
プリミドン （プリミドン）	・250～750mg/日を1日2～3回に分割して経口投与 ・急な減量や中止は、てんかん発作を招く場合がある
ゾニサミド （エクセグラン®）	・50～300mg/回を1日2回経口投与 ・急な減量や中止は、てんかん発作を招く場合がある ・眠気や集中力低下が起こりうる。運転など危険を伴う操作は避ける

ケアのポイント

- ミオクローヌスは、睡眠を妨げ、痛みの誘発、日常生活動作への影響、患者・家族の心理的負担などにより、患者のQOLを低下させるため、これらに対するケアが重要である。
- がん患者のミオクローヌスは、オピオイド鎮痛薬以外に、臓器障害（肝不全、腎不全など）でも生じうるため、注意が必要である。

[患者指導のポイント]

- 患者と家族の不安の軽減に努める。
- 重症の場合には、転倒・転落に注意する。
- モルヒネ大量投与時に出現しやすいため、過量投与による他の副作用（眠気や呼吸抑制など）も確認する。
  ★特に傾眠、鎮静、呼吸抑制や、それに伴う誤嚥性肺炎などに注意が必要となる。

エキスパートからのアドバイス

＊ミオクローヌスは、オピオイド鎮痛薬の副作用以外にもさまざまな原因によって生じうる（**下表**）。

薬剤性	●オピオイド鎮痛薬（モルヒネなど） ●抗うつ薬（アミトリプチリンなど） ●抗てんかん薬（ガバペンチンなど）　など
症候性	●代謝性障害：腎不全、肝不全、低血糖など ●中枢神経疾患：中枢神経感染症、アルツハイマー型認知症、多発性硬化症、低酸素脳症など
その他	●正常時にもみられる（入眠時によく起こる「ぴくっ」とする動き） ●本態性（原因が明らかでない） ●てんかん発作

（矢野和美）

メサドンによる不整脈

定義

- メサドンの副作用として起こりうるのはQT延長や心室性不整脈
- QT延長：薬剤投与後、QTcが25%以上の延長もしくは500ミリ秒となること

発生機序と特徴

- メサドンによる重大な副作用の中に、QT延長や心室性不整脈がある。
  ★心電図上のQT時間は「心室の電気的興奮が回復するまでにかかる時間」をさし、その回復が遅れた状態のことをQT延長症候群という。
- QT延長そのものは無症状だが、TdP（トルサード・デ・ポアンツ）をきたすと心室細動に移行し、突然死の原因となりうる。

TdP（トルサード・デ・ポアンツ）

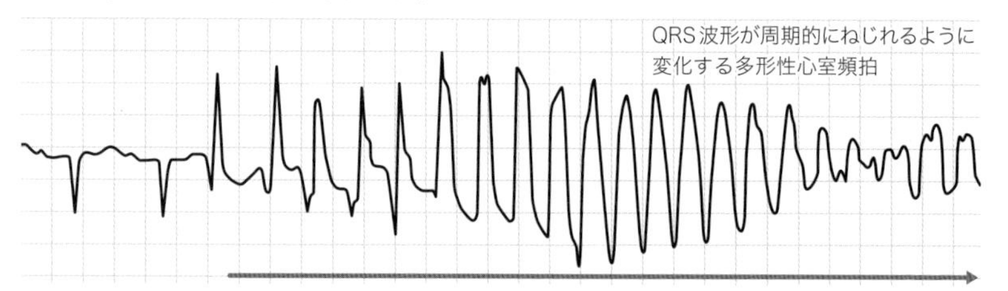

［ 発生要因・リスク因子 ］

- メサドンは、他のオピオイド鎮痛薬よりQT延長をきたしやすい（基礎実験のデータ）[1]。
  ★適正使用ガイドによると「QTcの正常上限は、男性＜430ミリ秒、女性＜450ミリ秒」「QT延長は薬剤投与後にQTcが25%以上の延長、もしくは500ミリ秒以上となること」とされている。
- APS（アメリカ疼痛学会）による臨床ガイドラインでは、過去3か月でQTc＜450ミリ秒のQTc延長リスクのない患者への使用を推奨している。
- 観察研究で抽出されたメサドンによるQT延長のリスク因子は**下表**を参照。

患者の背景	高齢者　女性　悪性腫瘍　器質的心疾患　血清カリウム値の低下　低カルシウム血症　HIV感染
メサドン投与	投与量増加　投与量45mg/日以上（100mg/日以上で20%に出現）
併用薬剤	CYP3A4阻害薬　TdPのリスクが知られている薬剤　抗うつ薬、抗精神病薬　抗菌薬　抗レトロウイルス薬

引用文献
1) Katchman AN, McGroary KA, Kilborn MJ, et al. Influence of opioid agonists on cardiac human ether-a-go-go-related gene K(+) currents. *J Pharmacol Exp Ther* 2002；303：688-694.

ケアのポイント

［ 投与前 ］

- 不整脈に関する既往歴、家族歴の有無を確認する。
- 心電図でQT延長がないか、血液検査でカリウム、カルシウム、マグネシウムを確認する。
  ★QT延長となりやすい病態に、低カリウム血症、低カルシウム血症、低マグネシウム血症がある。
- 徐脈（50回/分未満）や心不全、くも膜下出血や頭蓋内出血といった中枢神経疾患もQT延長のリスクとなるので注意。
- 血中濃度上昇をきたす併用注意薬や他のQT延長をきたしやすい薬剤を使用しているか、薬剤師とともに確認する（下表参照）。

分類	薬剤一般名（代表的な商品名）
抗不整脈薬	●アミオダロン（アンカロン®）　●ソタロール（ソタコール®） ●プロカインアミド（アミサリン®）　●ジソピラミド（リスモダン®） ●ベプリジル（ベプリコール®）など
抗菌薬、抗真菌薬	●クラリスロマイシン（クラリス®）　●エリスロマイシン（エリスロシン®） ●アジスロマイシン（ジスロマック®）　●イトラコナゾール（イトリゾール®）など
抗うつ薬、抗精神病薬	●クロルプロマジン（コントミン®）　●ハロペリドール（セレネース®） ●リスペリドン（リスパダール®）　●オランザピン（ジプレキサ®） ●クエチアピン（セロクエル®）　●イミプラミン（トフラニール®） ●アミトリプチリン（トリプタノール®）など
抗がん薬	●イマチニブ（グリベック®）　●エルロチニブ（タルセバ®） ●スニチニブ（スーテント®）　●タモキシフェン（ノルバデックス®） ●エヌトレクチニブ（ロズリートレク®）　●ダサチニブ（スプリセル®）など
ベンゾジアゼピン誘導体	●ジアゼパム（セルシン®、ホリゾン®）　●エチゾラム（デパス®） ●ロラゼパム（ワイパックス®）　●アルプラゾラム（ソラナックス®）など
その他	●利尿薬（ループ利尿薬、チアジド系利尿薬） ●副腎皮質ステロイドなど 低K血症をきたす薬剤

［ 投与中 ］

- めまいや失神などの自覚症状や、徐脈がないか注意する。
- 手足の脱力やこわばり（低カリウム血症を示唆）、テタニー（低カルシウム血症や低マグネシウム血症を示唆）などにも注意する。
- 増量時や高用量（45mg/日以上）内服時には、定期的な血液検査・心電図検査を行う。

症状出現時の対応

- 心電図でQT延長を認めた場合、循環器内科にコンサルトするとともに、原因薬剤の中止や電解質の補正、一時的ペースメーカーによる徐脈の改善を行う。
- QTcが500ミリ秒以上となった場合、メサドンの減量や中止を検討する。
  ★QTcが450～500ミリ秒に達した場合は、投与継続のリスクとベネフィットについて患者と話し合いながら慎重投与とする。
- TdPの発作時の治療にはマグネシウム静注の有用性が示唆されている。

（荒川さやか）

過量投与による症状①

傾眠

定義

- うとうととした状態
- 声かけや肩を軽く叩くといった弱い刺激で意識を取り戻す（覚醒する）が、刺激がないとすぐに元の状態に戻る、中等度の意識障害

発生機序と特徴

- オピオイド鎮痛薬がμオピオイド受容体に作用すると、レム睡眠が抑制される。その結果、正常な睡眠－覚醒サイクルが妨げられることが、傾眠につながると考えられている。
- 傾眠は、オピオイド鎮痛薬導入時や増量時に強く現れることが多い。
  ★多くは数日～数週間で耐性が形成されるが、患者によっては十分な耐性が形成されないことがある。
- 認知障害、協調運動の欠如、反応時間の遅延、動作障害などが、傾眠の徴候として生じうる。
  ★**傾眠の徴候となる訴え**：気だるさ、眠気、朦朧感、ふらふら感、幻視、ぼんやり感、頭に霧がかかった感じ、無気力など。
- オピオイド鎮痛薬以外の薬物との相互作用、低活動型せん妄、抑うつ、不眠、睡眠呼吸障害（睡眠時無呼吸症候群）などが、傾眠の原因となっている場合もある。
- 終末期の多臓器不全による代謝・排泄障害によってオピオイド鎮痛薬が相対的過量となり、傾眠がちになる場合もある。

■睡眠サイクルへのオピオイド鎮痛薬の作用

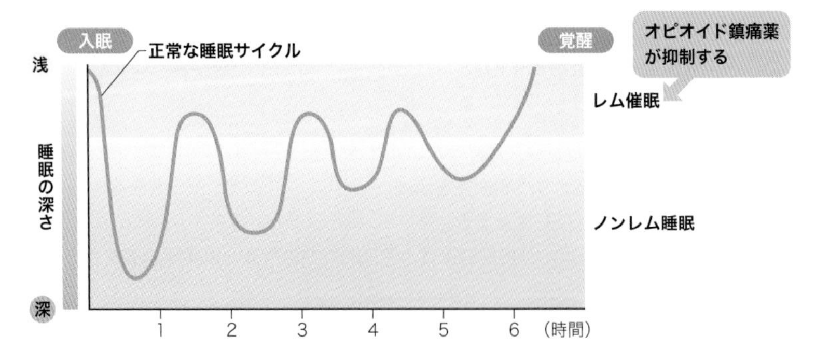

症状出現の対応

- まずはオピオイド鎮痛薬以外の原因を考慮し、原因の除去・軽減や、治療を試みる。
  ★併用されている「オピオイド以外の鎮静作用をもつ薬剤」の減量・中止を考慮する。
- オピオイド鎮痛薬による傾眠に対しては、オピオイド鎮痛薬の減量や、オピオイド鎮痛薬の変更を検討する。
- 臨床では薬物による治療はあまり行われず、上記のように薬剤の減量や整理で対応することが多い。
  ★治療薬として挙げられる薬剤は、国内で流通規制があること、傾眠治療への明確なエビデンスがないことがその理由である。
  ★覚醒作用を期待して、精神刺激薬（ペモリン）やコリンエステラーゼ阻害薬（ドネペジル）を用いることがある（エビデンスはない）。
  ★カフェイン製剤の投与（1回0.1～0.3gを1日2～3回）を行うことがある（エビデンスはない）。
  ★いずれも傾眠治療へのエビデンスはないことをふまえて検討する。

ケアのポイント

- 適正な食事、運動、睡眠環境の改善などの生活指導を行う。
  ★日中は、無理のない範囲で、なるべく起きて活動することを勧める。
- 臥床が続くと、褥瘡が生じることがあるため、注意して観察する。
- 傾眠に続いて呼吸抑制 p.272 が生じることがあるため、呼吸数や二酸化炭素貯留に注意する。
- 眠気 p.250 の項目も参照のこと。

■呼吸数の観察

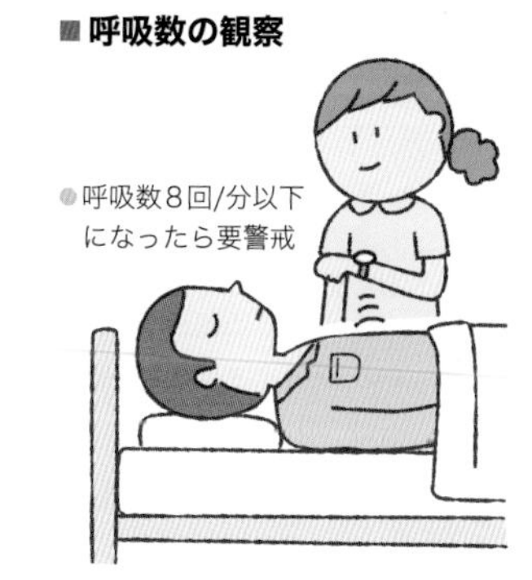

エキスパートからのアドバイス

＊投与（増量）前に痛みが強く、満足に眠れていなかった患者は、オピオイド鎮痛薬の投与開始・増量直後の傾眠を苦痛ととらえない場合もある。このような場合は、用量変更せずに経過観察し、1週間以上経っても傾眠が続く場合は、オピオイド鎮痛薬の減量を検討する。
＊オピオイド鎮痛薬の減量によって痛みが出現した場合、非オピオイド鎮痛薬や神経ブロックなど、傾眠のリスクが低い他の除痛法の併用を考慮する。
＊傾眠とならないよう、痛みや副作用の状況を患者や医師と共有し、急激なオピオイド鎮痛薬の増量を避けることに留意する。
＊常に「痛みゼロ」をめざすのではなく、痛みが多少残っていたとしても、患者が苦痛なく日常生活を送れることを目標にすることで、過量投与とならないように心がける。

（西島　薫）

過量投与による症状②
呼吸抑制

定義

- 呼吸数が減少した状態
- 呼吸抑制の初期症状として、傾眠が出現することがある

発生機序と特徴

- オピオイド鎮痛薬による呼吸抑制は、延髄の呼吸中枢にあるオピオイド受容体への作用により生じる。
  ★二酸化炭素に対して、呼吸中枢の反応が低下することで、呼吸回数が減少する。
- がん疼痛治療において、オピオイド鎮痛薬を適切に投与している限り、呼吸抑制は、まずみられない。
  ★呼吸数の低下が起こったとしても、1回換気量が増加するので、低酸素血症になることはほとんどない。
- オピオイド鎮痛薬による呼吸抑制は、主に過量投与・代謝産物の蓄積が原因で生じる（下表参照）。

過量投与	・急速静注などで、オピオイドの血中濃度が急激に上昇した場合 ・痛みまたは呼吸困難の緩和に必要な量を、大きく上回る量を投与した場合
相対的過量投与	・肝機能や腎機能が急激に低下し、オピオイドの代謝や排泄が滞った場合 ・がんへの治療や神経ブロックなどによって、痛みが大幅に減少、あるいは消失した場合
代謝産物の蓄積	・モルヒネ使用中、急激に腎機能が低下し、代謝産物（M6G）の蓄積が起こった場合

■ 呼吸中枢へのオピオイド鎮痛薬の作用

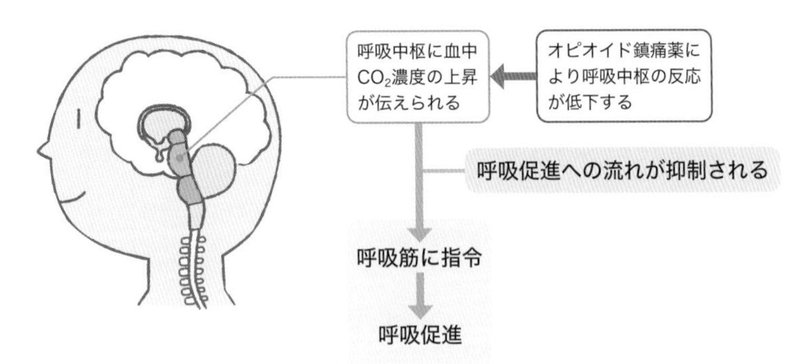

症状出現時の対応

- 呼吸抑制が生じた際は、以下の対策をとる。
  ①オピオイド鎮痛薬を減量または中止する。
  ②患者に覚醒と呼吸を促す。
  ③低酸素血症があれば、酸素投与を行う。
  ④重篤な場合は、オピオイド受容体拮抗薬ナロキソンの急速静注（0.04～0.08mg/回）を行う。

  ★ナロキソン投与は、呼吸抑制がオピオイド過量により生じている際に有効である。昏睡・昏迷、かつ、血ガスデータで二酸化炭素の貯留を認める場合に実施する。

  ★ナロキソンは、オピオイド鎮痛薬に比べて半減期が短い（作用時間は約30分）。そのため、症状の再燃に合わせて、30～60分ごとに複数回投与する。少量ずつ投与するのは、オピオイド拮抗作用により、痛みの悪化や興奮、せん妄を生じることがあるためである。

ケアのポイント

- オピオイド鎮痛薬投与中の呼吸抑制は、呼吸困難を伴わないため、患者の訴えよりも医療者の観察が重要となる。呼吸数を観察し、パルスオキシメーターを装着している場合は、血中酸素飽和度にも注意する。
- 呼吸抑制の前兆として、眠気や傾眠が生じることがある。このような症状がみられた場合、特に注意して観察する必要がある。

  ★フェンタニル投与時は特に注意が必要（傾眠の副作用が少ないため、突然、呼吸抑制に至る恐れがある）。
- 基礎疾患にCOPD（慢性閉塞性肺疾患）や中枢神経障害、神経筋疾患などCO_2ナルコーシスをきたしうる病態をもつ患者は、より注意して観察する。
- メサドンとフェンタニル貼付剤は、定常状態になるまでに時間を要するため、呼吸抑制が遅れて発現する場合があることに注意する。

エキスパートからのアドバイス

＊呼吸抑制を判断するうえで、呼吸数の明確な定義はない。より安全性をとるのであれば、10回/分をめやすに対応を検討するのが望ましいと考えるが、終末期などで症状の緩和を優先するようであれば、6～8回/分までは様子をみてもよいだろう。
＊ナロキソン投与は、終末期には行わない場合もある。
＊呼吸回数だけではなく、バイタルサインや患者の全身状態、予後などを総合的にアセスメントして対応していくとよい。

（西島　薫）

過量投与による症状③

オピオイド誘発性痛覚過敏

定義

- 痛みに対する感受性が亢進している状態が、オピオイド投与によって生じているもの
- ごく弱い刺激に対しても「灼けるような痛み」を感じることがある

発生機序と特徴

- オピオイド誘発性痛覚過敏の機序は、基礎研究や臨床研究が進められている段階であり、いまだに不明な点が多い。
  - ★オピオイド鎮痛薬によるNMDA受容体 p.154 の増強、μオピオイド受容体への作用による脊髄でのシナプスの長期増強、オピオイドの代謝産物の関与などが発現に関与すると考えられている。
- 高用量のオピオイド鎮痛薬を長期間投与されている患者で発生しやすい。
  - ★より鎮痛力価の高いオピオイド鎮痛薬を短期間投与された患者でも確認されている。
- 痛覚過敏の状態では、通常は痛みを感じない程度の弱い刺激が加わっただけでも痛みを感じる。神経障害性疼痛のような自発痛で、「灼けるような痛み」と表現されることがある。
- オピオイド鎮痛薬を減量すると痛みが改善し、増量すると痛みが増強する場合、オピオイド誘発性痛覚過敏の可能性を考える。
  - ★耐性によって痛みが増強している場合はこの逆となるため、鑑別できる。

エキスパートからのアドバイス

＊オピオイド誘発性痛覚過敏を疑うときに鑑別となるのは、オピオイド耐性、オピオイド離脱症状である。
＊オピオイド誘発性痛覚過敏の場合、オピオイドを増量すると「さらに痛みが増悪する」点が、耐性や離脱症状とは異なる点である。

症状発生時の対処法

- オピオイド誘発性痛覚過敏を疑うような強い痛みの増強がある場合や、使用中のオピオイド鎮痛薬が無効になったときは、まず、病気の進行や新たな痛みの原因出現を除外する。
- オピオイド鎮痛薬の減量または中止、非オピオイド鎮痛薬や鎮痛補助薬の併用、オピオイド鎮痛薬の変更を検討する。
- オピオイド鎮痛薬の投与を中止する際は、漸減したほうが、二次的痛覚過敏やアロディニアを予防できると考えられている。
  - ★**二次的痛覚過敏**：症状を改善させようとして、オピオイド鎮痛薬を急激に減量・中止する行為自体がオピオイド誘発性痛覚過敏を引き起こすこと。
  - ★**アロディニア（異痛症）**：通常では痛みにつながらないような微小な刺激（触る、衣服のこすれなど）に対しても、痛みを感じる状態。

- オピオイド拮抗薬であるナロキソンの投与は、オピオイド誘発性痛覚過敏に対しては無効であったという研究があり、臨床では通常使用しない。

ケアのポイント

- 痛みの状況変化に気づくことが大切である。痛みの強さをNRSなどのスケールを用いて日々評価すると、早めに変化に気づく。
  ★患者自身に「痛み日記」をつけてもらい、一緒に確認すると、患者の自己コントロール感も高まる。
- 痛みの強さだけでなく、性状の変化・部位の拡大も、オピオイド誘発性痛覚過敏を疑うサインである。変化に気づいたら多職種で共有し、痛みの原因とその治療法の再評価を行うことが肝要である。
- 痛みの増悪は目立たなくても、オピオイド鎮痛薬の投与が高用量になってきた場合や長期化してきた際には、レスキュー薬の使用によって痛みが増強することがないか、患者に確認するとよい。
- レスキュー薬投与が多く生じていることがある。その際は、レスキュー薬が痛みに対して適切に使用されているか、ケミカルコーピング p.288 がないかのアセスメントも必要である。

臨床でのエピソード　「レスキューを使っても痛みが増えていく」という訴え

がんの腰神経叢浸潤による混合性疼痛（侵害受容性疼痛・神経障害性疼痛）に対し、オキシコドン注を漸増している患者。

オキシコドン注120mg/日（経口モルヒネ換算240mg/day）になったころから、1日のレスキュー使用回数が2倍に増えたにもかかわらず、患者は「レスキューを使っても全く効かない、むしろ痛みが増えていく気がする」と訴えていた。

そのため、オピオイド誘発性痛覚過敏を疑い、ケタミン注を併用すると同時にオキシコドン注を漸減したところ、痛みは軽減した。

（西島　薫）

6 安全管理と服薬アドヒアランス
オピオイド鎮痛薬管理のポイント

［ 服薬アドヒアランス向上のための工夫 ］

● 投与開始前に、過度に副作用の説明ばかりして患者に不安を与えない。

●「できれば飲みたくない」と思っている患者の気持ちに配慮する。

● 可能な限り自己管理を行う。

● 他の内服薬が1包化されている場合は、オピオイド鎮痛薬も同様にする。

● オピオイド鎮痛薬の効果を実感できるように工夫する。

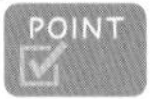

効果を実感できるようにする工夫（例）

①投与目的を明確にする。

②NRSなどで数値化する（服用前後の比較）。

③薬の効果で「できるようになったこと」を共有する。

［ 病院での管理 ］

● 出納管理を徹底する。

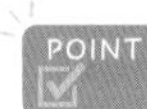

出納管理でおさえておきたいこと

①数の管理を徹底する。

★1錠、1mLまで正確に行う。

②院内処方箋と施用表による管理を行う。

★院内処方であっても、処方医師の麻薬施用者番号、自署または印鑑は必要である。

③病棟においては、内服確認を徹底する（自己管理の場合は除く）。

④持参薬を病棟で管理する場合は、院内調剤したものと同様に内服確認を行う。

★自己管理の場合は、上記の限りではない。

● 持参薬の数の確認や、使用しなくなった薬剤の廃棄は、法令を遵守し適切な手順で行う。

★使用しなくなった医療用麻薬は、法令に遵守し適切な手順で廃棄する必要があるため、麻薬管理者（通常は薬剤師）の指示に従う。

● 麻薬の事故届はすみやかに行う。

★**事故**：錠剤を床に落とした、アンプルを破損した、注射薬をこぼした、使用するつもりでシリンジに充填したが使用しなかった　などが該当する。

★自己管理のオピオイド鎮痛薬、特に持参薬の所有権は患者にあるため、紛失した場合でも事故届の必要はない。

- オピオイド鎮痛薬は、『麻薬及び向精神薬取締法』によって麻薬に指定されている薬剤である。しかし、患者にとっては鎮痛薬である。
- 医療者は、法令を遵守しながら、患者の服薬アドヒアランスの低下につながるような説明や指導を行わないように注意が必要である。

[在宅での管理]

- 服薬アドヒアランスの確認は必須である。
  - ★服薬カレンダーなどを利用して、確認を容易にする。
  - ★特にレスキュー薬の使用状況は定期的に確認する。
- 病院外では、医療用麻薬を扱える医療者が限られていることを理解する。
- 特に、患者が亡くなった場合の医療用麻薬の取り扱いには注意する。
  - ★医療用麻薬は、患者の遺族か薬剤師のみが保管管理できるので、薬剤師以外の医療者や介護福祉にかかわる人は、ただちに薬局に持参しなければならない。

[在宅での注射剤の取り扱い]

- 持続注入器 p.290 は、種類も多く、無菌的に調整する必要があるため、クリーンベンチなどの必要な設備とそれを正しく扱える薬剤師が必要である。

[離脱症状] p.284

- 痛みが軽減してオピオイド鎮痛薬を中止する場合は、使用していた量が多ければ多いほど、離脱症状のリスクが大きくなる。
- 適切なスケールなどを使用し、慎重に減量したのちに中止する。
- 手術や神経ブロックなどで急に痛みが軽減すると、過量投与症状が出現する。その対応のため、急な減量や中止を行った結果として出現する離脱症状に注意が必要となる。

[海外渡航時] p.303

- オピオイド鎮痛薬を使用している患者が海外へ渡航する場合は、必ず渡航先の大使館に確認すること。

（岡本禎晃）

服薬アドヒアランス❶

オピオイド鎮痛薬

導入時の患者・家族への説明

「オピオイド鎮痛薬」に関する説明

● 医療者からの説明に対する、患者の理解度はさまざまである。
● 説明をすぐに理解できる患者がいる一方で、イメージしづらい薬剤の処方を受けて、不安になる患者もいる。過度に不安を煽らないように、説明を進めるとよい。

[オピオイド鎮痛薬導入の概要]

● 痛みをがまんしているがん患者に対して、オピオイド鎮痛薬を導入することは、『がん疼痛の薬物療法に関するガイドライン』でも推奨されている。
● オピオイド鎮痛薬を開始する状況については、下表を参照のこと。

導入のめやす	● NRS 8〜9の痛みがあり、非オピオイド鎮痛薬（NSAIDsやアセトアミノフェン）を使用しても、とりきれない強い痛みがある場合 ● NRS 3〜4の中等度の痛みが持続的に続き、もう少し安楽に生活したい場合 ● 他の鎮痛薬を使用しているが、骨転移などで、動くときに痛みの増強がある場合や、日常生活における家事や活動などを快適に行えるようにしたい場合
導入環境	● 外来、一般病棟、緩和ケア病棟、施設など、どこでも導入できる
主な投与経路	● 経口、経皮、舌下・口腔粘膜、皮下など ● 原則は経口

● 経口摂取可能な患者に対しては、まず、経口剤による継続的な疼痛管理が推奨される。
★ WHOは、1986年に公表したガイドラインのなかで「鎮痛薬はできるだけ経口的に（by mouth）投与する」ことを推奨している p.16。

● がん疼痛のある患者に対して実施されたアンケート調査でも、経口剤は使用法の簡便さにおける満足度が高く、服薬アドヒアランスも良好であることが明らかとなっている（下表参照）。

経口投与のメリット	● 最も簡便な投与経路である ● 自然の摂理にかなった投与経路である ● 多くの患者で薬の吸収が安定しており、確実な鎮痛効果を得られる ● 至適用量（十分な鎮痛が得られる投与量）への増減調整が容易に行える

[患者・家族への説明のポイント]

● オピオイド鎮痛薬が処方される際、医療用麻薬という説明を受けた患者が「痛みは病気の進行を示すのではないか」「依存や中毒が怖い」と訴えることもある。
★ 実際に、他の鎮痛薬をすでに内服している患者であっても、オピオイド鎮痛薬の導入を拒むことがある。

- オピオイド鎮痛薬を導入する場合には、患者の日常生活の支障や困りごとを聞き、痛みを緩和すると活動範囲が広がる可能性があること、身体の苦痛を緩和すると生活の質が向上する可能性があることを提案してみる。
  - ★**日常生活の困りごとの例**：トイレに行く際に痛みが増強する、痛みで夜に熟眠できない、など
- オピオイド鎮痛薬の使用をためらう理由や考え方をひととおり聞き、患者の理解を得られるようにかかわる。
  - ★日本人の30～40%に「モルヒネは中毒になる」「モルヒネは寿命を縮める」という誤解があると報告されている。
- 患者教育は除痛に有効であるとされており、患者個々に応じた説明を考慮することが、効果的な鎮痛につながる。患者・家族がどのような思いを抱いているのか傾聴する（下表参照）。

患者・家族がオピオイド鎮痛薬を躊躇する要因	●命を縮めてしまうかもしれない ●早くから始めると効かなくなる、もっと痛くなったときに効かなくなる ●呼吸抑制が起こるので、呼吸状態の悪い人には使えない ●中毒患者をつくる（身体・精神的依存） ●副作用が強いので続けられない ●すべての痛みに効く万能薬である

Jacobsen R, Moldrup C, Christup L, et al. Patient-reated barriers to cancer pain management：a systematic exploratory review. *Scand J Caring Sci* 2009；23(1)：190-208.

- そのうえで、十分な説明を行うことが大切である。

エキスパートからのアドバイス

＊オピオイド鎮痛薬の使用を躊躇する患者・家族には、以下のような声かけが効果的なことがある。
「少ない量から使ってみることができます」
「薬の種類はいろいろあります。体に合わない場合は、止めたり、体に合いそうなものに変えたりできます」
「医療用の麻薬なので、中毒になったりはしません」
「痛みをとって、体を楽にすると気持ちが落ち着き、笑顔を取り戻せたり、体が軽くなるかもしれません」
＊パンフレットや、病院・施設でオピオイド鎮痛薬の一覧表作成していたら、そちらを見せながら説明すると、イメージしてもらいやすい。

鎮痛薬導入の実際

[まずは疼痛緩和目標を確認する]

- 鎮痛薬を使用する場合、まず、最初の目標を設定し、将来的にめざす目標を話し合う。
- 「この薬を使用すると痛みが緩和される」というよりは、「ぐっすり眠れるようになる」「トイレや食事などの移動や活動がしやすくなる」など、患者の日常生活に支障をきたしていることに合わせて、説明をしていく。

■疼痛緩和目標の設定

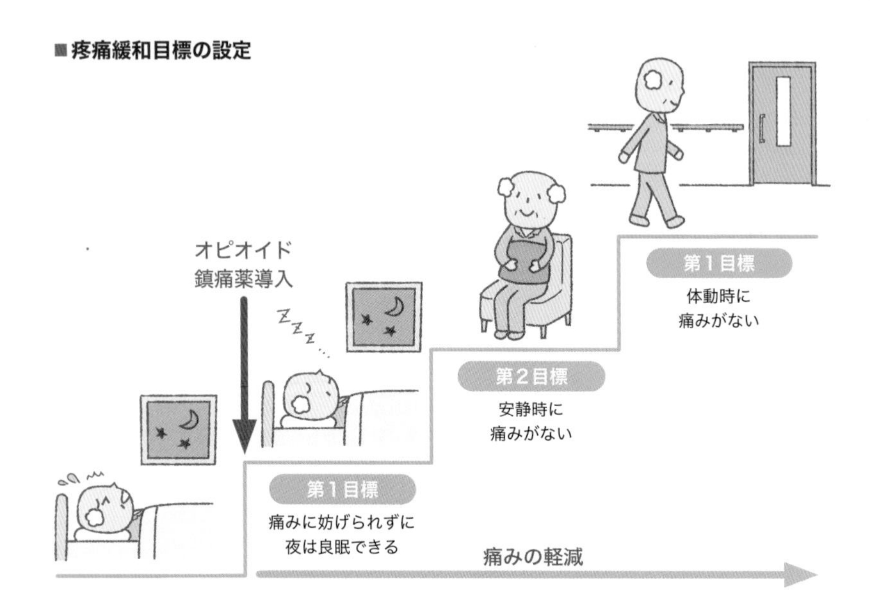

[疼痛マネジメントの具体的な流れについて説明する]

● 痛みの原因、鎮痛の治療計画、具体的な鎮痛薬の使用方法（例えば、定期的な鎮痛薬の服薬方法や、レスキュー薬の使用方法）、副作用対策を、しっかり説明していく。

「経口剤」での導入：説明のポイント

● 徐放性製剤（オキシコンチン®TR錠など）は、砕いて内服すると、徐放機構がはたらかなくなり、血中濃度が急速に上昇する。意識レベル低下などの危険もあるため、誤ってこのような使い方をしないよう注意すること、また、鎮痛薬の切れ目がないように速放性製剤をうまく活用することを、患者・家族に伝える。

[飲み忘れたときの対処]

● 定時投与薬として用いられる徐放性製剤は、決められた時間ごとに内服する薬剤であるため、内服時間に寝過ごしてしまった場合や、内服時間前に就寝してしまった場合などには、鎮痛効果が切れ、痛みの増強で覚醒することがある。

● 定時投与薬を飲み忘れた場合には、次回の内服時間から再開し、その間はレスキュー薬を使用して過ごすよう説明する。

★徐放性製剤は、血中濃度の立ち上がりが緩やかなため、飲み忘れに気づいた際に服用しても、すぐには鎮痛効果が得られない。

★レスキュー薬として処方されている速放性製剤は、内服後すみやかに鎮痛効果を発現し、4～6時間効果が続くため、飲み忘れ時に有効である。

[経口摂取が難しくなった際の対処]

● 錠剤が飲みにくい程度であれば液剤への変更、飲み込みが困難になった場合は貼付剤や注射剤などへの変更も考慮する。場合によっては、坐剤の使用も検討する。
　★舌下錠を選択してもよい（定時投与薬使用時）。

● がんの終末期で経口摂取量が低下し、定時投与薬を上手に内服できない場合は、速放性の散剤（オキノーム®など）を、痛みがあるときに使用する方法もある。

エキスパートからのアドバイス

＊オキノーム®散は、製剤1g当たり5mLの蒸留水ですみやかに溶解する。
＊ただし、基剤として加えられているヒドロキシプロピルセルロースが、キラキラした浮遊物として認められ、溶けていないように見える（粉末のポカリスエットを溶かしたような見栄え）ため、心配になる患者・家族もいる。
＊浮遊物があっても、オキシコドン自体は100%溶けているため、「キラキラがなくならないから」と懸命に撹拌する必要はない。

「貼付剤」での導入：説明のポイント

[貼付時の工夫]

● 貼付剤が剥がれてこないように、剥がれやすい角や端は、手のひらで30秒ほど押さえてなじませる。

● 胸や上腕など、体のなかで動きに左右されない場所に貼り付ける。
　★大腿部への貼付は、トイレや着替えでのズボンの上げ下ろしで剥がれる恐れがある。
　★背中への貼付は、臥位で休息する際、布団に擦れて剥がれる恐れがある。

● 交換前に剥がれてしまった場合、剥がれた部分の薬効は失われてしまう。そのままにせず、すみやかに新しいものと交換することが望ましい。

[貼付剤交換時の工夫]

● 高齢の患者・介護者は、貼付剤のライナー（剥離紙）を剥がすことが難しい場合がある。訪問看護と契約している患者の場合、訪問看護師に貼付剤の交換を依頼してもよい。
　★日付や時間を貼付剤に記載する際は、交換時には、貼付剤がきちんと剥離されていることを確認する。貼付剤にマジックで書いた貼付日が、補強用の防水テープに転写され、貼付剤が体幹に残っているのに気づかないまま新しい貼付剤を貼り付けてしまったインシデントが報告されている。

● 訪問看護が平日しか運営していない場合など、貼付剤の交換に対応するのが難しい場合は、3日間製剤を使用する（p.282 図参照）。

● 訪問看護師から疼痛マネジメントの状況を聞き、除痛ができていない場合は、主治医と相談し、増量を検討する。

● 使用済の貼付剤は、貼付面を内側にして折るか、破棄用のシートに貼り付けて捨てる。
　★小児やペットが触れないように注意する。

■ **訪問看護に合わせた3日間製剤交換のタイミング(例)**

月
火
水
木
金
土
日
月
2日
2日
3日
間隔が短くなるときはある
ものの、安全に管理できる

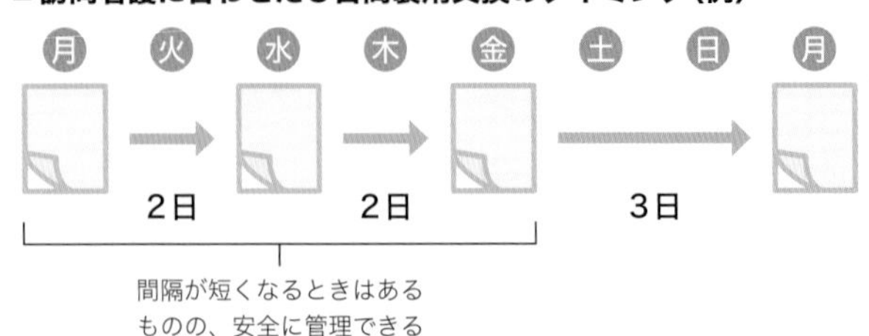

レスキュー薬に関する説明のポイント

● 患者の多くは、レスキュー薬の効果を実際に使用して実感しない限り、使いたがらない。レスキュー薬の使用後に評価し、効果があった場合には、自己管理を開始してもらう。

● レスキュー薬は、痛みで日常生活に支障をきたす際に使用するだけではない。早め早めの使用や、予防的に使用する方法を患者に説明する(下表参照)。

使用するタイミングを理解できた段階で、自己管理を促すのが効果的

痛みをがまんせず、早め早めに使用する	●痛みが出現し始めたときに使用する ●痛みが軽度だからといって、がまんしない ●使用して1時間経っても痛みがとりきれなければ、再使用する ★定期の徐放性製剤の投与時間と重なっても、即効性のあるレスキュー薬を併用する
痛みの出現が予測されるとき、予防的に使用する	●体動時(散歩、食事、検査前など)に使用する。 ●持続皮下注・静注の場合は、ルートを外すとき(入浴時など)に使用する ★レスキュー薬の使用により、痛みへの恐怖も除去できる

● レスキュー薬の使用方法は、患者と話し合いながら調整する。

★レスキュー薬を予防的に使用することで、1日に何回も鎮痛薬を使用する状況に陥る場合がある。予防的使用がエスカレートしている場合、ケミカルコーピング p.288 に陥っていることもある。

エキスパートからのアドバイス

＊入院中の患者にオピオイド鎮痛薬が処方され、レスキュー薬の自己管理を開始したものの、なかなか患者が使用しない場合がある。

＊患者は、使用したことがなく、痛みの緩和を実感できないレスキュー薬は、どのタイミングで使用していいのかわからない。「この世の終わりを感じるくらいのつらい痛みのときに使用するもの」「心臓病患者のニトログリセリン舌下錠のように、緊急事態に使用するもの」など、お守り代わりと認識している場合もある。

＊患者が一度もレスキュー薬を使用していないうちから自己管理してもらうよりも、患者にとってレスキュー薬が効果的だったと評価されたときが、まさに自己管理を開始するタイミングと判断したほうがよい。

[自己管理に関する注意点]

● 患者の管理能力に応じた管理方法を工夫する。

● 患者が自分で判断してレスキュー薬を使用できる場合は、手元に置いてもらう。

★入院中や在宅で療養中の患者にも、レスキュー薬を手元に置くよう提案することもある。

● 日中1人で過ごしている患者や、レスキュー薬の使用回数を把握できない患者の場合、1日に使用する回数分を手元に置いておく。

★1回分を手元に置き、使用後に新しいものを置くようにするよう工夫してもよい。

エキスパートからのアドバイス

＊先行研究[1-3]より、がん疼痛マネジメントについて患者教育を行うことで、痛みが緩和することが明らかになっている。患者個々の不安に応じた教育を、継続して行うことが推奨される。

＊患者の家族も痛みのマネジメントに対する不安をもっているため、可能な限り家族も含めた教育を行うことが望ましい。

＊患者自身が痛みをセルフケアし、日常生活を送れるように、患者や家族へがん疼痛マネジメントについて教育を行うことが大切である。

(林ゑり子)

引用文献

1) Allard P, Maunsell E, Labbé J, et al. Educational interventions to improve cancer pain control : a systematic review. *J Palliat Med* 2001 ; 4 : 191-203.

2) Goldberg GR, Morrison RS. Pain management in hospitalized cancer patients : a systematic review. *J Clin Oncol* 2007 ; 25 : 1792-1801.

3) Devine EC. Meta-analysis of the effect of psychoeducational interventions on pain in adults with cancer. *Oncol Nurs Forum* 2003 ; 30(1) : 75-89.

服薬アドヒアランス❷
痛みがとれたときの
オピオイド鎮痛薬の減量方法

「痛みがとれた」の判断基準

● 痛みは「実際に何らかの組織損傷が起こったとき、または組織損傷を起こす可能性があるとき、あるいはそのような損傷の際に表現される、不快な感覚や不快な情動体験（国際疼痛学会）」と定義されている。

● 痛みは、あくまで主観的な感覚であり、患者から「痛みがとれた」との言及があったときに、そのように判断していることが多い。

★国際的にも国内においても、一般化された「痛みがとれた」の判断基準はない。前述の「痛み」の定義から考え、「不快な感覚や情動がなくなった状態」が「痛みがとれた」を指すと思われる。

[評価のポイント]

● 「痛みがどの程度とれたか」の定量評価には、NRSやVASなど、痛みの強さを評価するスケールを利用する。痛みのあったときの値と、とれた後の値の差で評価する。

● 意識障害などで痛みを訴えるのが困難な患者の場合、頻呼吸や頻脈、高血圧など、自律神経反応によるバイタルサインの変化が参考になることもある。また、苦悶様顔貌や、体動量の変化にも注意する。

★痛みだけが自律神経反応の要因とは限らないことに留意する。

● レスキュー薬の使用頻度や、1日当たりのオピオイドの総使用量の変化を経時的にたどることも、「痛みがとれた」「痛みが軽くなった」の判断材料になる。

エキスパートからのアドバイス

＊「痛みがとれた」と同時に、眠気や悪心など、オピオイド鎮痛薬の副作用症状が出現することがある。これは、相対的過量を示唆しているため、減量を考慮する。ただし、原因が必ずしもオピオイド鎮痛薬とは限らない点に注意が必要である。

＊訴えの少ない患者は、「痛みがとれた」ことを積極的に表さない場合がある。以下のように、痛みが軽減されうる状況では、特に注意して痛みの有無や程度を確認していくとよい。

★外科手術、化学療法、放射線療法といった、がんへの治療によって、腫瘍の消失や縮小、病勢の鎮静化が得られている場合。

★神経ブロック療法や、緩和的放射線照射などの効果で、痛みの軽減が期待できる場合。

オピオイド鎮痛薬減量時の注意点

[継続使用による「身体依存」に注意する]

- 薬物投与を長期的に続けている場合、その薬物に対して身体が生理的に順応していくため、急激に投与量を減量、あるいは投薬を中断すると、さまざまな身体症状（退薬症状）が生じることがある。これが、身体依存の状態である。
  ★オピオイド鎮痛薬を長期投与されている患者には、このような状態が認められることが多い。
- 近年、がん患者の長期生存例が増えてきたことから、依存の形成が問題視されつつある。痛みに対しては十分量のオピオイド鎮痛薬を使用し、痛みがとれてきたら適切にオピオイド鎮痛薬を減量していくことが大切になる。
- 「依存」という言葉を使うと、患者の不安をあおってしまう恐れがある。身体依存はあくまで身体の生理的反応によってもたらされるものであり、いわゆる「麻薬中毒」とは異なることを、医療者が理解しておくことが大切である。

[離脱症候群防止のため減量は徐々に行う]

- 身体依存の状態において、薬物の減量・中断によって生じうるさまざまな症状のことを離脱症候群という（下表参照）。

オピオイド鎮痛薬の離脱症候群として起こりうる症状	・自律神経症状（下痢や鼻漏、発汗、身ぶるいを含む） ・中枢神経症状
臨床上問題となる離脱症候群が生じうる場面	・経口摂取ができなくなるなどによって、急にオピオイド鎮痛薬の内服を中断した ・投与量を極端に減量した ・大量のオピオイド鎮痛薬を一度に他のオピオイド鎮痛薬に変更した

症状の詳細は p.287 のスケールを参照

- 離脱症候群の発症を予防するためには、急にオピオイド鎮痛薬を中断せず、1週間〜1か月以上かけて、患者ごとに減量スピードを調整しながら漸減していくことが大切である。
  ★離脱症候群が発症した場合、もともと投与されていたオピオイド鎮痛薬を少量投与することで、症状は消失する。

■ オピオイド鎮痛薬の漸減（例）

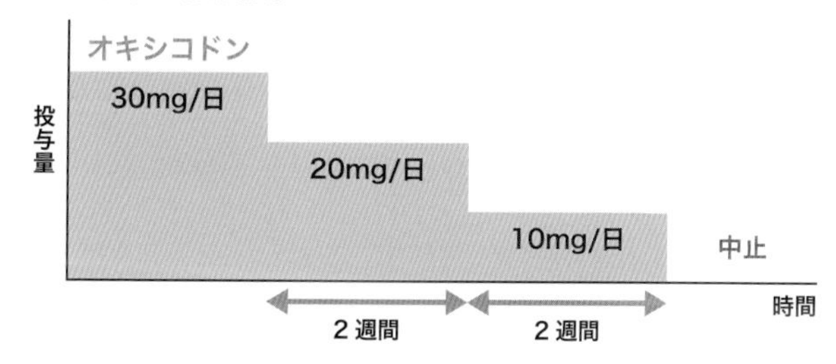

6
服薬アドヒアランス 減量方法

[痛みの再燃に注意する]

- 定時投与薬を減らしたことに伴い、痛みが増強していたり、レスキューの回数が増えていたりする場合は、投与量が不十分になっている可能性がある。
- 減量前後で、鎮痛効果や副作用の状況がどのように変化したかをアセスメントし、過度な減量とならないように留意する。

オピオイド鎮痛薬の継続に関するアセスメント

- 「痛みがとれた」とき以外でも、オピオイド鎮痛薬が「患者にもたらす利益より不利益のほうが大きい」と判断するときには、オピオイド鎮痛薬の減量や中止を考える（**下表**参照）。

「利益・不利益」の判断基準	● 患者の全体としての機能とQOLが、オピオイド鎮痛薬により改善されたか？ ● 有害事象と異常行動がコントロール下にあるか？

- オピオイド鎮痛薬を現行のまま継続するかどうかについては、「鎮痛効果」「日常生活活動度（ADL）の改善状況」「副作用の有無と程度」「異常行動の有無」の4項目について、継続的に評価を行う。

臨床でのエピソード　減量に対する患者の不安にも配慮する

[患者状況]

乳房切除術後、ホルモン療法を行っている乳がん患者（腰椎転移あり）。脊椎放射線治療を実施し、病勢は制御できている。手術前（3年前）からオキシコドンの内服を開始し、現在も腰痛のために継続中。

緩和ケア外来受診時は、徐放性製剤（オキシコンチン®TR）を80mg/日、レスキューとして速放性製剤（オキノーム®）5mg/回を使用していた。

[継続評価]

①**鎮痛効果**：NRSは平均8、最大で10。オピオイド鎮痛薬使用による実質的な変化（改善）は乏しい。
②**日常生活活動度**：治療前と比べて、特に変化はない。
③**副作用**：中等度の便秘と、重度の疲労感がある。その他には気になるものはない。
④**異常行動（患者の訴え）**：「仕事でストレスがかかると痛みが強くなり、オキノーム®の使用量が増えます」「効かなくなってきたので、オキシコンチン®TRを朝夕1錠ずつ増やして使用しています」「この薬が頼りなので、やめるなんて考えられません」

[対応]

オピオイド鎮痛薬の副作用について、長期投与における依存リスクも含めて患者に説明し、痛みの慢性化と感作について伝えた。患者の思いを傾聴し、リラクセーションや軽い運動など、心理ストレスの軽減法について患者とともに考えた。また、自己判断で薬剤量や内服法を調整しないことを約束したうえで、オピオイド鎮痛薬の減量を開始。

1か月かけてオキシコンチン®TRを80→70mg/日に減量したが、離脱症候群は生じなかった。引き続き評価および漸減を実施予定である。

オピオイド鎮痛薬の離脱症候群の症状スケール（COWS）

安静時、座位または臥位での脈拍数	診察前30分間の消化器症状
0：80回/分以下 1：81～100回/分 2：101～120回/分 4：121回/分以上	0：なし 1：急激な腹痛（腸けいれん） 2：悪心または軟便 3：嘔吐または下痢 4：2回以上の嘔吐または下痢
診察前1時間の発汗の程度 （運動や高温環境によるものを除く）	**振戦** （手を広げてもらい、評価する）
0：悪寒またはほてりがない 1：悪寒またはほてりの自覚症状がある 2：他覚的な顔面紅潮または顔面湿潤 3：額または顔に汗のしずくがみられる 4：汗が顔をつたって流れる	0：なし 1：ふるえを感じるが観察できない 2：軽微な振戦を認める 4：大きな振戦または筋肉のけいれん
診察中の静座不能 （レストレス）	**診察中のあくびの回数**
0：じっと座っていられる 1：困難さはあるがじっと座っていられる 3：頻繁に、または無目的に手足を動かす 5：数秒以上は座っていられない	0：なし 1：1～2回 2：3回以上 4：1分間に数回以上
瞳孔の大きさ	**不安または易怒性** （いらいら、興奮）
0：部屋の明るさで、通常の大きさ 1：部屋の明るさで、やや大きい程度 2：中程度の散大 5：著しい散大（虹彩の辺縁しか観察できない程度）	0：なし 1：患者自身が易怒性や不安の増加を訴える 2：明らかに易怒性や不安がみられる 3：易怒性や不安が強く、診察が困難
骨または関節の痛み	**立毛**
0：なし 1：軽度の違和感がある 2：関節や筋肉あるいは両方に中等度の痛みがある 4：座っていられずに常に関節や筋肉をマッサージしている程度の、強い痛みがある	0：皮膚はスムース 3：皮膚の立毛を感じる、または観察できる 5：顕著に立毛している
鼻汁または流涙 （寒冷やアレルギー反応を除く）	
0：なし 1：鼻づまり、または瞳の潤み 2：鼻汁、または流涙 4：常に鼻水が流れる、または涙が出続ける	合計スコア

合計スコア
- 5～12点：軽度の退薬症状
- 13～24点：中等度の退薬症状
- 25～36点：中程度～重度の退薬症状
- 36点以上：重度の退薬症状

★骨または関節の痛みを除き、1つの徴候のみで退薬症状である可能性はほとんどない

Wesson DR, Ling W. The Clinical Opiate Withdrawal Scale (COWS). *J Psychoactive Drugs* 2003；35：253-259.

（西島　薫）

服薬アドヒアランス❸

ケミカルコーピング

がん疼痛治療におけるケミカルコーピング

● 「ケミカルコーピング」には、「ストレスの対処としてアルコールや薬物を使用する」という広義の定義と、がん疼痛領域での定義がある。

★「コーピング」は、一般的に「対処する、対処法」という意味である。

★がん疼痛領域における国際的な定義はなく、「苦悩する終末期のがん患者にみられる薬の使用による不適切なストレスの対処法」などとされている。

● ここでは、主にがん疼痛患者において「痛みの緩和を目的として処方されるオピオイド鎮痛薬を、本来、薬剤で対応すべきではないストレス（不安、抑うつ、不眠などの精神的な苦痛または実存的な苦痛）に対処するために用いること」として解説する。

★ケミカルコーピングはオピオイド鎮痛薬の不適切な使用であり、乱用や依存の前段階と考えられている。

［ 特徴 ］

● 進行がん患者の約18%がケミカルコーピングと診断されたという報告[1)]がある。

★がん患者のケミカルコーピングは予想以上に多いと指摘されており、多くの医療者がその兆候を見逃している、あるいは見過ごしている可能性がある。

● 危険因子となるのは、抑うつ症状、精神疾患、アルコール依存症の既往、薬物乱用の既往、喫煙歴、低い幸福感などである。鑑別が必要な状況については、下表を参照のこと。

嗜癖 （精神依存）	●「完全に適切なオピオイド鎮痛薬使用」と「精神依存に陥っている状態」を両極とした場合、患者がその間のどこかに位置している状況がケミカルコーピングである ●ケミカルコーピングは精神依存には該当しないが、ケミカルコーピングを続けると精神依存に移行する可能性がある
偽依存	●痛みに対する処方が不十分な場合、マネジメントされていない痛みから逃れるために、患者が以下のような行動をとる状態を偽依存という ①過剰または演技的に痛みを訴える ②鎮痛薬の投与を頻回に要求する ③複数の医療機関を受診するなどの行動を取る （薬物依存でみられる行動と似ている） ●医療者側が、自らの疼痛評価や対応が不十分であることを自覚していない場合、偽依存がケミカルコーピングまたは精神依存とみなされてしまう場合がある ●十分な疼痛マネジメントが得られるとすみやかに消失するが、不十分な疼痛マネジメントが持続すると、患者と医療者間の相互不信、患者の孤立、治療関係への破綻へと発展しうる ●鑑別手段の1つとして「持続痛あるいは突出痛の増悪を考慮したうえで、定時薬やレスキュー薬を1.5倍などに増量し、レスキュー薬の使用回数をみる」方法がある。レスキュー薬の使用回数が減少すれば、偽依存が疑われる

[対処方法]

- まず、疼痛評価と治療が適切に行われているかを丁寧に見直し、ケミカルコーピングなのか、偽依存なのかを評価することが重要である。
- 単に「オピオイド鎮痛薬の不適切使用は良くない」と指導し止めさせるだけでは解決にならない。身体的苦痛だけでなく、ケミカルコーピングの背景にあるさまざまな心のつらさに焦点を置くことが重要である。

よくある状況と具体的な対応例

- 訪室のたびにレスキュー薬の希望がある、レスキュー薬の使用頻度が多く、以下のような訴えが聞かれた場合、ケミカルコーピングを疑う。
  - ★**訴えの例**：「痛くなるのが怖いから飲んでおく」「痛みがあったわけではないが、不安だったから／眠れないから飲んだ」など
- まずは偽依存との鑑別のため、疼痛評価を行い、痛みの増悪がないか、治療は適切かを見直す。
- ケミカルコーピングが疑われる場合、レスキュー薬を使用した状況を詳細に尋ねる。
  - ★その際には「その使い方はダメ」「痛くないのになぜ使ったのか」などと責めるような聞き方をせず、「どのような場面・気持ちで内服するのか」「どのようなことがつらいのか」「何が解消されるのか」など、使用した背景を聞き出すようにするとよい。
- 状況を医療チーム内で共有し、患者の抱えるつらさを全人的苦痛の観点から考える。
  - ★精神科医、心理士との併診を検討するのもよい。
- 患者の背景にあるさまざまなつらさを考慮しながら、不適切なオピオイド鎮痛薬使用の危険性について説明し、他の対処法が取れるかどうか丁寧に話し合う。
- 認知行動療法的なアプローチや、場合によっては異なる機序の薬物療法の併用も検討されうる。

エキスパートからのアドバイス

＊患者のつらさを包括的に評価するためには、がんに罹患する前の生活や、もともと行っていたストレスへの対処法を尋ねることも有効である。
＊患者に寄り添い、適切な評価と対応を繰り返すこと自体が患者との信頼関係を高め、よりよいケアにつながる。

（阿部晃子）

引用文献
1) Kwon JH, Tanco K, Park JC, et al. Frequency, Predictors, and Medical Record Documentation of Chemical Coping Among Advanced Cancer Patients. *Oncologist* 2015；20(6)：692-7.

安全管理❶

微量ポンプの使い方

微量ポンプの種類

- 微量ポンプは、皮下・中心静脈内・末梢静脈内・硬膜外腔への投与時に用いられる。
- 微量ポンプは、ディスポーザブル注入器と、携帯電動式注入ポンプの２つに大別される（下表参照）。

<table>
<tr><td rowspan="2">ディスポーザブル
注入器</td><td colspan="2">バルーン型</td><td>●しくみ：バルーンが収縮する力によって薬液を押し出す
●製品例：バクスターインフューザーなど</td></tr>
<tr><td colspan="2">シリンジ型</td><td>●しくみ：シリンダーに薬液を充填するときに生じる陰圧を利用して薬液を注入する
●製品例：クーデック®シリンジェクター®など</td></tr>
<tr><td rowspan="3">携帯電動式
注入ポンプ</td><td colspan="2">シリンジ
ポンプ型</td><td>●しくみ：装置にセットしたシリンジの押し子を機械的に押すことで薬液を注入する
●製品例：テルフュージョン®小型シリンジポンプなど</td></tr>
<tr><td rowspan="2">輸液
ポンプ型</td><td>フィンガー
方式</td><td>●しくみ：フィンガーと呼ばれる器具が、ポンプを順に押しつぶすことで薬液を送り出す
●製品例：CAD D-Legacy®PCAなど</td></tr>
<tr><td>ローラー
方式</td><td>●しくみ：ローラーの回転によってチューブをしごき、薬液を送り出す
●製品例：アイフューザー プラスなど</td></tr>
</table>

- 患者自己疼痛管理法（PCA p.297）に対応している製品と、そうでない製品が存在する。

ディスポーザブル注入器

- 薬液リザーバーのタイプ（加圧の方法）により、バルーン型とシリンジ型に分けられる。
- 加圧によって生み出される圧力と細径管の内径により、一定の速度でリザーバーから薬液が注入されるように設計されている。
  - ★注入速度は、0.3～10mL/時程度である。
- 製品によっては、流量を調整するための流量可変装置や流量制御部（管）、ボタンを押したときに一定量薬液が投与されるしくみをもつPCA装置、フィルターなどを、細径管に追加することができる。
  - ★流量可変装置で選べる流量の組み合わせや、PCA装置で選択できる１回投与量やロックアウトタイム（１度押して投与してから、再投与が可能となるまでの時間）は、製品によって異なる。
  - ★内蔵されている電子回路で、投与回数や時間、空打ちの時間や回数を保存し、専用の機械で情報を読み出すことができるPCA装置もある。

●ディスポーザブル注入器のメリットとデメリットを下表に示す。

メリット	●駆動音やアラームがしない（睡眠が妨げられたり、他人に気づかれたりしにくい） ●装着時の違和感や束縛感が少なく、日常生活への影響も小さい（点滴ポールや電源コードが不要であるため） ●容量が大きいものがある（50～300mL）ため、交換頻度が少ない
デメリット	●アラームがないため、閉塞や逸脱などに気づきにくい ●基本流量やPCA装置の規格が限られるため、細かい投与量の設定ができない（濃度による薬剤投与量の調整は可能だが、限界がある） ●温度や経時変化で投与量が多少変化するため、携帯電動式注入ポンプよりも精度が低い ●保険適用されるが、価格はやや高め

[使い方のポイント]

❶薬液の注入

●専用の注入部位から薬液をリザーバーに詰める。

●薬液を細径管に満たす。

★薬液が細径管に自然に満ちるのを待つタイプと、専用の注入部位より満たすものがある。

❷器具のセッティング

●細径管と点滴ラインや針などを接続し、細径管を固定する。

★流量制御部（管）は、温度により流速が変わる（温度が高いほど流速が早くなる）。

★体表に密着固定する必要がある製品と、固定しない製品（密着固定によって、規定の流速より上がってしまう恐れがあるため）があることに留意する。

❸輸液開始

●流量可変装置のある製品では、流量を設定し、クランプを解放する。

●薬液リザーバーを小さい袋に入れて携帯する。

■ディスポーザブル注入器：使い方のポイント

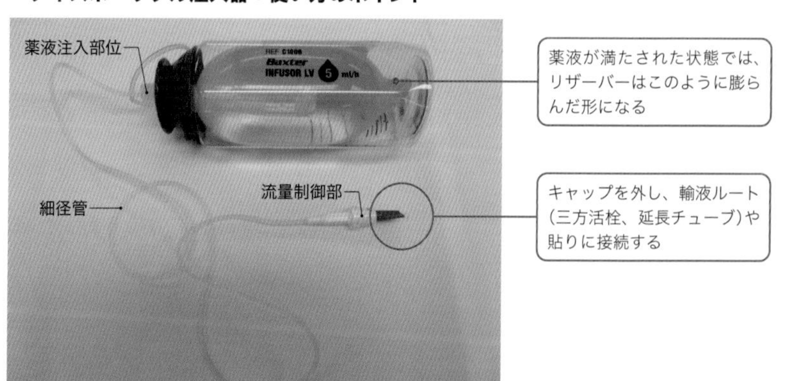

携帯電動式注入ポンプ：①シリンジポンプ型

● 装置にセットしたシリンジの押し子を機械的に押すことで、微量で薬液の持続注入を行う機器である。

★押し子は、電子制御されたモーターによって押されるため、輸液ポンプ型より、薬液投与の制御が高精度である。

● 1回投与量やロックアウトタイムが設定可能な「PCA機能」をもつ製品がある。

● 携帯電動式注入ポンプ（シリンジポンプ型）のメリットとデメリットを下表に示す。

メリット	●小型で持ち運びしやすい ●操作ボタンが少なく、設定が簡便で、誰でも扱いやすい ●流量を細かく設定できる ●アラームが鳴るため、異常（閉塞など）に気づきやすい ●取り扱っている医療機関が多い ●薬液リザーバーはシリンジなので、安価でランニングコストが低い
デメリット	●充電池タイプの場合、毎日充電が必要 ●薬液を頻回に交換する必要がある ★容量が5～10mLと小さいため ●駆動音やアラーム音がする ★睡眠の阻害要因になったり、他人に気づかれたりすることがある ●シリンジがポンプから外れてしまう可能性がある

[使い方のポイント]

❶薬液の注入

● 気泡が入らないようにシリンジに薬液を満たす。

❷機器のセッティング

● シリンジを正しい位置にセットし、エクステンションチューブを接続したら、「早送り」ボタンを押して先端まで薬液を満たす。

★あらかじめルート内に薬液を満たしている場合も、フランジとスリットの隙間や押し子部分の隙間をなくすために早送りを実施する。

● セットしたシリンジと、画面上のシリンジサイズ表示が正しいか確認した後、「＋／－」ボタンで流量を設定する。

★小数点の位置や単位には、十分に注意する。

● エクステンションチューブの先端を輸液ルートや針などに接続する。

❸輸液開始

● 開始ボタンを押し、動作インジケーターの色や点滅を見て、機械が正常に作動しているかを確認する。

携帯型電動式注入ポンプ（シリンジポンプ型）：使い方のポイント

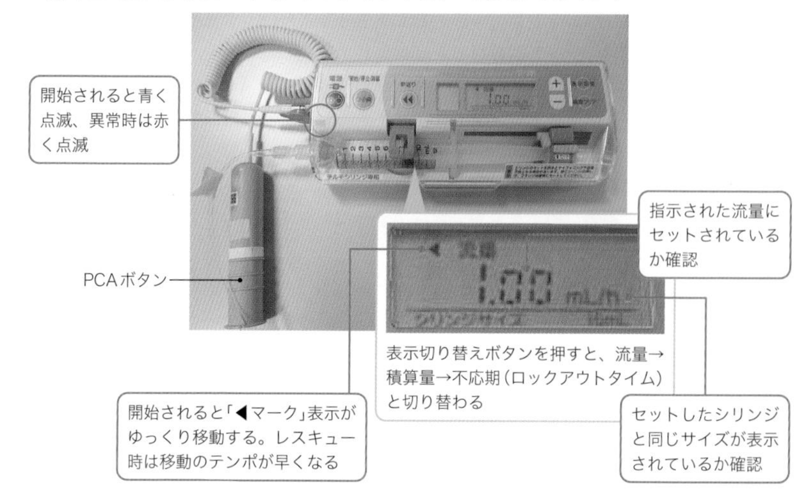

携帯電動式注入ポンプ：②輸液ポンプ型

- コンピューター制御により、通常の輸液ポンプより高精度に投与管理ができる機器である。

★専用の薬液リザーバーやルート（エクステンションチューブ）、持ち運び用のポーチがある。

- PCA機能がついており、持続投与量に加えて、1回投与量やロックアウトタイムなどが、細かく設定できる。
- 携帯電動式注入ポンプ（輸液ポンプ型）のメリットとデメリットを下表に示す。

メリット	・流量や1回投与量などに加え、PCA 機能の設定を細かく設定できる ・アラームが鳴るため、閉塞などの異常に気づきやすい ・シリンジポンプ型よりバッテリーの持続時間が長い（充電池タイプ） ・容量が大きいものがある（50～250mL程度）ため、交換頻度が少なくて済む
デメリット	・シリンジポンプ型より、やや大きく重い ・取り扱っている医療機関が少ない ・本体価格・専用の薬液リザーバーが高価で、ランニングコストが高い ・駆動音やアラーム音が睡眠の阻害要因になったり、他人に気づかれたりすることがある

[使い方のポイント]

❶薬液の注入

- 気泡が入らないように薬液を薬液リザーバーに充填し、クランプする。

❷機器のセッティング

- 薬液リザーバーに専用のルートを正しい方向で接続する。

- 薬液リザーバーもしくは専用ルートを、輸液ポンプに正しい方法でセットする。
- 電源を入れロックレベルを変更し、設定を変更できるようロックを解除する。
- 過去の投与済み量や、ドーズ回数などをリセットする。
  ★運用方法によってはリセットしないこともある。
- 流量や1回投与量、ロックアウトタイムなどを医師の指示のとおりに設定する。
  ★この際、小数点の位置や単位には十分に注意する。
- プライムボタンで薬液をルート先端まで満たす。
- ロックレベルを変更し、設定を変更できないようロックする。

❸輸液開始

- クランプを解除する。

■携帯電動式注入ポンプ(輸液ポンプ型):使い方のポイント

薬液注入のポイント

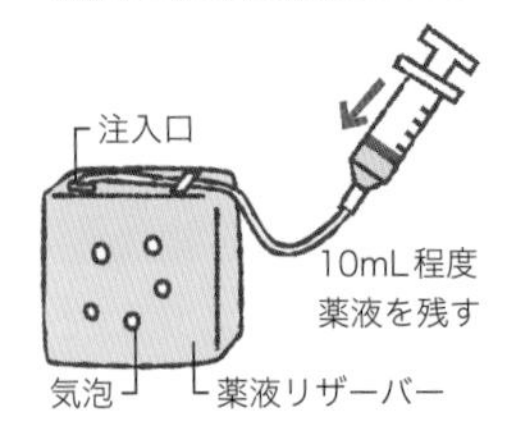

出入り口に
空気を集める
シリンジで
空気を抜く

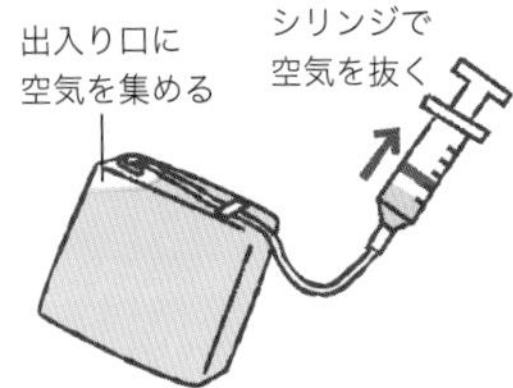

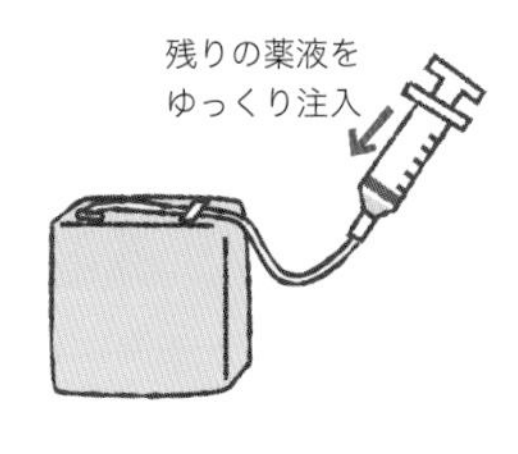

セッティングのポイント

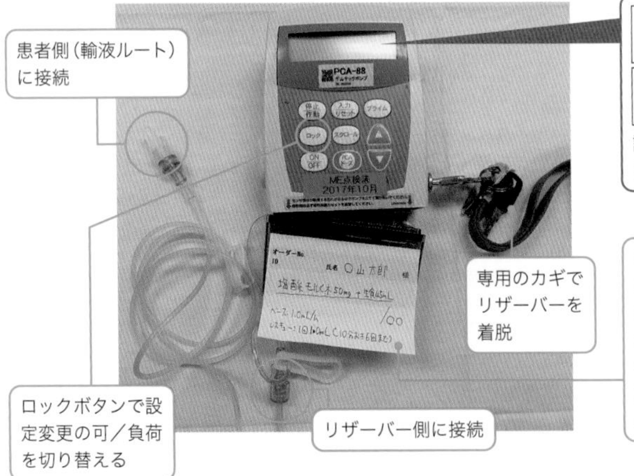

患者・家族への説明のポイント

- 患者のセルフケア能力、家族のサポート状況をアセスメントし、「何を、どこまで、患者と家族で実施できるか」をふまえて患者説明を行う。
- 状況に合わせて、訪問看護など必要な社会資源の調整を行うことが重要である。

[全機器共通：説明のポイント]

- 起こりうるトラブル内容 p.296 と、内容に合わせた連絡先を伝える。
- 薬液が漏出していないか、ルートの屈曲や外れがないか、固定が外れていないかを、定期的に確認するように伝える。
- レスキューボタンは、3秒以上、確実に押すように説明する。
- ロックアウトタイムについて説明する。
  - ★何度レスキューボタンを押しても過剰投与の心配はないため「痛いときには押す」よう伝える。レスキューボタンを押した時間は記録してもらう。
  - ★レスキューボタンを押しても反応しないときは、ロックアウトタイムが経過していない可能性があるため、時間をあけてから押すように伝える。
- 薬液が減っていることを確認するように伝える。
  - ★レスキュー回数増加などによって残量が想定以上に減っている場合は、早めに連絡するように伝える。

[ディスポーザブル注入器の場合]

- アラーム機能がないため、薬液が減っていることや、ルートの逸脱、および屈曲の確認は、注意して観察する必要性があることを伝える。

[携帯電動式注入ポンプ：シリンジポンプ型の場合]

- 薬液の残量はこまめに確認し、少なくなった場合は早めに連絡するように伝える。
  - ★容量が小さい場合、残量ゼロになってからアラームが鳴るまでに時間がかかるため。
- シリンジ内の薬液が減っているかどうか、タイミングを決めて（例：起きたときと寝る前など）確認するように伝える。
- 充電式の場合、バッテリー容量に限界があるため、1日1回はコンセントにつなぐよう説明する（夜間の睡眠中など）。
- ポンプはできるだけ刺入部と同じぐらいの高さ（難しい場合は刺入部よりも低い位置）に置くように伝える。
  - ★シリンジが何らかの衝撃でポンプから外れた場合、針の刺入部より高い位置にシリンジがあると、過剰投与となる可能性がある。

[携帯電動式注入ポンプ：輸液ポンプ型の場合]

- 電池式の場合、1週間に1回は交換が必要になる。
  - ★曜日を決めて交換するか、予備電池を必ず携帯するかの対応が必要なことを伝える。

トラブルシューティング

- 携帯電動式注入ポンプにはアラーム機能がついており、アラームの内容に合わせた対応が必要となる。アラームを過信せず確認を行うことが、インシデントやアクシデントを防ぐうえで重要となる。
  ★米国食品衛生局が公表しているPCAポンプのトラブルデータからわかるように、ほとんどが人為的なエラーに起因している。エラーの種類と割合については下表を参照のこと。

不適切な濃度、投与	38.0%	指示漏れ	17.4%	誤った薬物	17.3%
指示ミス	10.2%	調剤ミス	4.9%	投与方法の間違い	4.7%
過剰投与	4.5%	時間間違い	3.8%	患者違い	2.3%
剤形違い	1.4%	間違ったルート	0.6%	期限切れ薬品	0.6%
製品トラブル	0.5%	ラベル表示ミス	0.1%		

赤字は人為的エラー

Hicks RW, Sikirica V, Nelson W, Schein JR, Cousins DD. Medication errors involving patient-controlled analgesia. *Am J Health Syst Pharm* 2008；65(5)：429-440.

[起こりうるトラブル：①閉塞]

- **原因**：ルートの屈曲や変形・圧迫、クランプや三方活栓の方向、血液凝固、薬液の結晶化、針（刺入部）の問題（血管からの逸脱など）など
  ★逆流防止弁付きのルートの場合、ルートの向きによっても閉塞が生じうる。
- 点滴の刺入部から薬液リザーバーまでたどりながら、閉塞の原因をアセスメントし、原因に対処する。
- 閉塞を解除する際は、一度薬液リザーバーとルートの接続を外して、過剰に圧のかかった薬液を除去するなどしてから、患者側との接続を開放する。
  ★閉塞によって生じた圧がかかった状態で開放すると、薬剤が急速投与される危険があるため。
- 流量が少ない場合、閉塞アラームが鳴るまでに時間がかかることに留意する。
  ★閉塞圧の設定値によっても異なるが、1mL/時の投与では、アラームが鳴るまでに1～1.5時間程度かかることもある。

[起こりうるトラブル：②気泡]

- **原因**：薬液充填時やプライミング時の混入、滴下筒の不適切な角度、薬液内に溶け込んでいる空気（マイクロバブル）の発生、接続のゆるみ、薬液残量の不足など
  ★マイクロバブルは、室内の温度変化によって生じる。
- 多少であれば人体に影響はなく、除去フィルターがあればそこで除去される。
- 微量投与では、気泡により投与量が減少する可能性があるため、注意する。

[起こりうるトラブル：③接続のゆるみ・外れ、セッティング不良]

- ルート間の接続のゆるみや外れ、薬液リザーバーやルートが器械に正しくセットされていないことなどが理由で、薬液が正しく投与されないことがある。
- 投与開始時や患者のもとに赴いたときには、ルート間の接続の状況、器械に適切に薬液リザーバーやルートがセットされているかどうかを、薬液リザーバーから刺入部までたどる形で確認する。

★患者や家族にも協力してもらえるようであれば、例えば起きたときと寝る前など、決められた時間に確認するように伝え、協力してもらうことで、早期発見につながる。

- 器械から薬液リザーバーやルートが外れた場合、クランプが解放されている状況では、フリーフローによる薬液急速投与のリスク、および、刺入部と器械との高低差などにより薬液が急速投与される「サイフォニング現象」が生じるリスクがある。
- 薬液リザーバーが刺入部の下方にあった場合は脱血が生じうる。異常発見時は、早急なクランプにより、これらを防ぐ必要がある。

[起こりうるトラブル：④電池切れ]

- 電池式でも充電式でも、バッテリー容量には限界がある。個々の製品のバッテリー容量に合わせて、充電や電池交換が必要となる。
- 長時間外出をするときなどは、外出前に充電したり電池を交換したりして備えるとともに、予備電池やコンセントの準備を検討する。
- 充電式の場合、充電池が古くなってくるとバッテリーの容量が減ってしまう。

★満充電しても規定の容量から大きく下回る場合は、機械のメンテナンスを行う部署やメーカーに連絡し、バッテリー交換を依頼する。

[起こりうるトラブル：⑤設定ミス]

- 設定ミスによるトラブルは、患者に大きな影響を及ぼすため、医療スタッフ2人で設定を確認する（ダブルチェック）、声出し・指さし確認をするなど、安全管理措置を十分に図る。

★特に、携帯電動式注入ポンプの場合は、設定を細かく行えるというメリットが「設定を間違えるリスク」につながるため、注意する。

- 特に「小数点の位置」と「単位」に注意する。小数点の位置を間違えると、1桁で10倍の投与量の違いが出る。また、単位もμgとmgでは1,000倍の差が生じる。

★例：デルテックポンプCADD-Legacy®では、mgとmLの両方の設定が可能である。g（グラム）とL（リットル）を誤ると、投与量が大きく変わってしまうため、注意が必要である。

エキスパートからのアドバイス

＊PCA（患者自己疼痛管理法）は、患者自身が必要なときにポンプに接続されたレスキューボタンを押すことで、あらかじめ設定された少量の鎮痛薬を注入する方法。患者が自分自身の痛みの程度に合わせて、追加で1回量の鎮痛薬を投与することができるため、鎮痛の質を向上させる。

＊主に在宅で内服ができない場合に使用されることが多い。2023年7月現在、終末期がん患者においては「在宅悪性腫瘍等患者指導管理料」（1,500点/月）を算定することができる。付随して、「携帯型ディスポーザブル注入ポンプ加算」（2,500点）、携帯電動式注入ポンプを使用した場合は「注入ポンプ加算」（1,250点）が算定できる。

＊入院中に、痛みの程度に合わせた必要な鎮痛薬の量を定める際に使用されることもある。

臨床でのエピソード　指示受けは必ず書面で行う

50mg/50mLモルヒネ希釈液（モルヒネ注50mg[5mL]＋生理食塩液45mL）を、4mL/時、1日当たり96mgで投与していた患者。

医師から「現在の時間4mgでの投与だと交換頻度が高いから、次回更新時から、新たな処方（モルヒネ注200mg[20mL]＋生理食塩液30mL）に切り替え、同じ速度で投与して。指示書にも後で書いておくから」と口頭で指示があった。口頭指示を受けた看護師は「同じ速度ということは、4mL/時のままでよいのだな」と勘違いして設定。次勤務者が気づくまでその用量で投与された。

新たな処方は、変更前のモルヒネ希釈液の4倍の濃度となる。4mL/時のままの設定では、16mg/時のモルヒネが投与されることになってしまう。医師からの指示は復唱して確認するとともに書面で受け、時間当たりの投与量に間違いのないよう注意する。

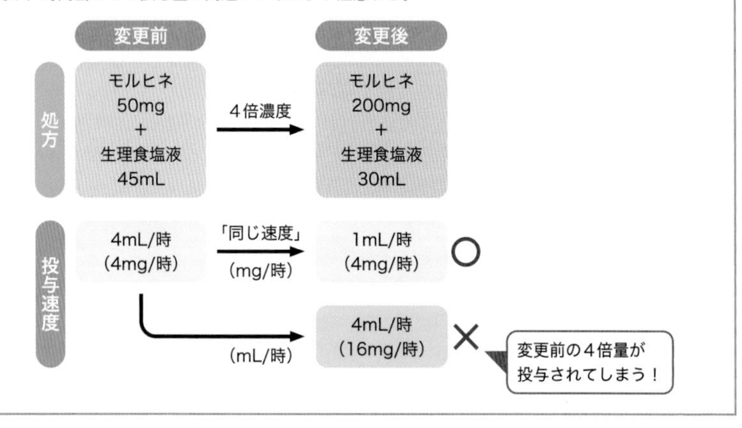

（清水陽一）

安全管理❷

オピオイド鎮痛薬の自宅での管理

麻薬処方の受け方

[麻薬処方せんの交付を受ける]

- 医療用麻薬が必要になった際は、麻薬施用者である医師から、麻薬を記載した処方せん(麻薬処方せん)の交付を受ける必要がある。主治医が麻薬施用者でない場合は、主治医または看護師が、麻薬施用者に患者の病状を説明し、処方せんの交付を相談・依頼する。
  ★麻薬施用者：都道府県知事の免許を受けて、疾病の治療目的で、業務上麻薬を施用、もしくは施用のため麻薬処方せんを交付する者。医師、歯科医師または獣医師に限定されている。
- 麻薬の処方日数は、基本的に医師が決める。この際、患者の病態や、通院の便などを考慮することが大切である。
  ★麻薬を施用しはじめてから2〜3週間や、原疾患の悪化が進行する時期には、投与量の調整が必要になることが多く、処方量が一定しない。この場合は、処方日数を短期間とすることが望ましい。
- 麻薬処方せんには必ずしも「麻薬」と表記する必要はない。管理上の工夫として、麻薬処方せんの上部にと朱書きしたり、麻薬の品名の下に朱線を引いたりすると、他の処方せんと区別しやすい。
  ★患者に不安を抱かせる場合は、あえて記載する必要はない。

[薬局で麻薬を受け取る]

- はじめて医療用麻薬が処方される場合は、処方せんを提出する前に「患者のかかりつけ薬局が、麻薬小売業者であるか」を確認する。
  ★医療用麻薬は、麻薬小売業者の免許を取得している薬局でないと、処方せん調剤を行うことができない。
- 患者の病状によっては、麻薬処方せんの交付を受けた患者本人が、直接薬局から麻薬を受け取ることが困難な場合がある。看護師は、患者や家族からの依頼を受けたうえで、代わりに麻薬を受け取ることができる。
  ★不正流通などを防止するため、薬局は、その看護師が患者などから実際に依頼を受けているか、書面や電話で確認することになっている。
- 自宅で療養している患者に麻薬注射剤が交付される際、患者・家族から受け取りの依頼を受け、かつ麻薬施用者から医療上の指示を受けた看護師は、注射剤をアンプルのまま受け取ることができる。看護師は、患者宅へこの麻薬注射剤を持参し、施用を補助する。
  ★患者や家族が直接受け取る場合は、薬液を取り出せない構造、かつ、麻薬施用者が指示した注入速度を変更できないものが手渡される。

麻薬処方箋の記載例

※については、院内処方せんの場合は省略可

処方箋
発行年月日

患者の氏名、年齢
（または生年月日）

麻薬診療施設の
名称、所在地※

麻薬施用者の記名押印
または書名、免許番号

処　方　箋

（この処方せんは、どの保険薬局でも有効です）

公費負担者番号		保険者番号	
硬皮蓋に量の受給者番号		被保険者証・被保険者手帳の記号・番号	

患者			
氏名			
生年月日	明 平 大 令 昭　年　月　日	男・女	
区分	被保険者	被扶養者	
交付年月日	令和　年　月　日		

保険医療機関の
所在地および●●

電話番号

保険医氏名　㊞

都道府県番号		点数表番号		医療機関コード	

処方せんの使用期間	令和　年　月　日	特に記載のある場合を除き、交付の日を含めて4日以内に保険薬局に提出すること

処方

変更不可

（個々の処方薬について、後発医薬品（ジェネリック栄薬品）への変更に差し支えがあると判断した場合には、「変更不可」欄に「レ」又は「×」を記載し、「保険医署名」欄に署名または記名・押印すること）

①MSコンチン（10mg）
　2錠 1日2回　朝・夕食後 14日分

②プルゼニド（12.5mg）
　2錠 1日1回　寝る前 14日分

③ナウゼリン（10mg）
　3錠 1日3回　毎食前 14日分

備考

保険医署名（「変更不可」欄に「レ」又は「×」を記載した場合は、署名または記名・押印すること）

患者住所　東京都文京区○○-□□

麻薬施用者免許証番号

後発医薬品（ジェネリック医薬品）への変更が全て不可の場合、以下に署名または記入・押印

保険医署名

調剤済年月日	令和　年　月　日	公費負担者番号	
保険薬局の所在地および名称 保険薬剤氏名	㊞	公費負担医療の受給者番号	

備考　1.「処方」欄には、薬名、分量、用法及び用量を記載すること
　　　2. この用紙は、日本工業規格A列5番を標準とすること
　　　3. 療養の給付及び公費負担医療に関する費用の請求に関する省令（昭和51年厚生省令第36号）第1条の公費負担医療については、「保険医療機関」とあるのは「公費負担医療の担当医療機関」と、「保険医氏名」とあるのは「公費負担医療の担当医氏名」と読み替えるものとすること

麻薬処方箋の場合、この2点の記載が定められている

患者の住所※

麻薬施用者の記名押印または署名、免許番号

麻薬の品名、分量、用法、用量（投薬日数）

処方せんの使用期間（有効期限）※

- 看護師は、麻薬施用者自身が、これらの事項が漏れなく正しく記載されているか確認したうえで患者に渡す。

[薬剤の説明を受ける]

● 麻薬の交付にあたり、医療用麻薬を処方した薬剤師が患者に服薬指導を行う（下表参照）。

保管に関する一般的注意	● 温度、遮光、その他の注意点が伝えられる ● 液剤は冷暗所、散剤・錠剤は湿気の少ない暗所に保管する
服用の目的、方法、時間、1回量	● 口頭で説明したうえで、表などにして渡すと、患者の理解がより深まる ● 徐放性製剤の服用に際しては、割ったり噛んだりしないことを伝える
不法使用の注意	● 患者以外の人に、絶対に用いてはならないことを伝える

● 通院困難な患者の場合、在宅患者訪問薬剤管理指導（医療保険）や居宅療養管理指導（介護保険）を利用することにより、自宅に薬剤師が訪問して、医師の指示のもと、薬剤の管理や指導を受けることができる。

★ただし、院外処方せんであることが原則である。

■ 麻薬交付までの流れ

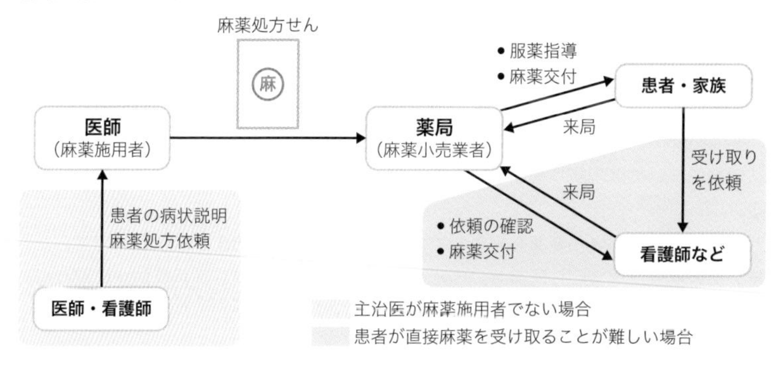

関連する法律

● わが国において麻薬と向精神薬は、昭和28年に制定された『麻薬及び向精神薬取締法』によって規制されている（概要は下表参照）。

法律の目的	● 麻薬の乱用による保健衛生上の危害を防止し、もって公共の福祉の増進を図る
目的達成のための法内容	● 麻薬の輸入、輸出、製造、製剤、譲渡、譲受、所持などを規制（免許または許可により規制を解除） ● 麻薬の取扱いを医療上または学究研究上に限定 ● 麻薬施用の制限、管理義務、保管義務、記録義務

保管・廃棄の方法

- 自宅において、医療用麻薬は、薬剤師や看護師の説明に従って管理する。
- 家族に小児や高齢者(特に、認知能力の低下がある場合、注意が必要)、ペットがいる場合は、誤使用防止のため、手に触れない場所で保管する。
  - ★扉つきの棚など、外から見えない場所に、他の薬剤と間違えないように区別して保管するのが望ましい。
- 残薬が生じた場合は、薬剤師や看護師の指示に従い、原則、処方薬局に返却する。

患者説明・ケアのポイント

- 医師や処方薬局薬剤師から、どのように薬剤の説明を受けているのかを患者に確認し、使い方や飲み方が正しく患者に伝わっているかを確認する。
- レスキュー薬を使用した回数や量などを記録してもらう(「痛み日記」も参照)。記録方法についても確認する。
- 薬剤の自己管理が困難な患者の場合、薬剤カレンダーや薬剤の管理用のボックスなどを用いて、第三者が複数介入してもわかりやすい方法で確認していくとよい。
  - ★定時で管理することが望ましい薬剤が多いため、看護師やヘルパーの訪問時に確認できるような管理方法を共有するとよい。
- 貼付剤については、貼り替えの際、貼り替え前の薬剤を必ず剥がしていることを確認する。
- 万が一、自宅で患者が麻薬を紛失してしまった場合は、どのような状況で紛失したのかを、患者家族、看護師ら医療者、ヘルパーなど関係者で共有し、再発防止に取り組むとよい。

(平野和恵)

安全管理❸

オピオイド鎮痛薬使用患者の 海外渡航時の対応

手続きの方法

- 『麻薬及び向精神薬取締法』によって、許可なく麻薬を輸出入することは禁じられている。
- 疾病の治療を目的に医療用麻薬を使用している患者が、医療用麻薬を携帯して出国・入国する場合、遅くとも出入国日の2週間前までに、地方厚生（支）局長に必要書類を提出し、あらかじめ許可を受ける必要がある（必要書類については下表参照）。

麻薬携帯輸出（輸入）許可申請書	●申請者の氏名・住所・連絡先 ●携帯して輸出（輸入）しようとする麻薬（品名・数量） ●出国（入国）する理由 ●麻薬の施用を必要とする理由 ●出国（入国）の期間 ●出国（入国）の港
医師の診断書	●疾病名 ●治療経過 ●麻薬の施用を必要とする旨 　•麻薬の施用を必要とする理由 　•1日当たりの麻薬処方量 　•1日当たりの麻薬服用量 　•携帯する麻薬の総量 ●患者の住所、氏名（患者と申請者の同一を確認）

★申請書の作成手続きについては、各地区の地方厚生（支）局「麻薬取締部」が相談を受け付けている。
★申請書および記載例の詳細と各厚生（支）局の管轄については、「厚生労働省地方厚生局麻薬取締部許可申請手続」のサイトよりダウンロードできる。

- 申請書類に不備がなく、許可が下りた場合には、以下の書類が各1通交付される。出入国時には、税関でこれらの書類を提示する。

★交付される書類：麻薬携帯輸出許可申請書もしくは麻薬携帯輸入許可申請書（日本語で記載）、麻薬携帯輸出許可証明書もしくは麻薬携帯輸入許可証明書（英語で記載）。

エキスパートからのアドバイス

＊ここで示したのは、日本での手続きである。
＊渡航する国の出入国手続きについても、別途、大使館・領事館に確認する必要がある。

■ 申請書の記載例（出国時）

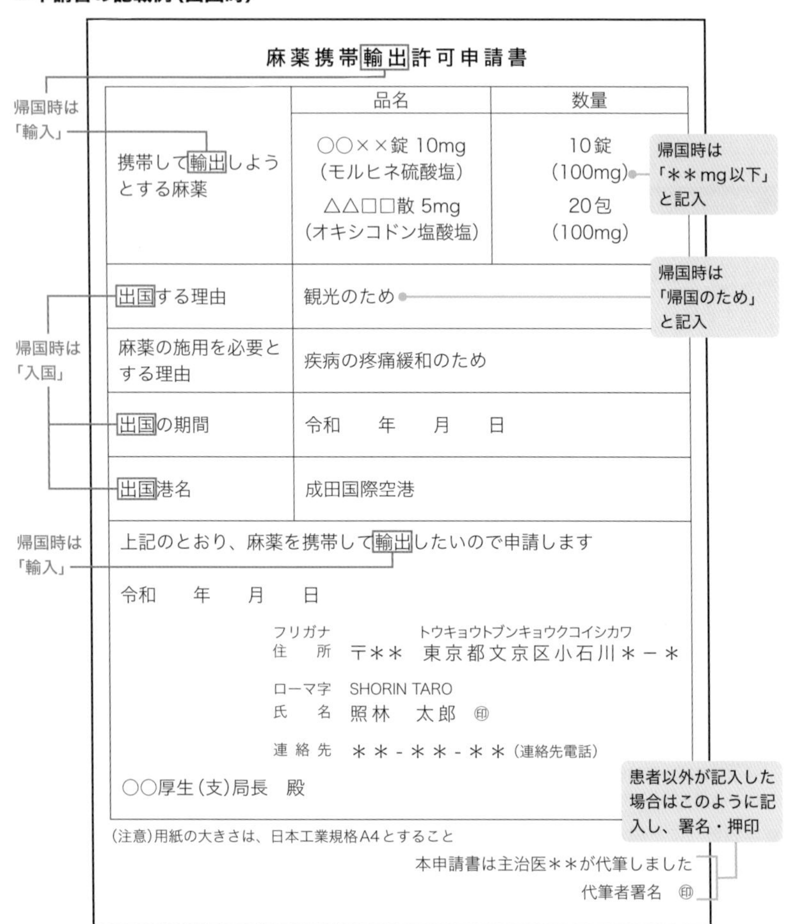

麻薬携帯輸出許可申請書

携帯して輸出しようとする麻薬	品名	数量
	○○××錠 10mg （モルヒネ硫酸塩）	10錠 （100mg）
	△△□□散 5mg （オキシコドン塩酸塩）	20包 （100mg）
出国する理由	観光のため	
麻薬の施用を必要とする理由	疾病の疼痛緩和のため	
出国の期間	令和　年　月　日	
出国港名	成田国際空港	

上記のとおり、麻薬を携帯して輸出したいので申請します

令和　年　月　日

フリガナ　トウキョウトブンキョウクコイシカワ
住　所　〒＊＊　東京都文京区小石川＊－＊

ローマ字　SHORIN TARO
氏　名　照林　太郎　㊞

連絡先　＊＊-＊＊-＊＊（連絡先電話）

○○厚生（支）局長　殿

（注意）用紙の大きさは、日本工業規格A4とすること

本申請書は主治医＊＊が代筆しました
代筆者署名　㊞

■出入国の流れ

●医療用麻薬を患者が携帯して出国する場合

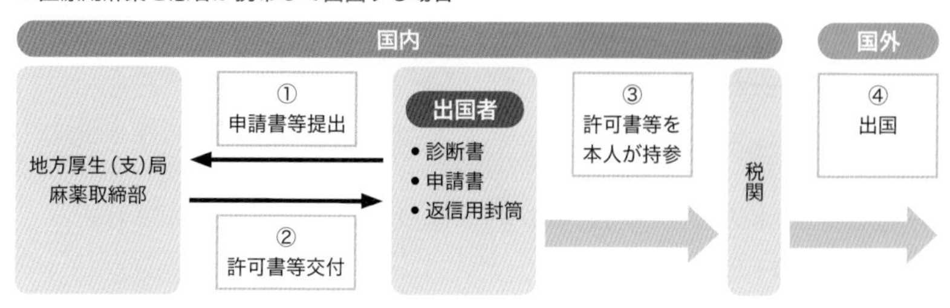

●医療用麻薬を患者が携帯して入国する場合

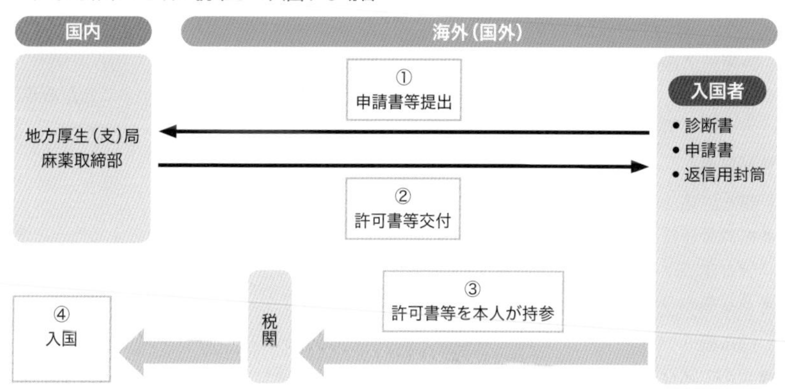

※①申請書等の提出は郵送またはFAX で手続きが可能。FAX の場合は、申請書原本を後日郵送する。
※許可書を交付された本人以外は、麻薬を持って出国・入国することはできない。
※渡航先国において必要な手続き、許可書などは、事前に該当国在日大使館などに連絡して調べ、準備する。

（平野和恵）

7 疼痛マネジメントが難しい患者への対応

痛みが残存する背景

●がん疼痛のマネジメントが困難となる背景には、以下のようなものが挙げられる。

[鎮痛薬の量の不足]

●オピオイド鎮痛薬の増量が適切に行われているかの確認が重要となる。

●アセトアミノフェンの用量が成人用量であるかも確認する。

★成人では最低1回400～500mg必要となる。

[鎮痛薬の吸収不良]

●**経口剤**：サブイレウスや頑固な便秘などで消化管からの吸収が低下していることがある。

★小腸が切除されている短腸症候群でも徐放性製剤の吸収がされないまま排出する。

●**貼付剤**：皮膚の極度の乾燥、また多汗により吸収が低下する。

[新たに痛みを生じうる病変の発生]

●椎体骨転移部分の圧迫骨折や、新規転移の出現、また、既存病変の増大による痛みの増強が生じうる。

●急な痛みの増強を認めた際には、ていねいな診察と評価が必要である。

[個人差]

●薬剤の効き方は、その個人の体質（遺伝的な代謝酵素の違いなど）が影響することがある。

●オピオイド鎮痛薬の場合、使用を継続することによる耐性の形成も知られている。年単位で使用している場合は、オピオイド鎮痛薬の変更を行うこともよい。

[オピオイド鎮痛薬が効きにくい痛み]

●骨転移 p.315 など「動くたびに出る痛み」はコントロールに難渋する。レスキュー薬を上手に使用しながら、動作の工夫やコルセットの使用など、痛みが出にくい環境に配慮する。

●神経を巻き込む病変では、神経障害性疼痛を生じる。オピオイド鎮痛薬を高用量使用し、鎮痛補助薬も多数併用するような症例も多い。神経ブロックや放射線治療、IVR（画像下治療）など非薬物療法の可能性、また、メサドン導入の判断が求められる。

★**神経を巻き込む病変の例**：鎖骨上や腋窩のリンパ節転移、肺尖部腫瘍（パンコースト腫瘍）、仙骨神経叢疼痛症候群、悪性腸腰筋症候群など。

●がん患者にも、筋筋膜性疼痛 p.340 、廃用症候群による筋骨格系の痛み、また、既存の脊椎症などの非がんの痛みが併存することが多く、オピオイド鎮痛薬が効きにくいことを経験する。「がん疼痛＝痛みにはオピオイド鎮痛薬」と一辺倒に考えず、ていねいにアセスメントを行い、治療とケアを提供したい。

- 緩和ケアの臨床では「痛みの残存」すなわち疼痛マネジメントが難しい場面にしばしば遭遇する。
- がん患者の痛みを緩和するためには、オピオイド鎮痛薬をはじめとする鎮痛薬を適切に使用し、副作用対策をしっかり行うことが不可欠であるが、それだけですべての痛みを緩和できるわけではない。
- がん以外の原因で痛みが出現している可能性はないか、心理・社会面も含め、ていねいにアセスメントを行って対応していくことが求められる。

［その他の要因］

- 気温、気候などが痛みに関連することは、よくある。このような場合、鎮痛薬だけでは痛みをうまくコントロールできない。温めたほうが楽なのか、冷やしたほうがよいのか、患者の好みを確認する。特定の体位で痛みが誘発されるなら、それを避けるような工夫をともに考えていく必要がある。
- 心理社会的側面からも痛みが増強することが知られている。不安・恐怖など、患者が抱える気がかりを理解し、ケアを提供したい。

［アドヒアランス］

- 鎮痛薬の用法・用量が患者のライフスタイルに合わないと、服薬アドヒアランスが低下する。患者の日常生活を理解し、継続して服用できるような薬剤選択を行う。
- レスキュー薬をよいタイミングで使っていないこともしばしば経験する。「追加で鎮痛薬を使うことをためらい、我慢している」という患者の声は非常に多い。正しいレスキュー薬の使い方を説明し、適切に使用できるように促す。

★食事や、動作など、痛みが誘発される場面が想定される場合には、その前に予防的に使用することで、レスキュー薬へのアドヒアランスが良好になり、セルフマネジメントができる。ただし、予防的投与は「痛み」に限るべきである。心理的観点からケミカルコーピング p.288 に至らないように、痛みに限った使用を徹底するなど適切な指導が必要である。

- 便秘や悪心・嘔吐など、オピオイド鎮痛薬の副作用対策が不十分な場合に、アドヒアランスが低下するため、十分な対策を行う。
- オピオイドは非常に高価であり、経済的負担から服薬を控えることもある。社会的支援とともに、経済的にも考慮する。

よくある痛みの残存場面

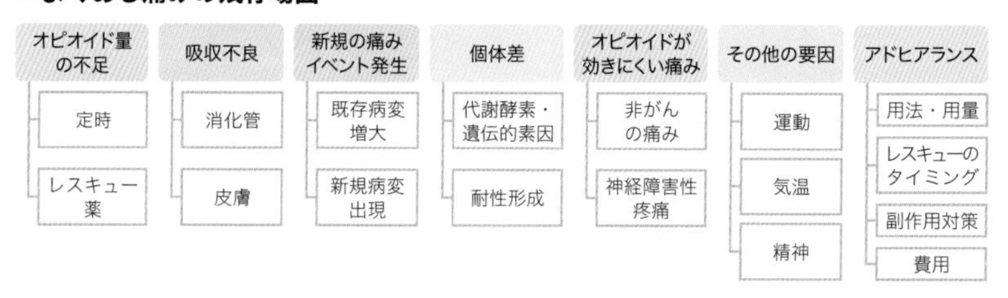

（里見絵理子）

マネジメントしづらい痛みへの対応❶

突出痛

ポイント

- 持続痛の十分なマネジメントを行ったうえで、残存する突出痛の治療を行う

特徴

- 突出痛とは、持続痛の有無や程度、鎮痛薬使用の有無にかかわらず、一過性に痛みの増強が発生することである。
  ★約8割の患者で、持続痛と同じ場所に突出痛が発生するため、持続痛の一過性増強と考えられている。
- 9割は、1時間以内に痛みが消失する（発症が急速で、持続が短い）。
  ★痛みの出現から3分程度でピークに達し、平均で15〜30分程度痛みが持続する。

■痛みのパターン

ほとんど痛みがない

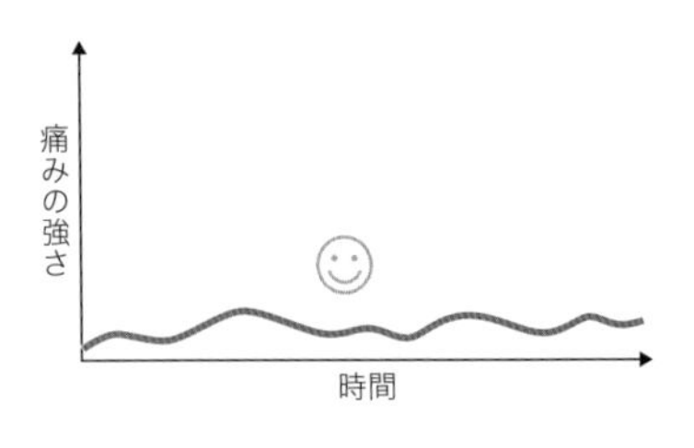

ふだんはほとんど痛みがない
1日に何回か強い痛みがある

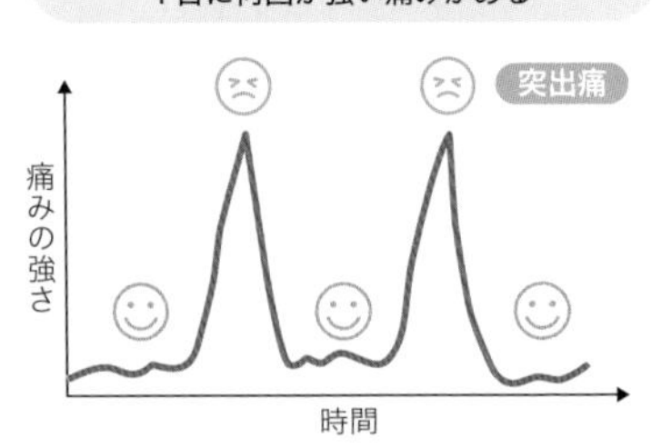

痛みが1日中続く

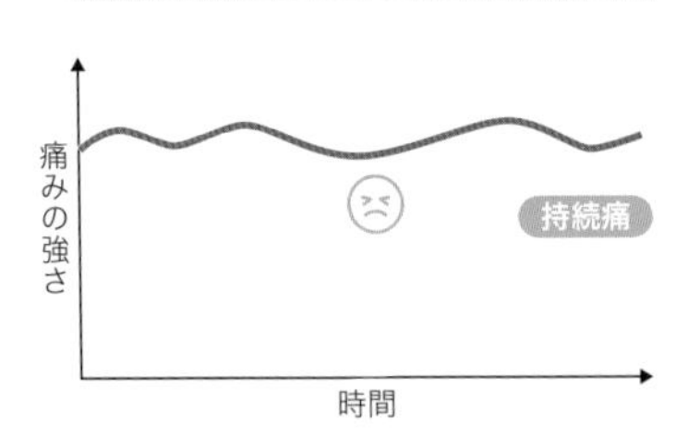

ふだんから強い痛みがある
1日のなかで痛みの強弱がある

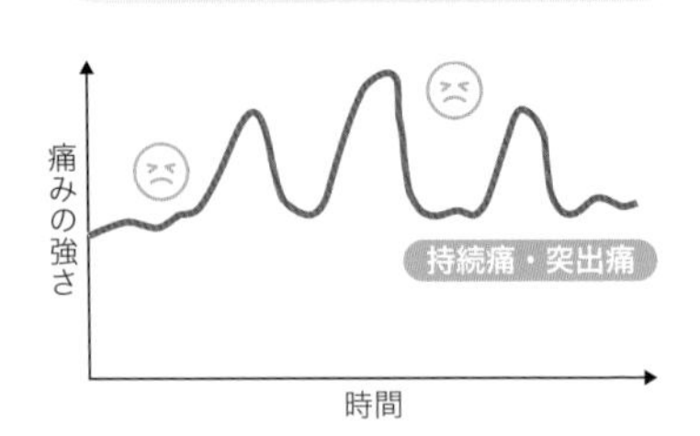

突出痛の分類と対処法

[突出痛のサブタイプに応じた対処]

❶予測できる突出痛

- 予測可能な刺激に伴って痛みが生じる。
- 歩行、立位、座位保持など意図的な体動に伴って生じる痛み（体動時痛）が代表的である。排泄や嚥下などに伴う内臓痛や、姿勢変化による神経圧迫、アロディニア p.274 などの神経障害性疼痛もこれに当たる。
- 突出痛の誘因となる行為を避けることが重要である。
- 誘因となる行為を避けられない場合には、レスキュー薬を予防投与するなどの対処を行う。
- 予防投与のタイミングのめやすは下表を参照のこと。

経口投与	30～60分前
静脈内投与	直前
皮下投与	15～30分前

❷予測できない突出痛

- 意図的ではない（予測できない）動きに伴い生じる痛みや、痛みの誘因が特定できない突然の痛みなど、痛みの出現を予測できない。
  - ★痛みの誘因を特定できても「いつ出現するか」の予測は困難なので、迅速なレスキュー薬投与は不可欠である。
- 痛みの誘因が特定でき、それを減らすためのアプローチができる場合は、対応する。
  - ★**例**：咳嗽に伴う突出痛には鎮咳薬を、消化管蠕動による突出痛には消化管運動抑制薬（ブチルスコポラミン p.192 など）を投与するなど。
- 痛みの誘因が特定できない突出痛は、持続時間がやや長く、しばしば30分を超える。
- 特に、神経障害性疼痛に伴う発作痛は、レスキュー薬のみでは対応困難な場合も多いため、鎮痛補助薬も併せて使用する。

❸定時投与薬の「切れ目」の痛み

- 持続痛のマネジメントに使われる定時投与薬の血中濃度が下がるにつれ、次回の定時投与の前に、痛みが現れることがある。
- 突出痛のなかでは発現が緩徐で、持続が最も長い。
- 定時投与薬の増量や、投与間隔の短縮を考慮する。

■ **突出痛の特徴ごとの分類**

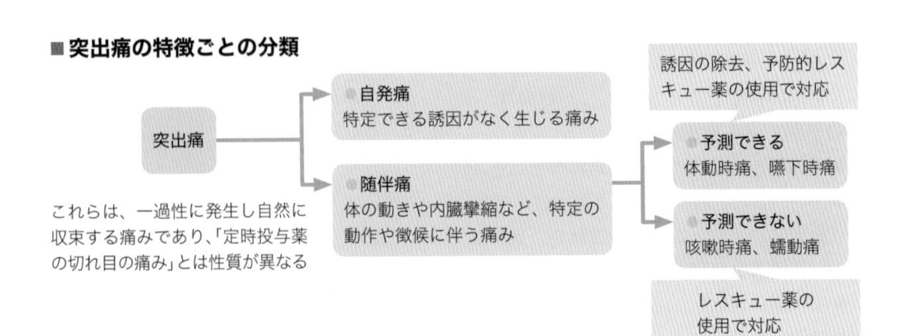

[突出痛に対するレスキュー薬の投与方法]

❶投与経路

- 原則として、定時投与薬と同じ経路とする。
- 痛みの発生からピークに達するまでの時間が短い突出痛(随伴痛など)に対しては、静脈内投与や皮下投与、または口腔粘膜吸収剤 p.70 を検討する。
  - ★口腔粘膜吸収剤は、持続痛がマネジメントされている場合に使用を限る。
- 直腸内投与は、他の投与経路が困難な場合の選択肢となる。
- 硬膜外投与やくも膜下投与が行われている場合は、PCAポンプ p.290 を用いたレスキュー薬投与が行われることもある。

❷投与量と投与間隔

- 投与経路によって、突出痛に対するレスキュー薬の投与量・投与間隔は異なる(下表参照)。

投与経路	レスキュー薬の投与量	レスキュー薬の投与間隔
経口投与	1日投与量の10〜20%の速放性製剤を投与	1時間ごと
静脈内・皮下投与(持続)	基礎持続投与量の1時間量を急速投与	15〜30分ごと
口腔粘膜からの投与	定時投与量にかかわらず低用量から開始し、有効な用量まで増量	2時間以上、1日4回まで
直腸内投与	1日投与量の10〜20%を投与	T_{max}から2時間

- レスキュー薬投与後には、血中濃度が最高となる時間(T_{max})の「鎮痛効果」「眠気」「呼吸数」などを評価する。鎮痛が不十分な場合、眠気や呼吸数の低下がなければ、50%をめやすとして漸増し、鎮痛効果と副作用を継続的に評価する。
  - ★投与量は、鎮痛効果と副作用を評価し、患者の状態に応じて調節する。特に体格が小さい、高齢である、全身状態が不良である場合には、より少量から開始することが望ましい。
  - ★レスキュー薬の増量方法には、安全性と有効性が確認された標準化された方法がない。患者個々に合わせた評価と観察が必要である。
- レスキュー薬の追加が、ほぼ等間隔で必要な場合は定時投与量の増量を検討する。
  - ★持続痛の緩和が不十分であると考えられるため。

ケアのポイント

- 入院中は「医療者管理のもとで経口薬を服用」となる場合がある。レスキュー薬をタイミングよく使えるようにするため、1回分だけあらかじめベッドサイドに用意しておき、使用したら報告してもらい、次の1回分を補充するなど工夫する。

★レスキュー薬も病棟で預かり、患者の求めに応じて看護師がそのつどベッドサイドに1回量を持っていく施設もあるが、その方法だと、医療者への遠慮から痛みをがまんしてしまう患者もいるため。

- 注射薬の場合は、基礎持続投与量の1時間量をレスキュー薬として早送りする場合が多いため、PCA（患者自己疼痛管理法）が推奨される p.297 。

エキスパートからのアドバイス

＊1日に使用したレスキュー薬の回数（量）は、それぞれの患者の突出痛の頻度や強度を把握するために重要な情報である。日ごとにわかりやすく、経過表に記載しておくのが望ましい。

POINT
- 電子カルテにて、オピオイド投与経過の記載欄を設け、管理する。
- 毎日の記録をたどることで、レスキュー薬の使用量と使用時間の推移が把握できる。

＊レスキュー薬の使い始めや種類を変更した後は、使用前・使用後30分でのNRSの差異を確認するなど、レスキュー薬の効果の有無を評価することが肝要である。

＊レスキュー薬の効果的な使用法については p.278 も参照。

（天野晃滋）

マネジメントしづらい痛みへの対応❷
消化管閉塞による痛み

ポイント
- 消化管閉塞の原因に応じた治療を検討する
- 治療戦略にかかわらず、薬物療法・非薬物療法による疼痛管理を行う

特徴

● がんによる消化管の完全・不完全閉塞は、痛みを引き起こす。

★消化管閉塞は、腫瘍そのものによる機械的閉塞、腹膜播種による腸管運動低下に加えて、炎症性浮腫や術後癒着など、さまざまな要素が関連して生じる。痛みの原因となるのは、腸管の拡張、腫瘍の直接浸潤、腸蠕動亢進、腸管壁の平滑筋攣縮などである。

● 主な症状は腹痛である。

★直腸やダグラス窩における閉塞が原因の場合は、肛門痛や、膀胱や直腸のテネスムス（しぶり腹）として自覚する場合もある。

● 痛みの性状には、原因に応じて持続する腹痛と、突発的な痛みがある。

対処法

[原因検索]

● 消化管閉塞時は、原因によって治療の進め方が異なる（外科的処置の可否も含む）。

● 苦痛緩和においては、病態のアセスメントをしっかり行って対処することが重要である（下表参照）。

アセスメントすべきこと	・がんの進行によるものなのか ・術後癒着など、治療可能な原因によるか否か ・完全閉塞か、高度狭窄なのか ・閉塞起点は単発なのか、多発なのか →閉塞起点が多発であれば、外科的処置の適応は乏しい

エキスパートからのアドバイス

＊消化管閉塞において「治療可能な病態か」の評価は非常に重要である。X線画像やCT像などで、病状の広がりや全身状態を評価する。

＊病状が進行した終末期の場合は、メリットとデメリットを十分に検討して、治療実施の可否を決定する。終末期においては、輸液の減量も症状緩和の方法の1つである。

＊消化管閉塞により、摂食や飲水によって腹痛が生じると、食事への恐怖心が生じてしまう患者もいる。「味わうこと」に配慮し、「飲み込まず、噛みしめて出す」といった楽しみを紹介するとよい。

[薬物療法]

- 鎮痛薬（NSAIDs、アセトアミノフェン、オピオイド鎮痛薬など）を使用する。
  ★基本的に非経口投与とする。
- 鎮痛薬の他、必要に応じて抗コリン薬、ステロイド、胃酸分泌抑制薬、オクトレオチドなどを使用する。
  ★鎮痛薬以外の薬剤は、炎症の軽減や、腸管内容を減少させて消化管閉塞に伴う症状を改善させる目的で投与される。

消化管閉塞による痛みへの薬物療法の例

薬剤例			特徴
鎮痛薬	NSAIDs		●炎症を伴う場合に有効
鎮痛薬	アセトアミノフェン		●肝障害の際は注意
鎮痛薬	オピオイド鎮痛薬	オピオイド鎮痛薬を経口投与している場合	●腸閉塞・不完全閉塞をきたした場合、吸収不良により十分な薬効を得られない場合があるため、投与経路の変更を行う ●投与経路を変更する際は、やや少なめの換算とする
鎮痛薬	オピオイド鎮痛薬	オピオイド鎮痛薬未使用の場合	●痛みが強く、NSAIDsやアセトアミノフェンで疼痛マネジメントができない場合は、オピオイド鎮痛薬を使用する ●不完全閉塞の場合、腸管運動への影響を考慮して、より便秘の副作用が少ないフェンタニルを選択することが多い ●フェンタニルで十分な疼痛緩和が得られない場合、オキシコドンやモルヒネを使用する
その他	抗コリン薬		●腸管蠕動が著明で痛みが強い場合（蠕動痛）は、抗コリン作用により蠕動運動を抑えることが有効である ●ブチルスコポラミン p.192 を使用することが多い
その他	ステロイド		●閉塞部位の周囲に炎症性浮腫が生じている場合、ステロイドの抗炎症作用によって浮腫を改善することで、疼痛緩和、消化管再開通が期待される ●ベタメタゾン p.182 、デキサメタゾン p.180 、プレドニゾロン、メチルプレドニゾロンなどを使用する ●臨床では、ベタメタゾン換算で4～8mg/日を短期間使用するのが一般的（エビデンスは乏しい）
その他	H_2受容体拮抗薬、プロトンポンプ阻害薬		●胃酸分泌抑制に伴い、消化液の減少を図り、消化管内圧を減少させる ●H_2受容体拮抗薬ではファモチジンやラニチジンなど、プロトンポンプ阻害薬ではランソプラゾールやオメプラゾールなどを使用する
その他	オクトレオチド		●ソマトスタチン類似化合物として、消化液分泌抑制作用、消化液再吸収促進作用を介して、貯留した腸管内容の減少を図り、消化管閉塞に伴う症状を緩和する ●0.3mg/日を24時間持続皮下注／静注、または、1回当たり0.1mgを1日3回皮下注で投与する ●ステロイドと混注すると力価が低下するといわれるため注意する

[非薬物療法]
- 患者の病状、病態を勘案し、十分な薬物療法による緩和を行いながら、本当に処置が必要なのかどうか、検討したうえで実施する必要がある。

❶治療可能な病態への処置の例
- がん薬物療法や放射線療法
- バイパス手術
- ストーマ造設
- 消化管ステント留置

❷ケアの視点
- 胃管・イレウス管による腸管減圧により、悪心・嘔吐や腹痛の症状は改善する。
- 外科的あるいは内視鏡的治療は、できるだけ減圧してから実施する。
- 手術適応がない場合は、ドレナージチューブを継続的に留置することになる。長期となる場合、患者のQOLを考慮して、胃瘻(PEG)や経皮経食道胃管挿入術(PTEG)などを実施する。
- イレウス管の長期留置は、患者のQOLを低下させるだけでなく、消化管穿孔のリスクがあるので注意する。

ケアのポイント

- ドレナージと薬剤を適切に組み合わせるメリットについて、患者と相談する。
- 口腔状態の悪化や口渇が生じることがある。口腔内を観察するとともに口腔ケアを実施し、苦痛の緩和に努める。

(天野晃滋)

マネジメントしづらい痛みへの対応❸

骨転移による痛み

ポイント

- どのような時期でも、薬物による疼痛マネジメントは必要
- 手術や放射線治療の適応の可否、必要安静度を確認することが大切

特徴

- 骨転移や骨破壊に伴う炎症、神経障害、機械刺激（骨折）など、複雑な要因によって痛みが生じる。
  - ★安静時だけでなく、運動に伴い痛みが悪化するため、薬物療法だけでなく、固定、リハビリテーションなどを総合的に考える。
  - ★痛みの悪化に伴い、オンコロジックエマージェンシー p.12 である脊髄圧迫による横断麻痺（障害部位以下の感覚がすべて失われる）や、長管骨（手足の骨）の骨折をきたす可能性があるため注意する。
- 骨転移による痛みは、転移性腫瘍例の70〜80％に認められる（下図参照）。

好発部位

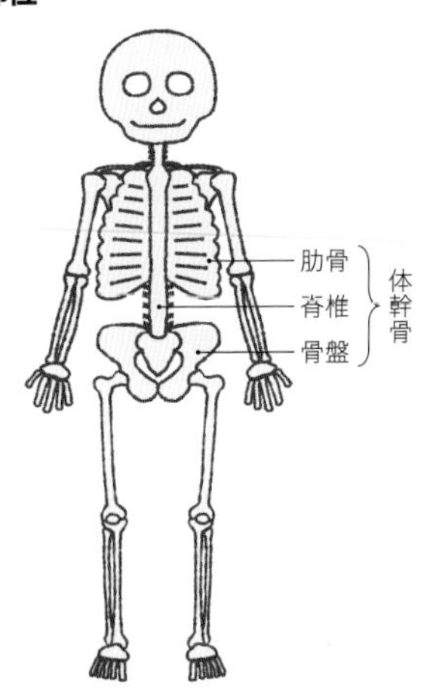

主な原発巣

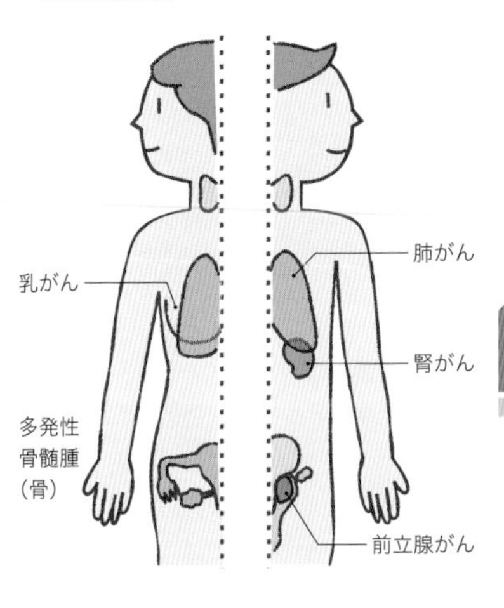

対処法

［ 薬物療法 ］

- 鎮痛薬（NSAIDs、アセトアミノフェン、オピオイド）や鎮痛補助薬を使用する。その他の薬剤として、ステロイドや骨修飾薬（BP製剤 p.186 、抗RANKL抗体製剤 p.188 ）を使用する。

■骨転移による痛みへの薬物療法の例

薬剤例		特徴
鎮痛薬	NSAIDs	●炎症を伴う場合に有効
	アセトアミノフェン	●肝障害がある際は注意
	オピオイド鎮痛薬	●多くの場合、骨転移痛は強い痛みであるため、強オピオイドが有効 ●体動時の痛みに対するレスキュー薬の使い方が痛みのマネジメントのカギ ●体動時の使用はもちろん、動作前の効果的なレスキュー薬の使用法を患者自身が習得できると、痛みのセルフマネジメントが可能になる
その他	鎮痛補助薬（神経障害性疼痛治療薬）	●神経障害性疼痛を併存する場合（例：仙骨転移と坐骨神経痛症状、肋骨転移と肋間神経痛症状など）は、鎮痛補助薬の併用が有用 ●プレガバリン p.162 、デュロキセチン p.156 などを併用する
	ステロイド	●ステロイドの抗炎症作用により、骨およびその周囲の神経炎症を緩和し、疼痛緩和効果を得ることを期待する ●脊髄圧迫を伴う骨転移に対して、神経保護目的で、ベタメタゾン p.182 、デキサメタゾン p.180 、プレドニゾロン、メチルプレドニゾロンなどを使用する ●臨床では、ベタメタゾン換算で8mg/日を短期間使用するのが一般的（エビデンスは乏しい）
	ビスホスホネート製剤、抗RANKL抗体	●骨転移により破壊された骨に作用し、腫瘍細胞を制御して骨再生を促進する ●長管骨の骨折予防、骨痛軽減作用がある ●ゾレドロン酸 p.186 、デノスマブ p.188 を使用する ●抗RANKL抗体を使用する場合は、低カルシウム血症が生じる可能性があるため、経口カルシウム製剤の併用が必要 ●有害事象として顎骨壊死が知られているため、これらの薬剤を使用する前にう歯や歯周炎の治療を行っておくこと、投与経過中に口内炎や顎の痛み・しびれを認めた場合はすみやかに歯科を受診することが重要

[非薬物療法]

- 非薬物療法としては、手術、放射線治療、骨セメントなどが有効である。

❶手術

- 脊椎転移では、痛みの強い限局した転移や、脊髄圧迫のリスクを伴う患者に行われる。
- 上腕骨や大腿骨転移では、その後のADL・運動機能を考慮して手術を行う。
- どんな患者であっても、予後と全身状態を十分吟味することが必要である。

❷放射線治療 p.342

- 骨転移による痛みの除痛に、放射線治療は有効である。
- 現在、1〜数回の照射が普及し、鎮痛効果は変わらないといわれている。患者の状態やがん種によって照射回数が決定する。

★予後が短い場合、6〜10Gyを1〜2回など、少ない照射回数で疼痛緩和が得られる。

- 照射開始後数日は痛みが悪化する（フレア効果）ことがあるため、ステロイドの短期投与（例：デカドロン®4mgを3日間など）を併用することが症状緩和に有用である。

❸骨セメント（経皮的椎体形成術） p.349

- 脊椎圧迫骨折を伴う骨転移で、溶骨領域が椎体の脊柱管側に至らない場合に適応になる。

❹その他（固定、免荷、リハビリテーションなど）

- 骨転移の場所によって、固定や免荷（痛みのある部位に加重をかけないようにすること）をすることが疼痛緩和に有用である。
- 痛みが出る体位を避けるなど、痛みを回避する動作法を、理学療法士とともに見いだしていくことも、患者が日常生活を送るうえで必要であろう。
- 温罨法・冷罨法など心地よいと思われるケアを取り入れていく。

ケアのポイント

- 鎮痛薬（特にレスキュー薬）の使用方法を、患者の疼痛に合わせて指導する p.278 。
  - ★レスキュー薬の使用をためらう患者も多い。患者の思いを傾聴し、効果的な使用につながるよう指導する。
- 体動時痛に合わせて定期オピオイドを増量していくと、眠気が強くなってしまうことが多い。定時薬の投与量を変更せず、レスキュー薬の使い方に注目するとよい。

臨床でのエピソード　非薬物療法をうまく組み合わせることが大切

骨転移による腰痛が生じていた80歳女性（乳がん）。オキシコドン80mg/日とロキソプロフェンナトリウム180mg/日を使用していたが、動作のたびに痛みが出現し、臥床しがちになっていた。

そこで、コルセットを作成し、理学療法士に動作の工夫を指導してもらった。痛みの出る体勢や動作を避けるようにし、コルセットを着用したうえで動作前にレスキュー薬を使用することで、ゆっくりと散歩ができるようになった。

（里見絵理子）

マネジメントしづらい痛みへの対応❹

しびれを伴う痛み

ポイント

- 非薬物療法（放射線療法、神経ブロック、ケア、心理的アプローチ）は薬物療法と同時に適応を検討する

特徴

- しびれを伴う痛みは、侵害受容性疼痛（機械的・化学的刺激によって侵害受容器が刺激を受けて生じる痛み）と、神経障害性疼痛（中枢神経系・末梢神経系の障害によって起きる痛み）に分けられる。
  - ★患者が「しびれを伴う痛み」として自覚するのは、神経障害性疼痛だといわれている。ここでは、がんを原因とするがん性神経障害性疼痛について述べる（がん治療関連痛、慢性痛は別項参照）。
- がんによる神経障害性疼痛の原因として、骨転移による脊髄や神経根の圧排・浸潤、腫瘍による神経の圧排、筋転移による支配神経への障害（悪性腸腰筋症候群など）、髄膜播種やがん性髄膜炎による神経障害などが挙げられる（下図参照）。

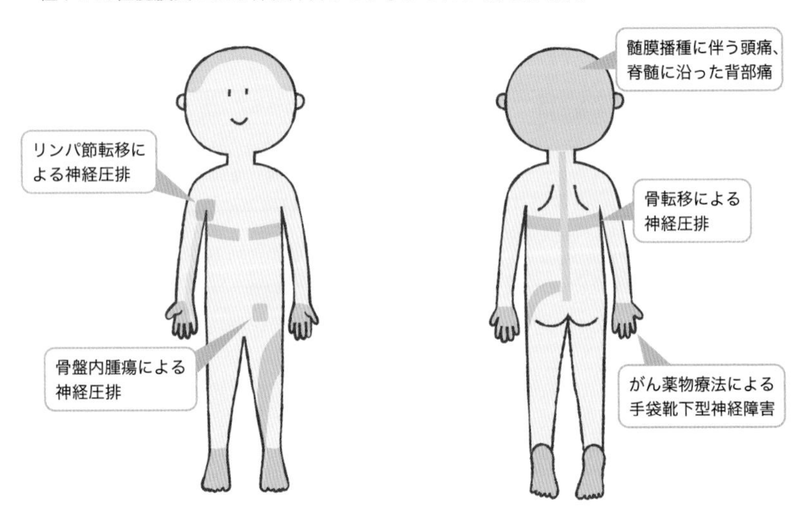

［ がん性神経障害性疼痛 ］

- 神経障害性疼痛を疑った場合、障害されている神経を同定するため、神経系の解剖や神経皮膚分節（デルマトーム）の範囲を確認する。
  - ★神経障害性疼痛の可能性がある場合は、神経支配に一致した感覚障害（感覚低下、感覚過敏、アロディニア）の他覚所見、画像検査などにより、神経病変あるいは疾患の有無を確認する[1)]。
  - ★アロディニアとは、通常痛みを感じないような「触る」などの弱い刺激で痛みを感じる状態をさす。

■ **デルマトーム(神経の支配領域)**

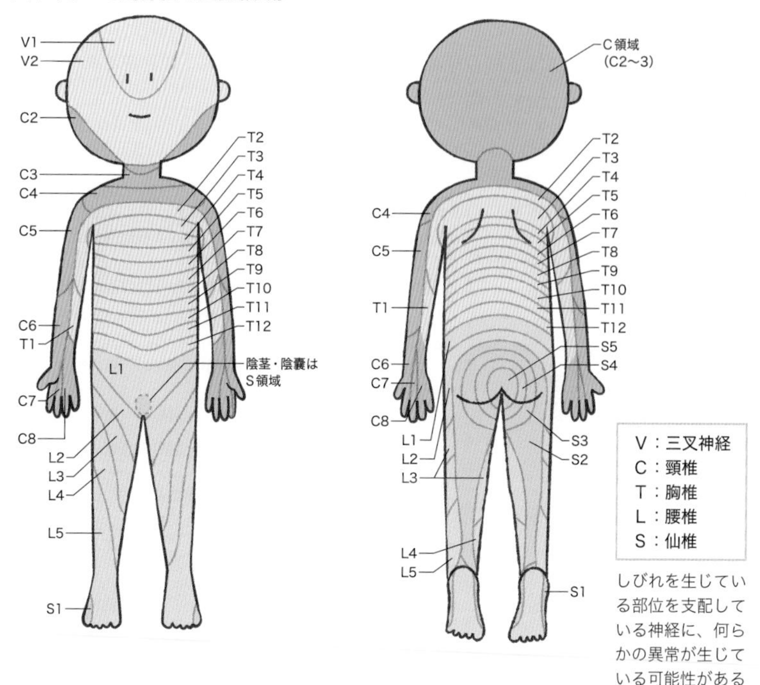

しびれを生じている部位を支配している神経に、何らかの異常が生じている可能性がある

- 患者が表現する「しびれ」は多彩である。
  - ★「ピリピリ、じんじんする感覚」「やけどをしたような、ちりちり焼けるような感覚」「正座をした後のようなにぶい感覚」などを「しびれ」と表現するが、いずれも神経障害性疼痛の可能性がある。
- 走るような強い突出痛を生じる電撃痛や誘引のない痛みも、神経障害性疼痛の特徴である。

対処法

[薬物療法]

❶オピオイド鎮痛薬

- オピオイド鎮痛薬による疼痛治療が基本となる。
- モルヒネ、オキシコドンなど通常のオピオイド鎮痛薬の他、オピオイド受容体作動作用とともにSNRI作用(セロトニンノルアドレナリン再取り込み阻害作用)など複数の作用機序をもつオピオイド鎮痛薬(トラマドール、タペンタドール)を選択することがある。
  - ★SNRI作用をもつトラマドールやタペンタドールを使用する場合、デュロキセチンなど抗うつ薬と併用すると、SNRI作用の重複によるセロトニン症候群 p.156 を引き起こすリスクが上昇するため注意する。

● メサドンは、NMDA受容体拮抗作用を併せもつため、神経障害性疼痛への効果がある。

❷鎮痛補助薬

● オピオイドを基本とする薬物治療を行っても改善しない場合は、鎮痛補助薬の併用を検討する（下表参照）。

★神経障害性疼痛の適応をもつ薬剤は、プレガバリン、ミロガバリン、デュロキセチン（糖尿病性神経障害、線維筋痛症、腰痛症による疼痛）である。他の薬剤は低いエビデンスレベルではあるが有効性が報告されており、病態に合わせて使用を検討してみるとよい。

ガバペンチノイド （プレガバリン、ミロガバリン、ガバペンチン）	● 開始時に眠気、ふらつきが出現するが、多くは耐性がつく ● 高齢者や脆弱な患者では、ふらつきによる転倒の出現に注意する ● 浮腫は耐性がつかないため、出現したら他の薬剤に変更する
その他の抗けいれん薬 （カルバマゼピン、フェニトイン、クロナゼパム、バルプロ酸）	● カルバマゼピンは、2度以上の房室ブロックでは使用禁忌である ● クロナゼパムには抗コリン作用があるため、緑内障患者には使用できない ● バルプロ酸では高アンモニア血症の出現に注意が必要である
三環系抗うつ薬・SNRI （アミトリプチン、ノルトリプチリン、アモキサピン、デュロキセチン）	● 抗コリン作用があるため、緑内障・尿閉の患者には使用しない ● 投与開始時・増量時に悪心が出現するが、耐性がつき消失する。必要に応じて短期間の制吐薬を併用する ● 効果発現が数日～1週間と遅いため、あらかじめ、患者には継続しながら週単位で効果を見ていくことを伝える。副作用がなければ、最大用量まで増量する
抗不整脈薬 （リドカイン、メキシレチン）	● リドカインは静脈注射、皮下注射いずれでも使用でき、単回反復投与も持続投与も可能である ● 不整脈など心疾患の既往には注意が必要である
NMDA受容体拮抗薬 （ケタミンを使用することが多い）	● ケタミンの副作用である悪夢・幻覚は、向精神薬の併用により予防可能である ● 頭蓋内圧上昇作用があるため、脳転移のある患者に使用する際は注意が必要である
ステロイド （ベタメタゾン、デキサメタゾンなど）	● 抗炎症作用による浮腫の軽減、ステロイド反応性腫瘍の縮小による痛みの軽減ができると考えられている ● 副作用は高血圧、高血糖、消化管潰瘍、せん妄、不眠、骨粗鬆症、易感染などがあり、併用薬による予防が必要となる ● 長期に使用すると副作用リスクが上昇するため、反応性を確認し効果が乏しければ漸減中止を検討する ● 脳浮腫や脊髄圧迫を伴う急性の麻痺症状など、緊急性がある際には高用量を使用する

● 漢方薬が使用されることもある（下表参照）。

漢方 （牛車腎気丸、桂枝茯苓丸、桂枝加朮附湯）	● 牛車腎気丸（ごしゃじんきがん）は、疲れやすく四肢の冷えがあり、尿量異常と口渇があるものに適している ● 桂枝茯苓丸（けいしぶくりょうがん）は、体格がしっかりしていて赤ら顔、腹部は大体充実、下腹部に抵抗があるものに適している ● 桂枝加朮附湯（けいしかじゅつぶとう）はカンゾウを含有しており、偽性アルドステロン症による低カリウム血症に注意が必要である

エキスパートからのアドバイス

* 臨床では、しばしばガバペンチノイドの眠気が問題となる。
* 投与を開始してすぐに「眠くて耐えられません」と言う患者も少なくない。多くは2～3日で耐性がつくことを説明し、継続してみるのがよい。
* 少量ずつ増量することで眠気が出にくくなる場合も経験する。ただし、高用量になると残存する眠気も見られるため、日常生活への支障、特に車の運転は避けるよう指導するなど注意を払う必要がある。

[非薬物療法]

❶緩和的放射線療法

- 通常のがん疼痛に対する症状緩和と同様に、腫瘍による神経圧迫、胸膜播種による胸膜痛、骨転移による脊髄や神経の圧迫などによって神経障害性疼痛が出現している場合によい適応である。
- 照射当日～24時間以内に痛みが増悪した場合、フレア現象を起こしている可能性があり、数日間のみステロイドの投与を検討する。
- 放射線治療の効果発現には1週間程度かかる場合が多いため、即効性に乏しいことをあらかじめ患者に説明しておくとよい。

❷神経ブロック[2)]

- 薬物療法と同時に適応を検討する。薬物療法で鎮痛効果が得られない場合や、副作用のため薬物を増量・継続できない患者にはよい適応となる。
- 適応される痛みは限定されるが、効果は即時的である(下表参照)。

ブロックの種類	適応
腹腔神経叢ブロック、内臓神経ブロック	・膵がんなどによる上腹部痛
下腸間膜動脈神経叢ブロック	・下部消化管、腹部大動脈周囲への浸潤による下腹部痛・腰痛
上下腹神経叢ブロック	・骨盤内臓器(直腸、前立腺、精嚢、膀胱後半部、子宮頸部、腟円蓋部など)による下腹部痛
クモ膜下鎮痛法	・薬物療法で緩和困難な頸部より尾側の痛み
硬膜外鎮痛法	・頸部より尾側の種々の鎮痛のうち限局されているもの

- 一般的な禁忌は出血傾向、止血凝固障害、刺入経路に感染巣がある場合であり、侵襲性が高いため、慎重に適応を判断する。

❸温罨法

- ホットパックや湯たんぽなどで温めることにより血流障害が改善すると、神経障害性疼痛の改善がみられる場合がある。

❹心理的アプローチ

- 神経障害性疼痛は難治性であることが非常に多く、痛みがある程度収まっても、しびれ感や運動感覚障害が残存する患者もよくみられる。

  ★神経障害性疼痛を「完治」させることは難しいことを伝え、治療開始時から「生活するのに支障の少ないレベルまでの改善」を目標にするとよい。

- 気持ちが症状に集中してしまうと、よりしびれを感じやすくなるため、気分転換の時間、症状を忘れているような集中できる時間を作ることで、しびれ以外に目を向ける工夫を行うアプローチも有効である。

ケアのポイント

- デルマトームに一致した痛み、しびれ(びりびり、感覚障害)、電撃痛、誘引のない痛みを見たら神経障害性疼痛を疑う。
- がん疼痛における薬物療法はオピオイド鎮痛薬をベースとして改善しない場合に、鎮痛補助薬の上乗せを検討する。神経障害性疼痛に強いオピオイド鎮痛薬の選択肢もある。

(石川彩夏)

引用文献

1) 日本ペインクリニック学会 編：神経障害性疼痛薬物療法ガイドライン改訂第2版．新興交易医書出版部，東京，2016：18.

2) 日本緩和医療学会 編：がん疼痛の薬物療法に対するガイドライン(2014年版)．金原出版，東京，2014：109-115.

マネジメントしづらい痛みへの対応⑤

がん治療による痛み・しびれ

ポイント

- CIPN(がん薬物療法に伴う神経障害)と、CPSP(遷延性術後痛)が代表的である
- 薬物療法と非薬物療法を組み合わせて対応することが求められる

特徴

- がんの直接浸潤や転移による痛み・しびれではなく、がん治療によって痛み・しびれが生じることもある(下表参照)。

抗がん薬治療		・手指のしびれ、感覚障害 ・関節痛、筋肉痛 ・圧迫骨折 ・顎骨壊死など
手術	開胸手術、胸壁合併切除術	・胸部・上肢のしびれ、痛み
	リンパ節郭清術	・手術部位に関連した神経のしびれ、痛み、浮腫
	四肢切断術	・幻肢痛(ないはずの手足が痛い感覚)
	乳房切除術	・腋窩リンパ節郭清に伴う上肢のしびれ、痛み ・乳房切除後の創部痛 ・慢性期の肩関節拘縮による痛み
	骨盤内蔵全摘仙骨合併切除、筋神経合併切除	・会陰～下肢神経・筋領域の痛み、しびれ
放射線治療		・放射線性神経炎・組織炎によるしびれ・痛み ・皮膚および粘膜障害による急性の痛み

- 神経障害性疼痛に関しては、薬物治療の選択肢はあるが、効果があっても症状が残存するケースが多いため、慢性痛の考え方に沿ったケアが必要である。症状と付き合う必要があることを患者に説明しておくとよい。
- ここでは、代表的な化学療法誘発性末梢神経障害(CIPN)と手術に伴う痛みを取りあげる。

対処法

[化学療法誘発性末梢神経障害(CIPN)]

- 抗がん治療によって生じる手足末梢の痛み・しびれ、感覚鈍麻、感覚過敏、異常感覚のことである。

★手袋靴下型と呼ばれ、左右対称に現れることが多い。

CIPNの好発部位

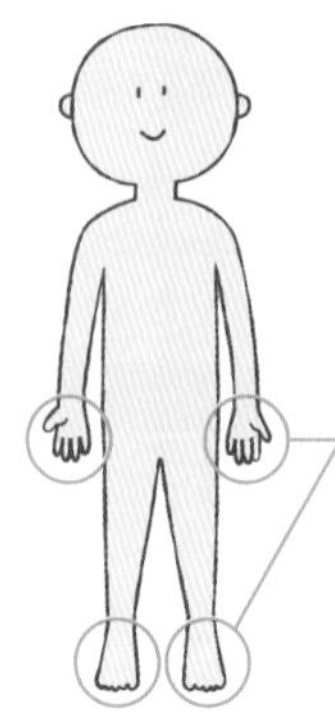

左右対称に現れる手足末梢の痛み

- 感覚障害がある場合は低温熱傷（ストーブなどによる）、微細な外傷、深爪などに注意する
- 運動障害が進行すると筋力低下が生じるため、転倒に注意が必要となる

● 予防方法として、投与中の冷却、圧迫などがある。

★投与中には手足末梢に薬剤が行き渡らないようにするフローズングローブ（冷やす）、サージカルグローブや弾性ストッキング（圧迫）を使用することもできる。

★フローズングローブの臨床試験[1)]は「パクリタキセル投与の15分前～15分後の90分間、－30℃下で冷却したグローブ・ソックスを手足に装着」して行われ、触覚、温覚・手指巧緻性の悪化、自覚症状の重症度に優位差を認めた。

★手術手袋を用いた圧迫療法の臨床試験[2)]は「アブラキサン投与前後の90分間、fitting sizeより1サイズ小さい手術手袋を2枚履き」して行われ、Grade2以上の末梢神経障害出現率の低下を認めた。

● CIPNの原因になりやすい薬剤については下表を参照のこと。

タキサン系 （パクリタキセル、ドセタキセルなど）	・用量依存性に障害される ・軸索障害なので休薬により症状が改善する可能性がある
白金製剤 （シスプラチン、カルボプラチン、オキサリプラチンなど）	・神経細胞体を障害するため、軸索や髄鞘が再生されず、休薬しても症状が残存する ・中止後も症状が数か月悪化する（コースティング）
ビンカアルカロイド （ビンクリスチン、ビノレルビン、ビンブラスチンなど）	・タキサン系と同様、神経細胞軸索障害である
その他	・多発性骨髄腫に使用するサリドマイド、レナリドミド、ボルテゾミブは神経軸索障害をきたす（機序は不明） ・乳がん・軟部肉腫に使用するエリブリンや、免疫チェックポイント阻害薬などでも神経障害を認めることがある

● ASCO（米国臨床腫瘍学会）の2022年ガイドラインで、CIPNへの効果に関するエビデンスが認められている治療法は、デュロキセチン投与のみである。

★わが国におけるデュロキセチン投与量は「20mgより開始し1週間以上の間隔を空けて20mgずつの増量、上限60mg」が添付文書で推奨されている（米国では上限120mg）。上記ガイドラインの根拠となった臨床試験[3)]は60mg投与であり、高用量での効果に期待される。

★上記のガイドラインでは、プレガバリンとビタミンB_{12}製剤は弱い推奨、ガバペンチンと牛車腎気丸は投与しないことが推奨されている。

●「しびれを伴う痛み」p.318 に対する薬物療法、非薬物療法についても検討するとよい。

[手術に伴う痛み]

❶術後急性期の痛み

● 創部や手術操作による侵害受容性疼痛が主であり、NSAIDsやアセトアミノフェンを使用する。痛みが強ければ定時使用、落ち着いてきたら頓用へ切り替えを検討する。

★術後にフェンタニルを継続使用している場合は、数日の間に減量・中止を行う。

● 手術によって痛みのある部位が取り除かれる場合、それまで使用していたオピオイド治療薬が不要になる可能性が高い。

★根治術の場合はがん疼痛ではなくなるので、弱オピオイド鎮痛薬や非オピオイド鎮痛薬によるマネジメントに移行していくのが望ましい。

● 手術部位と痛みのある部位が異なる場合は、もともとの痛みに加えて創部や手術操作による痛みが発生する。従来使っていたNSAIDsやアセトアミノフェンの増量を行うが、急性疼痛が著しい場合はオピオイド鎮痛薬の上乗せを検討するとよい。

● コントロール不良の術後急性期疼痛は、遷延性術後痛（CPSP）のリスク因子となることが知られており、適切に急性痛の管理をすべきである。

❷術後慢性期の痛み（遷延性術後痛：CPSP）

● CPSPは、国際疼痛学会によって「術後少なくとも3か月続く痛み」と定義される。

★開胸手術、胸骨正中切開を伴う心臓手術、人工関節置換術、四肢切断術、乳房手術などで発症する可能性が高い。

★危険因子には、若年、女性、肥満、うつ、不安、術前からの慢性痛、手術手技や手術創の大きさ、手術時間、再手術、術中術後の鎮痛薬必要量が挙げられている。

● CPSPの治療は病態に合わせて侵害受容性疼痛か神経障害性かを見極めて、鎮痛薬を検討する。非がんの状態であれば強オピオイド鎮痛薬を使用せずにマネジメントすることが望ましい。認知行動療法により痛みとの向き合い方を見直すなど、精神・心理的介入も有効である[4]。

ケアのポイント

● がん治療による痛みは長く残存するケースが多く、慢性痛としての包括的なケアが必要になってくる。

● 手袋靴下型の神経障害を見たら、抗がん薬による神経障害を考える。

● 薬物療法、非薬物療法を試しながら、痛みやしびれと共存できるよう支援することは重要である。

エキスパートからのアドバイス

＊しびれが出てくると手指の巧緻性が低下する。利き手にしびれが出現した場合、日常生活の不便さに直結する。
＊CIPNは、治療経過で薬剤の投与量が蓄積されることで悪化することが多い。箸が使えるか、ボタン掛けができるか、ペットボトルの蓋が開けられるか、といった項目を外来や入院で定期的に尋ねるのがよいだろう。
＊自助食具として使いやすい箸などもあるため検討するとよい。
＊「今までできていたことが、できなくなる」という気持ちのつらさにも寄り添えるケアを心がけたい。

（石川彩夏）

引用文献
1）華井明子：化学療法起因性末梢神経障害対策としての冷却療法：臨床試験結果より．日薬理誌2019；154：245-248.
2）露木茂：手術手袋圧迫療法を用いたPaclitaxel誘発性末梢神経障害予防による治療期間延長の可能性．癌と化学療法2022；49（11）：1241-1245.
3）Smith EM, et al. Effect of duloxetine on pain, function, and quality of life among patients with chemotherapy-induced painful peripheral neuropathy：a randomized clinical trial. *JAMA* 2013；309：1359-67.
4）伊東久勝，服部瑞樹，堀川英世 他：遷延性術後痛の対策．日本ペインクリニック学会誌2018；25（4）：231-237.

その他❶
臓器機能の低下（腎機能・肝機能の低下）

ポイント
- 腎機能･肝機能の低下は､薬剤の代謝･排泄を遷延させる可能性がある
- 原因と、現在使用している薬剤の代謝・排泄経路を考慮し、必要時は減量や中止を検討する

特徴

- がんの進行や合併症、がん治療の副作用などにより臓器機能が低下することがある。これにより、オピオイド鎮痛薬をはじめとする薬物の代謝や排泄が遅延し、副作用が増強することがある。
- 終末期や在宅医療の現場では、頻回に採血できないことも多いので、全身状態をみながらアセスメントを行い、適切な対応をすることが求められる。
- 原因によっては、適切な治療を行うことで改善する病態もあるので見逃さない。臓器機能低下による影響を受ける薬剤は、投与量の調整や中止も検討する。
- 終末期の患者においては、臓器機能低下が不可逆的なことも多い。患者・家族と症状緩和治療の目標と希望を確認し、症状緩和に努めることも重要である。

原因の鑑別と診断

[腎機能障害]

- **症状**：尿量の低下、尿性状の異常（血尿、膿尿など）、浮腫や胸・腹水、亜急性に出現した高血圧、下腹部の緊満を確認する。
- **検査**：血液検査でのクレアチニンの上昇や電解質異常、尿検査での尿タンパク・尿糖の出現、画像検査で水腎症や腎臓の萎縮・腫大や膀胱内の尿貯留を確認する。
- **診断**：腎不全の原因がどこに起きているかによって腎前性、腎性、腎後性の3つに分けられる（下表参照）。

腎前性腎不全	・脱水、大量出血、心不全、重症感染症（敗血症）などが原因となる
腎性腎不全	・腎臓そのものに原因がある場合が多い ・急性腎炎や急性間質性腎炎の他、医療行為に関連したもの（手術、抗菌薬、造影剤、薬剤）も多い
腎後性腎不全	・尿が腎臓を出た後に原因があるもの ・腫瘍による尿路閉塞、脊髄圧迫に伴う膀胱直腸障害、前立腺肥大、泌尿器・婦人科系の腫瘍などが原因と考えられる

- 発生時期によって急性腎不全と慢性腎不全に分けられる。
  ★急性腎不全は適切な治療によって腎機能が回復する可能性もある。

[肝機能障害]

- **症状**：進行すると、全身倦怠感・食欲低下・悪心・黄疸・皮膚のかゆみ・腹水・全身の

浮腫・羽ばたき振戦などが出現する。

★初期には自覚症状がほとんどないため、血液検査などで指摘されることが多い。

- **検査**：血液検査で肝機能・ビリルビン・アンモニアの上昇を、画像検査で肝腫瘍・閉塞性黄疸などを確認する。
- **診断**：B型・C型肝炎ウイルスによる肝炎、アルコールの長期摂取によるアルコール性肝障害、薬剤の服用によって起こる薬物性肝障害、自己免疫の異常による自己免疫性肝炎、肥満に伴う肝炎など、原因はさまざまである。

対処法

[腎機能障害]

- 膀胱直腸障害や前立腺肥大症に伴う尿閉、尿管カテーテル・腎瘻の閉塞は、処置により改善が期待できるため、見逃さないように注意する。

★これらを疑う場合は、血液検査や画像検査を行って原因を調べ、必要に応じて専門家へコンサルトする。

❶薬剤投与量の調節

- 腎障害を起こす薬剤を減量・中止する。抗がん薬や鎮痛薬の頻度が多い。特にNSAIDs(ロキソニン®、セレコックス®、ボルタレン®、ナイキサン®など)は緩和領域では使用頻度が高く、見逃さないように注意する。

★NSAIDsによる急性腎障害は、早期の薬剤中止によって回復することが多い。

- 代謝産物の蓄積を考慮する鎮痛薬を減量もしくは変更する(下表参照)。

モルヒネ、コデイン コデインは代謝されてモルヒネに変換されるため同様	・腎機能障害があると、代謝物質M3GとM6Gが排泄されず蓄積するため、傾眠・呼吸抑制・せん妄などが出現しやすくなるため、腎機能障害患者への使用は注意が必要 ・予後が非常に限られている場合は、益と害を十分検討して、益が上回る場合に少量から使用する
トラマドール、ヒドロモルフォン、オキシコドン	・中等度以上の腎機能障害では血中濃度が上昇するため注意が必要
フェンタニル・メサドン・タペンタドール	・腎機能障害患者にも比較的安全に使用できる ・血液検査で腎機能を見ながら用量調整を行うのが望ましい
鎮痛補助薬(プレガバリンなど)	・腎障害によって代謝の影響を受けるため、用量調整が必要となる

- 腎機能障害がある患者の場合、鎮痛薬の選択に留意する。

★NSAIDsは使用を控え、アセトアミノフェンへ変更する。
★オピオイド鎮痛薬使用時は、腎機能障害時でも安全に使用できるフェンタニルなどへ変更する。
★他剤への変更が難しい場合は、痛みの評価を行いながら10〜20%ずつ減量する。

❷透析中の患者への対応

- 急性腎障害の場合、NSAIDsではさらに腎機能が悪化するので中止する。

★維持透析(腎機能の改善が見込めない)の場合でも、残存する腎機能をさらに悪化させるため、予後や全身状態、使用の必要性を十分に検討する。

●オピオイド鎮痛薬のうち、フェンタニルとメサドンは投与量調節の必要はなく、比較的安全に使用できる。

★他のオピオイドは代謝産物が蓄積したり、血中濃度が上昇したり、血液透析により一部除去されるため使用しないことが望ましい。

［ 肝機能障害 ］

●閉塞性黄疸に伴う肝機能障害やウイルス性肝炎は、適切な治療や処置により改善することも多い。

★疑う場合は、血液検査や画像検査を行って原因を調べ、必要に応じて専門家へのコンサルトを行う。

●肝機能障害を起こす薬剤を減量・中止する（**下表**参照）。抗がん薬や鎮痛薬の頻度が高い。

アセトアミノフェン 鎮痛薬として用いられることも多いので注意	・アルコール多飲者、低栄養状態、絶食、脱水の際に併用すると肝機能障害が起こりやすい ・もともと肝機能障害がある場合は重篤化の恐れがある ・定期的に採血検査を行い、急速に肝機能が悪化する場合は、いったん使用を中止する ・肝硬変や重篤な肝不全がある場合はなるべく使用を避ける
オピオイド鎮痛薬	・モルヒネ、ヒドロモルフォン、オキシコドン、フェンタニル、コデイン、トラマドール、メサドン、タペンタドールはほとんどが肝臓で代謝される。肝機能障害時には代謝能が減少する ・肝機能障害時には、投与量の減量あるいは投与間隔を延長して、薬物の代謝を防止する ・軽度の肝機能障害であれば基本的に用量変更は必要ないが、重度の肝機能障害がある場合は開始量を通常より少なめ（1/2〜1/4）にして時間をかけて増量を行う

ケアのポイント

●新たに出現した身体症状を見逃さず、臓器機能低下を疑うことが重要である。適切な処置や治療により改善が見込まれることもあるので、必要に応じて専門家にコンサルトし、改善を試みる。臓器機能の低下による薬剤の影響を考え、必要に応じて投与量の変更や中止も検討する。

●終末期の患者では、臓器機能低下が改善されないことも多い。患者、家族の症状緩和治療の希望や目標を確認すると同時に、予後予測や苦痛の程度を判断して、症状緩和に努めることも重要である。

（竹田雄馬）

ポイント

- 鎮痛薬の投与経路や剤形の変更が必要になることが多い
- 患者の状態や心理面も考慮しながら対応していく必要がある

その他❷

経口摂取困難になった場合

特徴

- がんによる症状、がん治療の副作用、がん以外の合併症により経口摂取ができなくなることがある。
  - ★原因によっては、適切な治療を行い再度内服ができるようになることもあるが、内服薬を継続できなくなり、投与経路の変更が必要になることも多い。
- 薬剤によっては、内服できなくなると離脱症候群をきたすものもあるので注意する。
- 経口摂取ができなくなることは、心理的苦痛やスピリチュアルペインにつながることも多いので、患者・家族の心理的負担も考慮しながら対応を行う。

原因の鑑別と今後の見とおし

- 経口摂取ができなくなったとき、疼痛マネジメントで最初に行うべきなのは「経口摂取できない原因」と「それが可逆的か」「予後はどれくらいか」のアセスメントである。
- 本人や家族への病歴聴取、意識や嚥下・消化管機能、便秘などに着目した身体診察、これまでの経過や採血検査・画像検査などの確認、内服薬の確認などを行い、医師と情報共有して、経口摂取できない原因を鑑別する（下表参照）。

がんによって生じるもの	悪心（脳転移、高カルシウム血症、腹水、悪性消化管閉塞、がん性髄膜炎など） 消化管障害（がんによる消化管狭窄、蠕動低下、消化管出血、穿孔など） 嚥下障害（反回神経麻痺など） 全身状態の低下	
がん治療に伴うもの	抗がん薬・放射線照射による悪心や粘膜炎など	
がん以外によるもの	せん妄 薬剤（オピオイド鎮痛薬、抗うつ薬） 認知症 感染・肝不全・腎不全による意識障害 低血糖	うつ 電解質異常 薬剤性パーキンソニズム 便秘など

対処法

［ 投与経路「変更直前」の状況確認 ］

- 「症状緩和は良好だったか」「薬剤の副作用」「レスキュー薬の利用状況」「定時投与の鎖痛剤の最終内服状況」「離脱症候群の有無」を確認する。

● オピオイド鎮痛薬や鎮痛補助薬の場合、急に薬物の投与が中断されると、離脱症候群が出現することがある。

★オピオイド鎮痛薬の場合、下痢・鼻漏・発汗・身震いを含む自律神経症状と、興奮やせん妄などの中枢神経症状がみられる。倦怠感や異常感覚、「身の置きどころのなさ」などと表現されることもある。

★離脱症状に伴う退薬症状は、突然現れた強い苦痛として患者や医療者を悩ませることがある。常にこのことを念頭に置いて薬剤使用状況と症候群の確認を行い、すみやかに適切な経路と量で、オピオイド鎮痛薬を投与することが重要である。

● 安定して内服できていたときの症状の程度や副作用、レスキュー薬の回数から、新規薬剤の種類と量を決定する。現在の症状の様子や、最終内服状況、退薬症状の有無から、新規薬剤の開始時間を決定する。

[投与経路選択、オピオイドの種類選択のための評価]

● 経口以外の経路からの投与が可能な剤形には、貼付剤、坐剤、口腔粘膜吸収剤、注射剤などがある。オピオイドの種類を変更する必要があることも多い（**下表**参照）。

種類	各剤形の特徴と制限	選択可能なオピオイド
貼付剤	● 血中濃度の立ち上がりが遅い ● 剥離による痛みの悪化の可能性がある ● 吸収率に個人差があり、皮膚の状況にも影響される	フェンタニル（定時）
坐剤	● 下痢や肛門病変、人工肛門では使用不可 ● 体位変換が自立できない場合は負担が大きい	モルヒネ（定時・レスキュー）
口腔粘膜吸収剤	● 著明な口腔乾燥や汚染などで吸収不良となる ● 回数や間隔制限などがあり、認知機能が不良な患者では自己管理が困難	フェンタニル（レスキュー）
注射剤（静脈内）	● 拘束感が強く転倒や自己抜去の可能性がある	モルヒネ、オキシコドン、フェンタニル・ヒドロモルフォン（定時・レスキュー）
注射剤（皮下）	● 静脈注射ほど拘束感は強くなく、自己抜去時のリスクも少ない ● 流量に制限がある（最大1mL/時まで） ● 広範な皮膚病変や血小板減少がある患者では実施困難	

● 各剤形には、すべての種類のオピオイド製剤が用意されているわけではないので、必要であれば薬剤の変更を行う。

★経口摂取ができなくなるときは、痛みが増強していたり、新たに呼吸困難などの症状が出現していたり、オピオイドの副作用として悪心・嘔吐や眠気が生じていたりする可能性もある。

[投与量の決定]

● 投与経路を変更する際は、変更前のオピオイド鎮痛薬投与量を基準に、疼痛マネジメントの状況、吸収環境を考慮して、換算のめやすを参考に投与量を設定する（**下表**参照）。

経口・経皮から注射に切り替えるとき	● 注射のほうが吸収されやすいため、80%用量～等換算で開始 ● 数時間おきに痛みの状況をみて投与量を調整
経口から経皮に切り替えるとき	● 経皮吸収剤の立ち上がりは15時間以上かかるため、最終内服時間に重ねて経皮吸収剤を開始することが望ましい ● レスキュー薬も、坐剤にするのか、口腔粘膜吸収剤にするのか、注射にするのか、患者の状況に応じて決定する

ケアのポイント

- 改善可能な病態があれば、治療を行いつつ、「いつから飲めなくなったのか」「それがすぐ戻るのか」「しばらく戻らないのか」「患者が亡くなるまで続くのか」の見とおしをつけていく。
- 経口摂取ができなくなることは、精神的苦痛やスピリチュアルペインにつながることも多い。乾燥予防や口腔ケア、味覚を楽しむなどのケアの工夫とともに、患者や家族の心理的負担も考慮して声かけを行う。

エキスパートからのアドバイス

＊投与経路の変更は、最終内服時間を確認したうえで行う。
＊在宅療養では、独居の場合や、介護者が内服状況を把握していない場合も多いため、残薬の状況から最終内服時間を推測する必要もある。
＊内服中断時間が長い場合は、離脱症候群になることもあるので注意する。

臨床でのエピソード　内服薬から貼付薬への変更時には…

肺がん・骨転移がある88歳女性。在宅医療導入となり、背部痛に対して、オキシコドン徐放カプセル20mg 2錠分2（朝夕）で内服していた。

徐々に全身状態が低下し、内服が困難となった。そのため、朝8時にフェンタニルテープ2mgを貼付し、オキシコドン徐放カプセルを最終内服とし、レスキュー薬はアンペック®坐剤10mg/回へと変更した。変更後も疼痛は落ち着いていて、家族に囲まれながら最期まで自宅で過ごすことができた。

貼付剤は、血中濃度の立ち上がりまで時間がかかることが多いため、最終内服時間を確認したうえで貼付時間を決める必要がある。最終内服時間から時間が経過している場合には、貼付薬の効果が得られるまではレスキューを積極的に使うようにする。

（竹田雄馬）

その他❸

皮下注射・貼付剤による皮膚トラブル

ポイント

- 皮膚状態を毎回観察し、異常の早期発見に努める

[皮下注射]

- 皮膚の下の脂肪層に薬液（薬剤）を入れるため、侵襲が少なく、安全で簡便な方法である。
- 皮下注射は、在宅療養中や、疼痛マネジメントが不十分な場合、急速な用量の調整を必要とする場合などに選択される。
- 皮下注射のメリットとデメリットについては下表を参照のこと。

メリット	● 皮下には血管や神経終末がほとんどないため、強い痛みを伴うことが少ない ● 筋肉内投与より、ゆっくり安定して吸収される ● PCAポンプを利用すれば、経口投与より迅速に痛みに応じた投与量の変更が可能となる ● 静注よりも管理しやすく、患者の活動を制限しない
デメリット（生じうる問題）	● 投与できる薬物量に限界がある（輸液量が多い場合には不向き） ● 局所的な注射部位反応が生じうる ★刺入部周辺の皮膚の発赤、ピリピリとした痛み、腫れの有無を観察する ● 在宅などでは、点滴ラインの扱いが難しいことがある ★更衣などへの配慮が必要となる

[貼付剤（TTS）]

- 貼った部分だけでなく全身に影響を及ぼす経皮吸収剤（TTS）の1つである。
  ★オピオイド鎮痛薬として、フェンタニル貼付剤が用いられる。
- TTSは、貼付部位から皮膚を通じて薬効成分を血流に乗せて全身作用を得るため、肝臓の初回通過効果を受けない。
- TTSのメリットとデメリットについては下表を参照のこと。

メリット	● 一定の速度で持続的に薬物が体に吸収され、血中濃度を保ちやすいため、持続する痛みへの有効性が期待できる ● 小児や嚥下障害、認知症など経口投与が難しい患者に有用である ● 副作用出現時、薬を剥がせばすぐに投与を中止できる ★剥がしても、ただちに血中濃度が低下するわけではない点に注意 ● 経口剤に比べて胃や腸への負担が少ない
デメリット（生じうる問題）	● 皮膚への刺激性があり、皮膚障害が生じることがある ★貼付している部位の皮膚の発赤、丘疹、痛み（瘙痒感）、腫脹の有無、貼り方や剥がし方を確認する ● ぴったりと皮膚に貼らないと、十分な効果が得られない ● 急速に投与量を調整することができない（すみやかな薬剤量の調整が必要な場合は不向き）

対処法とケアのポイント

[皮下注射]

- 瘙痒感や紅斑、硬結などの皮膚の異常がみられた場合、いったん注射を中止し、呼吸困難などのアレルギー症状の有無を観察する。
  ★アレルギーを疑う場合は、ただちに医師に報告し、注射を継続するか、どう対処するかを相談する。
- 局所的な注射部位反応と考えられる場合は、別の場所に針を刺し替え、再開する。
  ★多くは注射部位のローテーションによって軽減できるため、注射部位は毎回変えるとよい。
- 針先が動くと、皮膚の浅い部分に薬液が入り、硬結などが起きやすくなる。固定を十分に行うこと、定期的に観察し、固定がゆるくなったら再度やり直すことも必要である。
  ★テープを剥がす刺激で皮膚炎を起こさないよう留意する。
- 皮膚の反応は、通常1週間程度で軽快することが多い。患者や家族に説明し、過度な心配をしないよう配慮するとともに、定期的に皮膚の観察を行う。
  ★瘙痒感が強い場合は、抗アレルギー薬などの薬剤の使用を確認するとともに、掻き傷をつくらないような具体的な対応を、患者や家族と相談することが大切である。

■ 貼付剤の刺激による皮膚障害

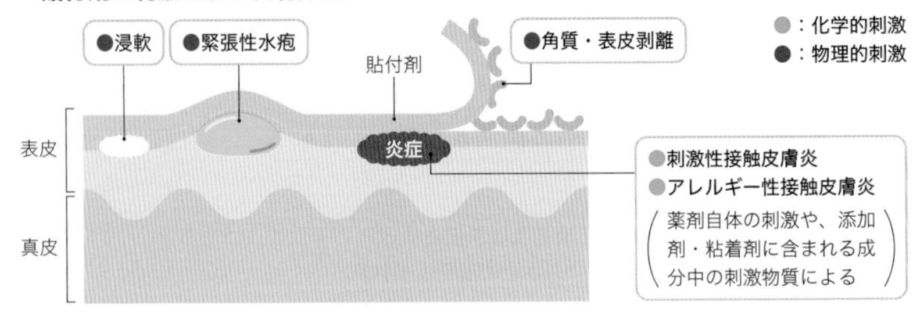

[貼付剤]

- 貼付部位に皮膚の発赤・丘疹・痛み(瘙痒感)がみられた場合、剥がした後1～2 日で消失・軽減することが多いことを患者・家族に説明する。
  ★その際には、皮膚を定期的に観察するよう伝える。
- 発赤などの皮膚トラブルや瘙痒感がみられる場合は、別の部位に貼り替えるとともに、症状があったことを必ず医療者に報告してもらう。
- 入院中以外は、患者や家族の自己管理が重要となる。今後予測される経過や受診が必要なめやすを説明する。
  ★皮膚の痛みや瘙痒感が強い場合、軽減するための薬剤を使用するか医師に相談し、自宅で対応できるよう配慮する。
- 接触皮膚炎を予防するための指導が大切である。
  ★保湿などのスキンケア、「毎回同じ場所に貼らない」ことなどを指導する。

- 基本的に貼ったままでも入浴可能だが、フェンタニル製剤の場合は熱により吸収量が増加するため、長風呂や高い湯温での入浴、サウナなどは控えるよう説明する。
  ★再貼付可能な薬剤は、いったん外し、入浴後に時間をあけず貼り直してもらってもよい。
- 使用済の貼付剤を廃棄する場合にも注意が必要である。
  ★入院中は必ず回収する。在宅の場合、子どもの手に届かないよう密封して廃棄するのが望ましい。

エキスパートからのアドバイス

＊貼付剤の場合、薬剤成分だけではなく、貼り替えによる刺激も皮膚炎につながる。貼り方・剥がし方にも十分に気を配る。

＊接触性皮膚炎を予防するためには、貼付部位をずらして貼ること、皮膚の保清と保湿を図ること、こすれやすい部位（ウエストラインやブラジャーの当たる場所など）を避けて使用することなどが効果的である。

■決められた範囲内で貼る場所を変える

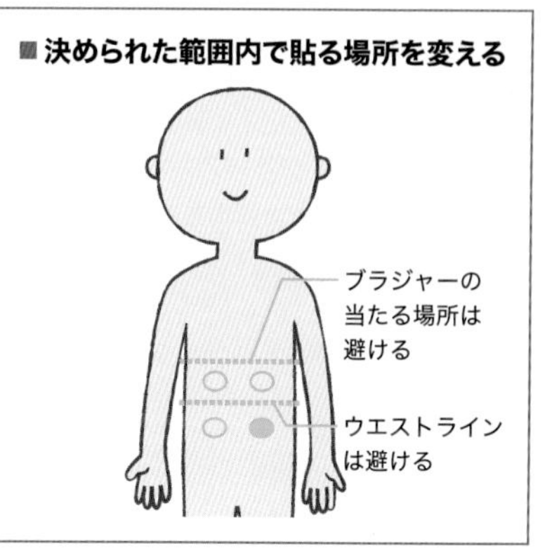

（熊谷靖代）

その他④
オピオイド鎮痛薬への強い抵抗感

ポイント
- ほとんどの患者は、オピオイド鎮痛薬を使用したくないと思っている
- 医療者が麻薬に対する偏見をなくすよう努力する
- 投与目的を患者が理解できるように説明する

「抵抗感の理由」に沿って対応する

- 患者に、なぜ、オピオイド鎮痛薬への抵抗があるのか聞いてみる。
  ★「どうして飲みたくないのですか？　理由を教えてください」などと直接的な言葉で問いかけるとよい。
- 抵抗感の理由はさまざまあるが、代表例と対応を下表にまとめる。

主な理由	対応
そんなに痛くない	●医療者の思い込み（医療者が思っているほど痛くない）で処方している場合は投与を中止する ★医療者が思っているほど痛くない場合もある
我慢できる	●「どのくらい痛いのか」を評価する
今飲むと、もっと痛くなったときに効く薬がなくなる	●鎮痛薬の種類や投与量は調整できることを説明する ●痛みが強くなってから飲むほうが、効き目が弱いことを説明する
病気に負けた気がする	●患者の気持ちに寄り添い、時間をかけて誤解を解く
何かわからないが、怖い	●鎮痛効果などの説明は、できるだけポジティブなイメージをもてるようにする
麻薬中毒になるかもしれない	●患者がもっている「麻薬中毒のイメージ」を確認し、そのイメージに対応した説明をする
寿命が短くなる	●オピオイド鎮痛薬によって寿命が短くなることは、医療事故以外では起こらないことを説明する
過去に親族や知人が副作用で苦しんだように思う	●状況を詳細に聴取し、誤解であれば説明する ★その記憶が昔（2000年より前）のものであれば、現在の医療レベルではオピオイド鎮痛薬の種類も多く、薬が合わない場合でも、別の薬があることを説明する ★今の患者の状態では同様の副作用が起こらない場合は、そのように説明する

説明のポイント

[医療用麻薬に関する説明]

- オピオイド鎮痛薬に関する誤解は、「医療用麻薬」と「大麻、覚せい剤、違法ドラッグ」の区別がついていないことから生じていることが多いように感じる。

●「医療用麻薬」はあくまで法律用語であり、医療では「オピオイドまたは鎮痛薬」と認識されていること、大麻・覚せい剤・違法ドラッグとは薬理作用がまったく異なっていることを説明する（**下表**参照）。

エキスパートからのアドバイス

＊患者・家族に説明するときは、「激しい痛みのある人の体内では、ドパミン（快楽物質）の放出を抑える物質が常に放出されているため、中毒にはならない」ことをわかりやすく伝えるとよい。
＊オピオイド鎮痛薬と大麻・覚せい剤・違法ドラッグの違いについては**下表**を参照のこと。

医療用麻薬	大麻、覚せい剤、違法ドラッグ
●「麻薬及び向精神薬取締法」により、医療用に使用が許可されている麻薬 ●乱用されれば保健衛生上の重大な危害を生じるおそれがあることから、その使用や管理は法令により厳格に規定されており、その取り扱いには十分な知識と注意が必要となる ●**代表的なもの**：モルヒネ、オキシコドン、フェンタニル、タペンタドール、メサドンなど	●麻薬及び向精神薬取締法などにより、使用や所持、譲渡、譲受、製造、輸出、輸入などが禁止されている ●非合法的に販売され、一時的な快楽のため、不正に使用されることがある ●**代表的なもの**：ヘロイン、コカイン、MDMA、LSD、覚せい剤、大麻など

緩和ケアコンソーシアム：緩和ケアについて．https://www.toutu.jp/palliative/（2023.7.24 アクセス）．より引用

［ 投与開始前の説明と態度 ］

●オピオイド鎮痛薬が必要な理由を患者と共有する。

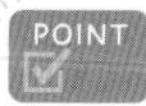

●「痛みが緩和されたら、どんなことがしたいか？」「痛みがあることで、困っていることは何か？」を聞く。

●オピオイド鎮痛薬の用法を説明する。

POINT
●患者の生活習慣に応じた服用タイミングを考える。

●オピオイド鎮痛薬の期待される効果について説明する。

POINT
●具体的に説明する。
●**例**：「夜、眠りやすくなる」「散歩に行くことができる」「仕事を再開できる」など。

●最後にオピオイド鎮痛薬についての不安を確認する。

POINT
●「副作用が不安」という患者に対しては、対応策があることを説明する。
●「知識不足が原因の不安」であれば、患者の知りたいことを尋ねる。
●「オピオイド鎮痛薬への誤解」から生じる不安であれば、正しい説明を行う。

●不安が解消できるように努力する。

POINT
●身体症状だけでなく、生活全般に関する「痛みで困っていること」を一緒に考える。

（岡本禎晃）

その他⑤

経済的・社会的な理由がある場合

ポイント

- 「薬剤が高価であること」が服薬アドヒアランスにかかわることもある
- 認知機能低下が問題となる場合もある

患者の背景と問題点

- がん医療において、新規治療薬が次々と使用できるようになっている。その反面、抗がん薬の薬価をはじめとする医療費は高騰している。
- 患者の高齢化に伴い、がんとともに併存症を持つ患者が多く、複数の医療機関に受診していることからポリファーマシーとなり、医療費負担が増加している。
- 時に、薬剤費を抑えるために、オピオイド鎮痛薬を自己中断したり、痛みがあるのに増量を拒否したりするなどして、疼痛マネジメントが不良となってしまうケースがある。
  - ★強オピオイド鎮痛薬は、非オピオイド鎮痛薬より高価である。便秘などの副作用対策の薬剤を併用する必要もあるため、患者の費用負担はさらに増えてしまう。
- 独居や高齢者の場合、合併症・併存症によるポリファーマシーを背景に、薬剤管理の観点から疼痛マネジメントが難しくなってしまうこともある。
  - ★**例**：レスキュー薬をうまく使用できない、多数の薬剤の中での鎮痛薬をうまく区別できないなど。
- 認知機能の問題がある場合は、オピオイド鎮痛薬を含む薬剤の誤用による重篤な有害事象の発生の懸念がある。

対応方法

- 普段の診療時から、認知機能や家族や介護者の有無、地域のリソース（訪問看護・介護）の利用状況などの情報を収集しておく。
- 家族による本人のサポートが難しい場合は、治療初期から地域との医療連携を強化し、担当のケアマネジャー、ソーシャルワーカー（MSW）を決め、かかりつけ医や訪問看護、全身状態などに応じて訪問診療の導入を早めに行う。
  - ★介護保険の申請についても、該当する場合は手続きを行うよう患者・家族に促す。
- 患者・家族が、医療費の支払いに不安を感じていると、がん治療の継続・疼痛治療に影響が出てしまう恐れがあるため、利用できる制度や相談窓口について案内する。
  - ★**例**：厚生労働省の高額療養費制度や地方自治体独自の医療費助成制度などの利用手続き、がん診療連携拠点病院のがん相談支援センター、自治体の専用窓口、加入している健康保険組合で相談できることを案内する。
- 適応がある場合には、力価が高いわりに安価なオピオイド鎮痛薬（メサドン）の使用を検討する。
  - ★メサドンの適応・処方については、専門家（緩和ケアチームなど）に相談する。

● 薬物療法だけではなく、非薬物療法の適応を検討する。

★膵がんによる上腹部痛に対する腹腔神経叢ブロック、骨転移に対する緩和照射や椎体形成術（骨セメント）、動脈塞栓術など。

エキスパートからのアドバイス

＊参考までに、代表的なオピオイド鎮痛薬の薬価（2023年4月改定のもの）をまとめる。

経口モルヒネ60mgに対する1日薬価	薬剤製品名	用法・用量（錠数）	1日当たりの薬価
	MSコンチン®錠 30mg	1日2回（2錠）	1427
	モルヒネ塩酸塩水和物徐放顆粒分包 30mg	1日2回（2包）	1056.6
	MSツワイスロン®カプセル 30mg	1日2回（2カプセル）	1264.8
	パシーフ®カプセル 60mg	1日1回（1カプセル）	1341.9
	モルヒネ塩酸錠 10mg	1日6回（6錠）	768.6
	ナルサス®錠 12mg	1日1回（1錠）	990.2
	オキシコンチン®TR錠 20mg	1日2回（2錠）	867.4
	オキシコドン徐放錠NX 20mg	1日2回（2錠）	637
	オキシコドン徐放カプセル 20mg	1日2回（2錠）	637
	デュロテップ®MTパッチ 4.2mg	1枚/3日（1/3枚）	956.1
	ラフェンタテープ 2.75mg	1枚/3日（1/3枚）	733.1
	フェンタニル3日用テープ 4.2mg	1枚/3日（1/3枚）	711.2
	ワンデュロ®パッチ 1.7mg	1日1回（1枚）	926.4
	フェンタニル1日用テープ 1.7mg	1日1回（1枚）	475.7
	フェントス®テープ 2mg	1日1回（1枚）	957.2
	フェンタニルクエン酸塩1日用テープ 2mg	1日1回（1枚）	459
	タペンタ®錠 100mg	1日2回（2錠）	798

（荒川さやか）

その他⑥
がん患者の非がんの痛み

ポイント

- がん病巣と合致しない部位の痛みがあったら、MPSを疑っていねいな診察・アセスメントを行う

特徴

- がん患者が訴える痛みはがんによる痛み、がん治療に伴う痛み、がんや治療とは関係ない痛みに分類される。
- がんや治療とは関係ない痛みは、筋骨格系由来のもの(筋筋膜性疼痛：MPS)が多く、しばしばがんや治療による痛みと間違われたり、見過ごされたりする。
  ★MPSは、姿勢の歪み、偏った体勢や臥床が原因となりやすく、がん患者はこれらのリスクが高い。
- がん治療の副作用や、非がん性の病態が原因の痛みをがん疼痛と誤診して治療すると、痛みが改善しないばかりか、有害事象が発生し、アウトカム悪化につながることもある。

MPS（筋筋膜性疼痛）を疑ったアセスメント

- がん患者は、姿勢の変化や体位の固定をきたす状況が非常に多く、身体の様々な筋肉が過緊張・過伸展状態になりやすい。
  ★例：術中・術後に強いられる体位、術後の体構造の前後左右アンバランス(片側の乳房切除術)、医療機器の接続(静脈ラインやドレナージチューブなど)による身体運動制限、全身状態不良による長期臥床など。
- がん病変と位置が一致しない場所の痛みを訴える場合や、「全身あちこち痛い」という訴えを聞いたらMPSの存在を疑ってアセスメントを行う。
  ★身体診察と合わせて、がん病変の部位と過去の治療歴、現在使用している医療デバイスの有無、全身状態を把握して痛みの原因を推測する。
  ★多発する筋肉の痛みを呈する疾患として、線維筋痛症、リウマチ性多発筋痛症、皮膚筋炎などの膠原病などが鑑別に挙がることがある。
  ★免疫チェックポイント阻害薬投与後、このような症状が出現することもある(免疫関連有害事象)。
- MPSは、頸部(僧帽筋)、背部(脊柱起立筋、菱形筋、大円筋、肩甲下筋)、腰部(腰方形筋)、殿部(殿筋群)といった体の背側に多く見られる。
- MPSの診断には、筋肉内の硬結や索状物と一致する強い圧痛が特徴的である。

引用文献
1) Rivers WE, Garrigues D, Graciosa J, et al. Signs and Symptoms of Myofascial Pain：An International Survey of Pain Management Providers and Proposed Preliminary Set of Diagnostic Criteria. *Pain Med* 2015；16(9)：1794–805.
2) Fernández-de-las-Peñas C, Dommerholt J. International consensus on diagnostic criteria and clinical considerations of myofascial trigger points：A delphi study. *Pain Med* 2018；19(1)：142–50.

MPSの診断基準

Riversらの診断基準[1]	Fernándezの診断基準[2]
〈必須基準〉以下の2項目を満たす。	以下のうち2項目を満たす。
触診で圧痛点（トリガーポイント）を認める。関連痛の有無は問わない。	索状物の存在
圧痛点を圧迫した際に患者の訴える痛みが再現される。	過敏な圧痛点
〈参考基準〉以下のうち少なくとも3項目を満たす。	関連痛
筋固縮または筋攣縮を認める。	
圧痛点を持つ筋肉に関連した関節の可動域制限がある。	
ストレスにより痛みが悪化する。	
圧痛点に索状物または結節を触れる。	

MPSへの対処法

- 一般的に、MPSには鎮痛薬が効きにくい。
- 痛み軽減のための治療的アプローチが、がん疼痛とは異なるため、MPSを適切に診断することが大事である。
  - ★MPSの治療を行うことで無効な鎮痛薬増量を回避し、鎮痛薬の副作用を軽減することもできる。
- MPSの主たる治療法は、トリガーポイント注射（TPI）である。
  - ★TPI：筋肉内の圧痛を伴う索状物に、少量（1〜3mL）の生理食塩水や局所麻酔薬（1%リドカイン注など）を注射する方法。奏効するとすみやかに硬結が消失し、圧痛が軽快する。
- TPIを行う際は、事前にTPI実施部位の近くに腫瘍がないことを確認しておくことが大切である。
  - ★るい痩や出血傾向のある患者の場合、気胸や出血などの合併症には十分に注意する。

ケアのポイント

- TPIに加えて非薬物療法を集学的に行うこと、日常生活指導を行うことが必要となる。
  - ★日常生活において筋肉の過緊張や過伸展をきたす動作や姿勢はないか聴取し、MPSの原因となる体動制限（寝具や椅子、机、履物など）に関する指導を行う。
- 非薬物療法には、温熱療法、電気刺激療法、理学療法（筋膜リリース、ストレッチ、マッサージ）、鍼灸治療などが含まれる。
  - ★医療者だけでなく患者や家族が参加できるマッサージや温熱療法について話し合う。
- 治療やケアを通じて看護師、理学療法士や作業療法士、鍼灸師、家族や介護者など医師以外の多くの人が患者の痛みの緩和に参加できるようになるメリットもある。

（石木寛人）

疼痛緩和の非薬物療法❶

放射線治療

ポイント

- 薬物治療では除痛困難な骨転移痛、神経圧迫・消化管圧迫による痛みに対して行われる
- 個々の患者の病状や全身状態などを考慮したうえで、適切な方法で実施する

治療の概要

- 放射線治療では、放射線照射によって一時的に腫瘍を縮小させたり、腫瘍の増大を食い止めたりすることで症状を緩和させる。
- 長期生存を目的とした、腫瘍の局所制御までの目標設定も可能である。

[選択される場面]

- 有痛性骨転移の治療に選択される。
  - ★骨転移痛は、オピオイド鎮痛薬の効果が限定的で、薬剤のみでの疼痛マネジメントが難しい場合が多い。
  - ★治療目的は、疼痛緩和、骨折予防、脊髄圧迫による神経麻痺の予防・改善である。
- 脳転移による頭痛、腫瘍による神経や消化管の圧迫に伴う痛みなど、腫瘍縮小によって病態改善が期待される場合にも使用される。

主な方法とケア

- 高エネルギー放射線治療(リニアック)に加えて、ガンマナイフ、サイバーナイフなどの装置による外照射が行われている。
- 特殊な機能を付加して放射線の集中性を高めた定位放射線治療(SRT)や、強度変調放射線治療(IMRT)などもある。
  - ★多方向から腫瘍に放射線を照射するのがSRT(定位放射線治療)、腫瘍の形に合わせて強度を変えた放射線を集中的に照射するのがIMRT(強度変調放射線治療)である。

[適応]

- 有痛性骨転移、放射線照射による腫瘍の縮小によって、病態改善が期待される場合に適応となる。
- 数分〜数十分間、一定の体位(照射体位)を保持できることが求められる。
- 除痛効果は、照射開始後2週間程度から出現し、4〜8週間で最大になると考えられている。このため、2〜4週間を超える予後が期待されない患者は、適応とならない可能性がある。

[方法]

- **標準的な方法**：30Gy/10回照射
- **鎮痛に伴う機能改善目的の場合**：20Gy/5回、8Gy単回照射とほぼ同等とされる。
  - ★副作用の現れ方や疼痛再燃率、骨折リスク、局所制御なども検討する必要があるので、患者・家族と主治医や放射線科医とでよく相談する。

[ポイント]

- 有痛性骨転移に対する疼痛緩和率は60～70%、疼痛消失率は20～30%とされる。
- 疼痛緩和効果の持続期間は5～6か月が目安である。
- 予後や前回照射線量によっては再照射も可能である。
- 治療開始後数日以内に、一過性に痛みが増強すること(フレア現象)がある。
  - ★フレア現象に対しては、デキサメタゾン予防投与の有効性が知られている。
  - ★照射開始後の疼痛増強は、フレア現象以外だと骨転移部位の微小骨折など、照射と関連のない新規イベントの可能性もあるので注意する。
- 全身状態不良で予後が数日～数週間の場合は、せん妄など予期せぬ合併症が出現することもあるため、注意を要する。
- 施行中～施行後、徐々に痛みが改善し、それまで投与していたオピオイドなどの鎮痛薬が、相対的に過量になることがある。このため、施行中から痛みの状況、眠気、呼吸数などをよく観察し、適宜鎮痛薬を漸減していく必要がある。

[照射体位を保持するための工夫]

- 体位保持で痛みが増悪する患者の場合は、照射30～60分前にNSAIDsやアセトアミノフェン、オピオイドレスキューなどを予防的に使用する。
  - ★体位保持のために、照射期間のみ調節性が高く、レスキュー効果発現時間の速い経静脈的オピオイド投与法に変更したり、神経ブロックを併用したりすることもある。
- 乳房照射時の上肢挙上や、腸腰筋照射時の股・膝関節伸展など、体位保持で痛みが増悪しやすい病態を把握しておき、照射計画が始まる前から鎮痛対応法を相談しておくとよい。
- 照射の時間帯も、鎮痛薬が十分に効いていて、患者の調子がいい時間帯など配慮する。

エキスパートからのアドバイス

＊ストロンチウムを用いた非密封小線源治療は、体内に入った放射性同位元素が、病巣に集積することで放射線照射を行う治療法である。

＊乳がんや前立腺がんなどの骨病変を対象に、注射液を静脈内投与する数分の処置で終了し、数か月の鎮痛効果が期待できる。

＊現在、この注射液(メタストロン®注)は製造上の問題から販売停止となっており、製造再開の見込みは立っていない。

(木内大佑)

疼痛緩和の非薬物療法❷

神経ブロック

ポイント

- オピオイド鎮痛薬などの薬物治療では十分な疼痛緩和が得られない場合に行われる
- 局所鎮痛であり、比較的すみやかに効果が現れる

治療の概要

- 局所麻酔薬やアルコールなどの神経破壊薬、高周波熱凝固法などを用いて、痛みの原因となる神経の伝達を遮断する方法である。
- 施行部位により、局所浸潤麻酔、区域麻酔神経根ブロック、硬膜外ブロック、脊髄くも膜下ブロックなどに分類される(下図参照)。

★腹腔神経叢ブロックは、脊髄神経ブロックのうち、交感神経ブロックの一種である。

■ 神経ブロックの施行部位

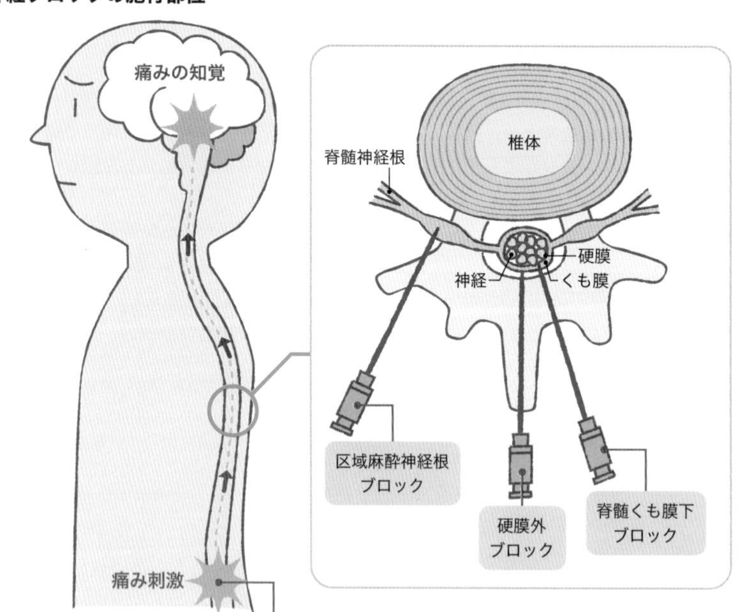

●施行方法による分類については下表を参照のこと。

単回法	●局所麻酔薬を使用 ●一時的な鎮痛および神経ブロックの効果を予測する目的で施行する
持続法	●カテーテル留置によって持続投与する方法 ●持続的な鎮痛を行う
神経破壊法	●神経破壊薬や高周波熱凝固法で神経を破壊する方法 ●長期間の鎮痛が得られる

[選択される場面]

●鎮痛薬では十分な鎮痛効果が得られない場合や、副作用のために十分に鎮痛薬を使用できない場合に選択される。

●即時的な鎮痛効果が得られる。

★ただし、局所鎮痛であるため、複数部位の疼痛マネジメントには有効でない可能性がある。

●痛みの部位や原因、患者の全身状態、感染や出血リスクなどによって適応が限られる点に注意が必要である。

主な方法とケア

●神経ブロックには複数の施行部位、手法があり、痛みの部位や原因によって適応が異なる。よく臨床で用いられる手法を以下に紹介する。

[腹腔神経叢ブロック(内臓神経ブロック)]

●腹腔神経叢ブロックは腹腔動脈周囲に、内臓神経ブロックは椎体ー大動脈ー横隔膜脚で囲まれた領域にブロック針を刺入し、神経破壊薬(無水エタノール)を注入する。

❶適応

●上腹部内臓(胃、膵臓、肝臓、胆嚢、脾臓、小腸、上行結腸、横行結腸)由来の内臓痛

●神経叢への薬液浸潤が良好で、施術体位(腹臥位)を30〜60分保持可能な、病期の比較的早期に行うとよい。

★効果の持続は3か月〜2年という印象がある。

❷ポイント

●**合併症**：臓器損傷、出血、感染などの他、交感神経遮断による起立性低血圧や下痢、無水エタノールによる酩酊など

●施行後は痛みの状況、眠気、呼吸数をよく観察し、適宜鎮痛薬を漸減していく必要がある。

★施行後、比較的すみやかに痛みが改善するため、それまで投与していた鎮痛薬が相対的に過量になることがある。

■内臓神経ブロック

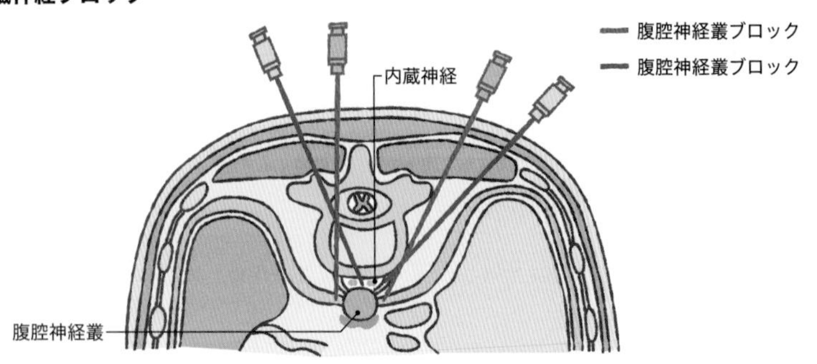

[硬膜外/くも膜下カテーテル留置法]

● 病巣からの痛み刺激が入力する脊髄神経根近くの、硬膜外腔およびくも膜下腔にカテーテルを留置し、局所麻酔薬やオピオイド鎮痛薬を持続投与する。

❶適応

● 難治性で、限局された体性痛や神経障害性疼痛。

❷ポイント

● 内服モルヒネ換算で、硬膜外投与の場合は1/10、くも膜下投与の場合は1/100の投与量で、同等の鎮痛効果が得られる。

● 局所麻酔薬をオピオイド鎮痛薬と併用すると、オピオイド鎮痛薬の投与量を削減できる。

● 副作用や合併症に注意する（下表参照）。

手技に伴う合併症	硬膜外血腫や神経損傷など
薬剤の副作用	オピオイドによる眠気や尿閉や悪心など
局所麻酔薬の影響	血圧低下や筋力低下やしびれ感など

[くも膜下フェノールブロック]

● **胸椎レベルの痛み**：痛みのある部位を下にした側臥位で、痛みの原因となっている脊髄のレベルで穿刺を行う。

● **会陰・肛門痛**：座位で、第5腰椎／第1仙椎間で行う（サドルフェノールブロック）。

❶適応

● 片側の1～2脊髄分節に限局した体幹の痛み（胸壁への腫瘍浸潤や肋骨転移など）や、会陰・肛門部の痛み（骨盤内腫瘍による肛門痛など）に適応となる。

★腫瘍の脊柱管内進展や脊椎転移によって針刺入部の体組織構造が破壊されている場合は、実施を避ける。

❷ポイント

● 有効率は70%前後とされている。

■くも膜下フェノールブロック

胸椎レベルの痛みの場合

痛みのある部位が含まれる領域を
支配している脊髄レベルに穿刺

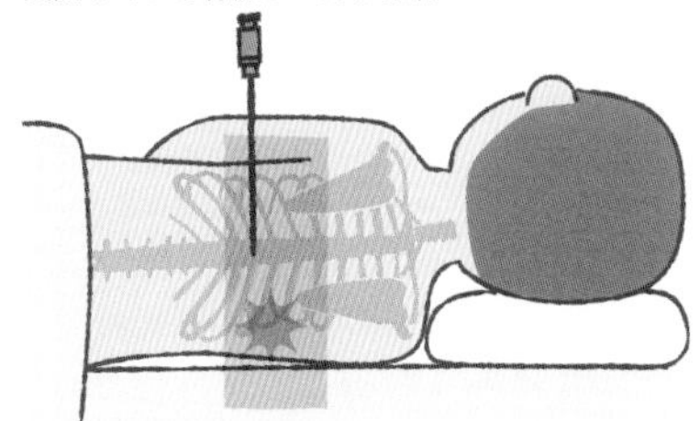

会陰・肛門痛の場合
（サドルフェノールブロック）

第5腰椎（L5）と
仙骨の間に穿刺

L1
L2
L3
L4
L5
仙骨

- 穿刺に伴う合併症として、脊髄穿刺に伴う神経根損傷や穿刺後頭痛がある。
- 実施後、しびれ（感覚低下）や麻痺などの合併症が起こる可能性がある。
- サドルフェノールブロック後に排尿障害が生じ、自己導尿が必要となる可能性もある（11.0％）。
  ★患者がこれら合併症の可能性を受け入れられない場合は、適応とはならない。

［トリガーポイント注射］

- トリガーポイントとは、患者が「強いコリや痛み」を訴え、圧迫により痛みが放散する部位である。
  ★トリガーポイントに、圧迫や針の刺入、加熱または冷却などの刺激を加えると、放散痛を引き起こす。
- トリガーポイント注射とは、トリガーポイントへ局所麻酔薬などを注射し、痛みを軽減させる方法で、局所浸潤麻酔に分類される。
- 外来やベッドサイドでも施行できるが、一般的な刺入に伴う合併症の可能性があるので、緊急処置可能な準備は必要である。
- 使用薬液は、局所麻酔薬や水溶性ステロイド薬などであり、超音波ガイド下に行うこともある。

❶適応

- 筋・筋膜痛（放射線治療の体位で増強する腰痛など）、がんなどに付随して生じる二次的な筋緊張性疼痛（骨転移による二次的な周辺筋肉の痛みなど）。

❷ポイント

- 比較的短時間かつ侵襲の少ない手技で、患者の状態が悪い場合でもベッドサイドで施行できる。
- 難治性がん疼痛患者のなかでも、筋・筋膜痛を有する患者は多く、効果も期待できるため、がんによる二次性の筋・筋膜痛には試みてよい方法である。

（木内大佑）

エキスパートからのアドバイス

＊神経ブロックは、がん疼痛のみならず、さまざまな疾患に対して行われる（下表参照）。

ブロック	対象
硬膜外ブロック （頸部、胸部、腰部、仙骨）	●帯状疱疹　●帯状疱疹後神経痛 ●腰下肢痛　●椎間板ヘルニア ●血流障害　●術後瘢痕疼痛症候群 ●がん疼痛など
交感神経ブロック （胸部交感神経節、星状神経節、腰部交感神経節）	●四肢血流障害　●複合性局所疼痛症候群 ●帯状疱疹　●帯状疱疹後神経痛など
神経根ブロック	●頸部・腰背部痛　●下肢痛など
三叉神経ブロック	●三叉神経痛（特発性、がん疼痛などの症候性）
椎間関節ブロック	●椎間関節に由来する腰痛症
肋間神経ブロック	●肋間神経痛
内臓神経ブロック （腹腔神経叢ブロック）	●がん疼痛（上腹部のがんによる） ●慢性膵炎
上下腹神経叢ブロック	●直腸・膀胱・子宮由来の痛み ●がん疼痛
下腸間膜動脈神経叢ブロック	●左下腹部内臓痛（がん疼痛）
くも膜下フェノールブロック	●がん疼痛（頸部〜仙骨部）

疼痛緩和の非薬物療法❸

骨セメント（経皮的椎体形成術）

ポイント

- 椎体転移による痛みに有効（神経圧迫による痛みには無効）
- 病期が比較的早期の段階で実施するのが望ましい

治療の概要

- X線もしくはCT透視下で、腫瘍によって脆弱化した椎体に経皮的に医療用セメント（骨セメント）を注入して補強固定し、疼痛軽減を図る方法を、「経皮的椎体形成術」と呼ぶ。
- 鎮痛機序は、セメント製剤での骨強度の補強による骨不安定性の改善、微細な骨折の予防、凝固時に発生する熱や化学毒性による感覚神経破壊などと考えられている。

[選択される場面]

- 特に、骨折した部位の動揺性に伴う体動時痛に効果が期待できる。
- 薬物治療や放射線治療とも併用可能で、手技施行から効果発現までの時間も早い。
- 従来の鎮痛法で改善しづらい体動痛をみたら、積極的に検討するとよい。
  ★椎体転移による痛みは、オピオイド鎮痛薬の内服による緩和が難しい場合があるため。

[適応]

- 椎体腫瘍による骨脆弱性が原因の痛み。
- 画像上、破壊性骨病変があり、関節腔や脊柱管内に病変が露出していない（椎間孔面や脊柱管面の骨皮質が保たれている）場合に実施される。
  ★椎体腫瘍が神経根や脊髄を圧迫することで生じる痛みに対しては無効である。
  ★椎体の破壊が進み、椎体が扁平化している場合は穿刺が難しく、骨セメントが漏出しやすい。

方法とケア

[方法]

- 脆弱化した部分に穿刺針を刺入し、X線もしくはCT透視下で位置を確認して、骨セメントを注入する。
- 脊椎骨の場合は、腹臥位で処置を行う。
  ★1回に3椎体まで処置可能とされている。

[ポイント]

- 凝固異常がなく、施術体位（腹臥位）を30～60分保持可能な、病期の比較的早期に行うのがよい。
- 有効率は70％とされ、効果発現までの日数は1～3日ほどである。
- 手技に伴う合併症として、感染や出血、組織損傷以外に、脊柱管内へのセメント流入による神経障害や、肺塞栓などがある。
- 施行後に短期間、発熱がみられることもある。

■骨セメント

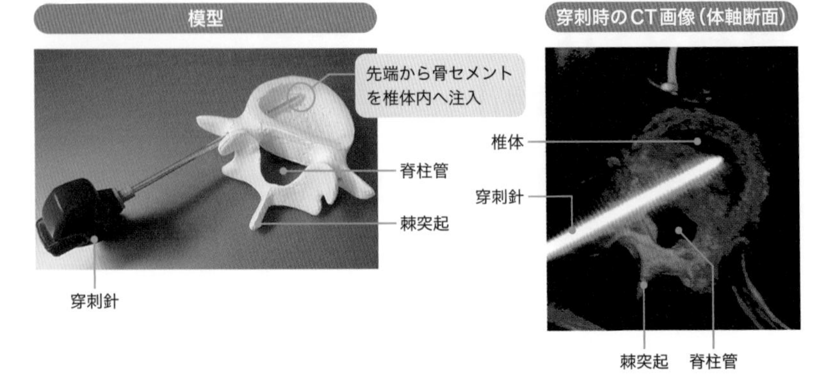

エキスパートからのアドバイス

＊骨セメントが適応となるケースは、放射線治療の体位保持が困難な場合が多く、鎮痛効果発現も放射線治療より早いため、放射線治療に先んじて準備を進めるとよい。

＊施行後数日で痛みが改善するため、痛みの状況、眠気、呼吸数をよく観察し、適宜鎮痛薬を漸減していく必要がある。

＊緩和ケア医、整形外科医、放射線科医、リハビリテーション担当者、看護師で多職種カンファレンスを行い、鎮痛やケアについて情報共有するとよい。

（木内大佑）

疼痛緩和の非薬物療法❹

骨転移に対する手術

ポイント

- 骨転移手術と、通常の整形外科的手術との相違点を理解することが重要である
- 多職種の連携が肝要で、骨転移キャンサーボード（多職種で患者情報を共有し、治療方針・ケア、今後の見通しを検討する）を開催する施設が増えている

治療の概要

- 近年、抗がん薬の進歩により、がん治療の成績が向上し、骨転移患者数は増加している。骨転移は、痛み・骨折・麻痺などさまざまな原因によってがん患者のADLやQOLを低下させる原因となっている。

  ★骨転移患者数が多いがん種は肺（25%）、乳房（14%）、前立腺（8%）[1]、骨転移が起こりやすい部位は大腿骨（16%）、脊椎骨（15%）、骨盤骨（6%）、上腕骨（4%）である[1]（それぞれ転移性骨腫瘍の中での内訳）。

- 骨転移は全身のさまざまな骨に発生するが、手術侵襲と予後を考慮すると、手術適応になるのは長管骨・脊椎骨である。

［ 長管骨転移の手術 ］[2]

- 長管骨転移で手術適応になるのは、溶骨性病変による病的骨折（切迫骨折含む）である。病的骨折をきたすと、下肢では歩行困難、上肢では生活に支障をきたし、患者のperformance statusは著しく低下する。抗がん薬治療などの機会を失うことになるため、整形外科による手術が必要となる。

  ★ガイドラインでも、病的骨折や切迫骨折のリスクのある四肢長管骨の骨転移に手術は有効とされる[3]。

- ここでは、手術の機会が多い荷重骨である「下肢の長管骨（大腿骨・脛骨）」に焦点を当てて解説する。
- 下肢の手術方法には病変の切除を伴わず内固定を行う方法（髄内釘固定）と病変を切除して人工関節（近位端置換術）に置換する方法がある。

  ★どちらの手術方法を選択するかは、病変の部位・骨折の程度・がん種・もともとのADL・予後および全身状態を総合的に判断して、多職種で協議して決定される（新片桐スコアが用いられる）。

髄内釘固定：治療法とケア

［ 特徴 ］

- 髄内釘固定の利点は、人工関節と比べ、手術時間が短く、出血が少ないことである。
- 手術翌日から荷重可能で、比較的予後の短い症例でも行うことが可能である。
- 術前あるいは術後放射線治療が併用される。

［ 看護ケアのポイント ］

- **安静度**：原則制限はなし、危険肢位もなし。

- **創部トラブル**：ドレーンを挿入しないことが多いので、術後出血の有無を注意深く観察する必要がある。
- **インプラントトラブル**：外傷による骨折と違って骨折部が癒合することはない。インプラントのみで体重を支えることになるため、長期生存例や強い外力が加わった場合、インプラントが破損することがある。

★インプラント破損が生じた場合、全身状態によって対応が異なる。可能であれば一度抜去して入れ直しを行うが、全身状態不良の場合は免荷での保存療法となる。

■髄内釘固定の症例

［患者情報］

- 70歳代、肺がん、左脛骨骨転移の患者
- 新片桐スコア４点（中程度）
- 症状：痛み
- 髄内釘固定施行後、放射線治療施行
- 最終観察時、杖なしで歩行可能（術前は松葉杖、長距離の場合は車椅子使用）

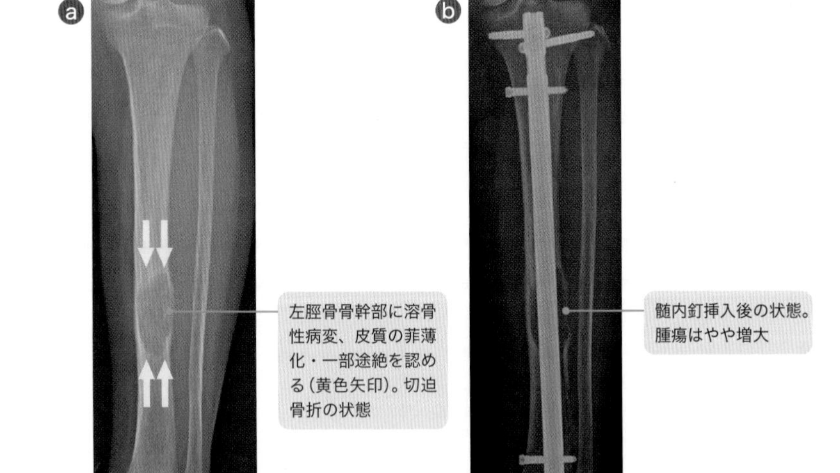

大腿骨近位端置換術：治療法とケアのポイント

[特徴]

● 全身状態が落ち着いており、比較的長期の予後が期待できる場合や、転移が単発あるいはオリゴである場合に適応となる。

★転移性腫瘍を切除することにより、生存期間が延長したという報告も見られる。
★**オリゴ**：がん転移が限局的で少数の状態。

● 髄内釘固定と比べ、手術時間は長く、出血量も多い。長期の安定性は髄内釘より高い。

● 主な合併症は脱臼・感染・深部静脈血栓症・インプラント周囲骨折である。

[看護ケアのポイント]

● **安静度・肢位**：脱臼予防のため外転枕を装着し、危険肢位を取らないよう患者に指導する。

★手術のアプローチによって脱臼肢位が異なる。臨床でよく実施される後方からのアプローチの場合、危険肢位は「股関節　屈曲　内転　内旋位」である。
★一度脱臼すると、静脈麻酔・あるいは全身麻酔下での整復動作が必要となる。また、軟部組織の損傷も強く、ADLは著明に低下する。

■ 外転枕

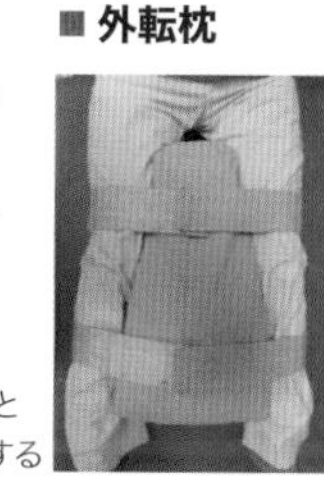

両下肢をしっかりと適切な肢位で固定する

■ 大腿骨近位端置換術の症例

[患者情報]

- 70代女性、乳がん・肺がん既往、左大腿骨頸部病的骨折
- 新片桐スコア4点（中程度）
- MRIで病変が大転子まで及んでおり大腿骨近位端置換術施行
- 最終観察時：4点支持杖歩行（術前は歩行困難）

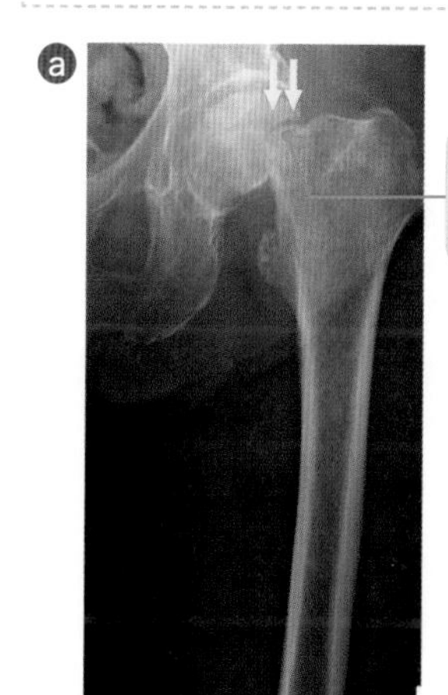

ⓐ 左大腿骨病的骨折（黄色矢印）

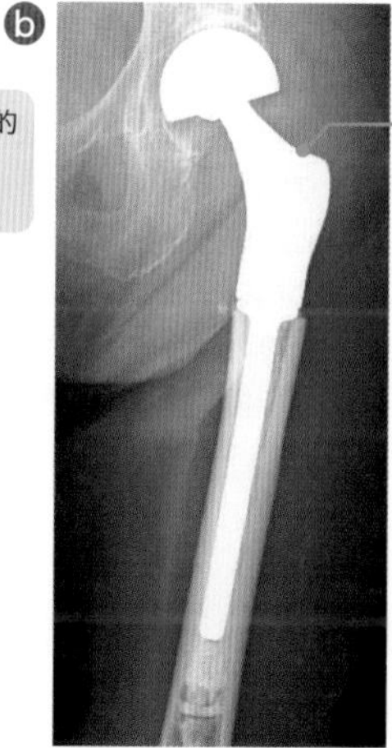

ⓑ 腫瘍用人工骨頭置換術後（ステムはセメントを用いて固定）

● **感染**：がん患者は、外傷・変形疾患で手術を受ける患者と比べて感染率が高い。注意深く熱型や創部の観察を行う必要がある。

● **深部静脈血栓症、肺塞栓**：手術時間やベッド臥床時間が長いため、弾性ストッキングなどの予防的処置を行う。必要に応じて、下肢エコーを行う。

★初回離床の際に症状が出現することが多く、注意を要する。

脊椎骨転移の手術：治療法とケアのポイント[4)]

● 脊椎骨は骨転移の好発部位である。臨床的に問題となるのは痛みおよび脊髄圧迫である。

★痛みは放射線治療で60～70%の除痛が見込まれるが、手術が必要な場合がある。

● 手術の方法は、侵襲が軽度なものから椎体を全摘出するものまで多岐にわたるが、ここでは椎体形成術および後方除圧固定術について触れる。

★脊椎骨転移の手術のなかでも、除痛や麻痺進行の予防を目的として施行されやすいため。

[椎体形成術]

● バルーン椎体形成術と、経皮的椎体形成術 p.349 の2種類がある。どちらも低侵襲で、安全性も疼痛緩和効果も高いが、脊髄麻痺の改善は見込めない。

★バルーン椎体形成術は、脊椎転移によって骨折した椎体に経皮的にバルーンを挿入し、その中へセメントを充填するもの。経皮的椎体形成術は、直接セメントを注入するもの。

● 安静度の制限はない。

● セメント血管流入が生じると、下肢麻痺の可能性がある。

[後方除圧固定術]

● 適応となるのは、椎体の不安定性による痛みあるいは切迫性の麻痺、脊髄圧迫による進行性の不全麻痺である。

★症例によって、後方固定術のみ、除圧術のみ、双方が必要な場合がある。

★麻痺の症状は、下肢のしびれ・筋力低下、膀胱直腸障害などさまざまで、身体診察が重要である。

● 注意すべき合併症は、創部トラブル・術中出血・術後出血、髄液漏、神経症状の増悪、インプラントのトラブル、深部静脈血栓症である。

● **安静度**：原則制限はないが、必要時にはコルセットなどの装具が処方されることもある。

● **創部感染**：がん患者は易感染性であり、変性疾患の患者より創部感染率が高い。がん薬物療法や放射線療法の施行歴の確認も重要である。

● ドレーン排液の性状・量の観察が重要である（p.356 表参照）。ドレーンからの逆行性感染を防ぐため、ドレーン排液量が落ち着いたらすみやかに抜去を行う。

■後方除圧固定術の症例

[患者情報]
- 50歳代女性、直腸がん、T4転移、下肢のしびれ
- T3-5除圧術、T2-6後方固定術施行
- 最終観察時：両ロフストランド杖

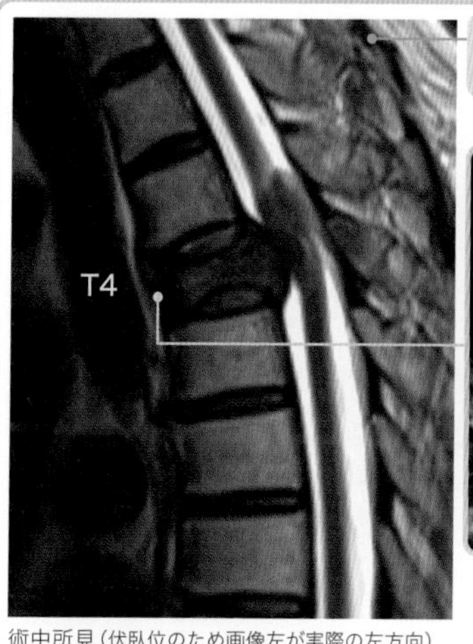

MRI T2強調像（矢状断）：T4は全体的に低信号を呈し、椎体は圧壊し、脊柱管を圧迫している

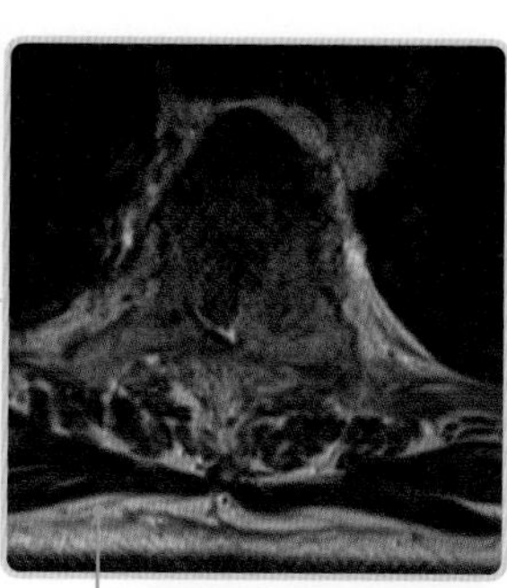

MRI T2強調像（軸位断）：腫瘍は脊柱管を両側から（左優位に）圧迫しており、椎体および左横突起は腫瘍に置換されている

術中所見（伏臥位のため画像左が実際の左方向）

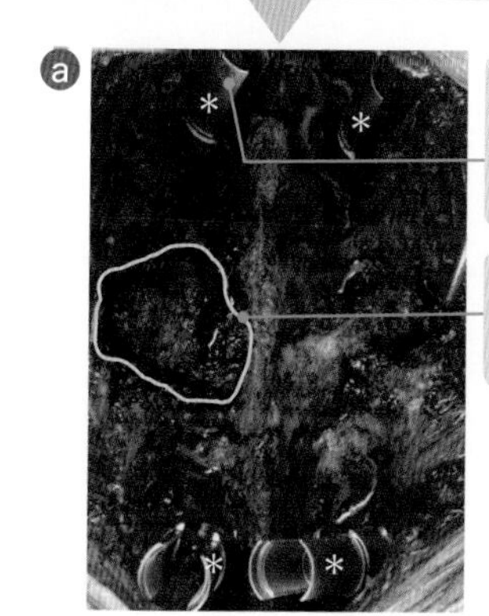

脊椎より傍脊柱筋を剥離した状態。頭側・尾側にそれぞれスクリューが挿入されている（*）。

T4レベルで左横突起は腫瘍に置換されている（黄色線内）

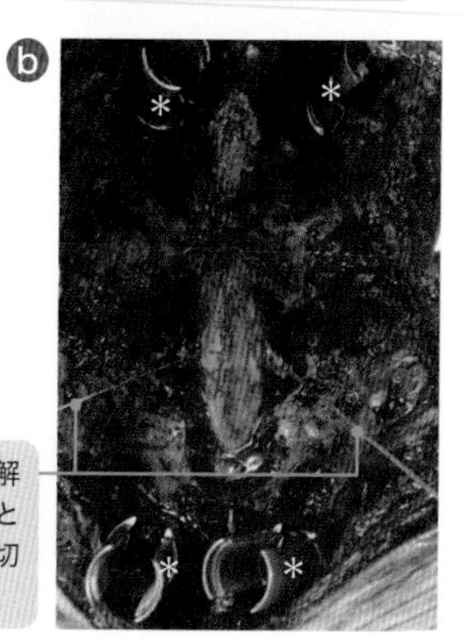

除圧後（脊髄の圧迫は解除されている）。両側ともT4神経根が結紮・切離されている（糸）

漿液性・量が多い	●髄液漏をきたしている可能性がある ★脊椎転移は硬膜と腫瘍が癒着していることがあり、髄液漏を起こしやすい ●ドレーン圧を自然圧にする、ベッドをフラットにする必要がある
血性・量が多い	●術後出血をきたしている可能性がある
血性・量が少ない	●ドレーン閉塞の可能性がある（血腫形成し、麻痺をきたす） ●ドレーンチューブのミルキング、麻痺の有無の確認が必要である ★緊急手術が必要な場合がある

● 深部静脈血栓症、肺塞栓についても注意深く観察し、予防を行う。

（戸田　雄）

引用文献

1）日本整形外科学会骨軟部腫瘍委員会 編：全国骨軟部腫瘍登録一覧表 令和元年度.
2）田中太晶，渡邉裕美子，出淵雄哉 他：四肢長管骨転移に対する外科的治療．別冊整形外科2021；80：160-164.
3）日本臨床腫瘍学会 編：骨転移診療ガイドライン改訂第2版．南江堂，東京，2022：39-40.
4）角谷賢一朗：脊椎転移への手術的治療．別冊整形外科2021；80：154-159.
5）Katagiri H, Okada R, Takagi T et al. New prognostic factors and scoring system for patients with skeletal metastasis. *Cancer Med* 2014；3：1359-1367.
6）Fisher CG, DiPaola CP, Ryuken TC, et al. A novel classification system for spinal instability in neoplastic disease：an evidence-based approach and expert consensus from the Spine Oncology Study Group. *Spine* 2010；35：E1221-E1229.

疼痛緩和の非薬物療法⑤
動脈塞栓術

ポイント
- 標準的な治療では疼痛緩和が得られない場合に行われる
- 低侵襲なので全身状態の悪い患者にも施行でき、奏効率も高く、即効性にすぐれる

治療の概要

- 動脈塞栓術はカテーテル治療の1つで、一般的には外傷や術後の出血に対する止血や、肝細胞がんの治療として行われている。
  - ★病変部の血管内に挿入したカテーテルから塞栓物質を注入することで、止血や、腫瘍を壊死させる方法である。

[選択される場面・適応]
- 動脈塞栓術が疼痛緩和に有効であることは、経験的に知られており、疼痛マネジメントに難渋する患者の治療選択肢になりうる。
- 対象となる病変は、骨転移やリンパ節転移、骨盤内腫瘍など多岐にわたる。

方法とケアのポイント

- 局所麻酔下で、大腿動脈や上腕動脈から痛みの原因となっている病変部までカテーテルを挿入し、塞栓物質により腫瘍を塞栓する。
  - ★抗がん薬を併用することもある。
- 侵襲が少ないため全身状態の悪い患者にも施行でき、奏効率は60～80％と高く、効果発現は2日以内と、低侵襲と即効性に優れることが特徴である。

[注意点]
- 保険診療で実施できる治療ではあるが、エビデンスは限定的であり、標準治療が奏効しなかった患者を適応とする。
- 2泊程度の入院が必要である。奏効率は比較的高いが、効果の持続期間に関してのデータに乏しく、短期間で症状が再燃することもあるため、同時進行でそのほかの治療も進めることが大切である。

[起こりうる副作用]
- もっとも頻度の高い副作用は、塞栓後症候群である。血流途絶に伴う一時的な発熱や痛みの悪化を生じるもので、10％程度にみられる。
  - ★治療直後から出現し、治療後24時間程度で消退するのが一般的な経過である。
- 標的とする腫瘍の栄養血管が、重要臓器の栄養血管と共通であった場合、重要臓器の虚血をきたしうるため、注意が必要である。
  - ★例えば、椎体病変の塞栓を行った場合、前脊髄動脈塞栓による対麻痺が生じうるため、十分な注意が必要である。

■ 動脈塞栓術の症例

［患者情報］
- 70歳代、男性、肺がん、第４胸椎転移
- 術前：安静時NRS 3、体動時NRS 8の痛みあり

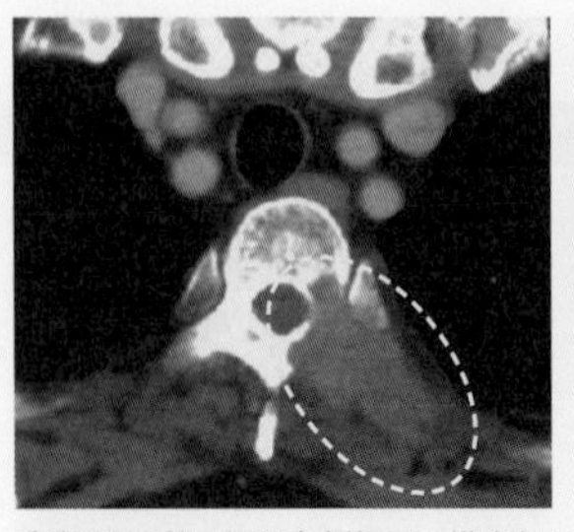
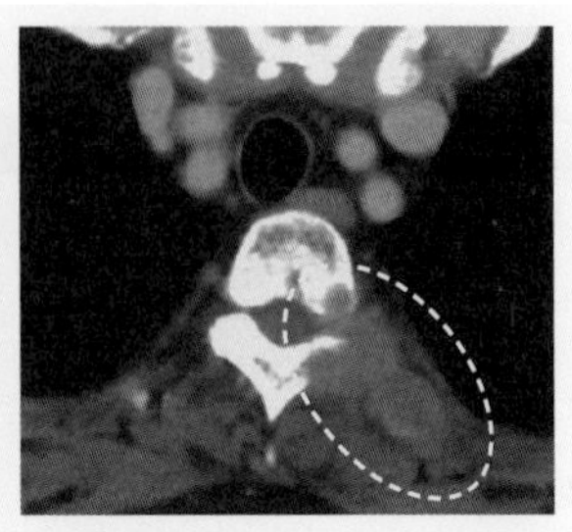

造影CT：第４胸椎左側椎弓～横突起に溶骨性腫瘤を認める。

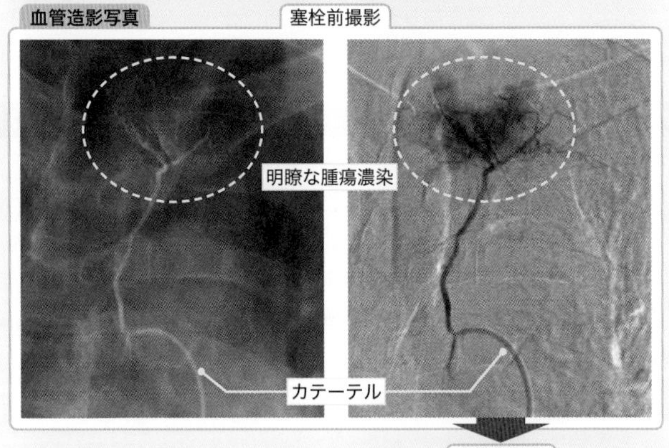

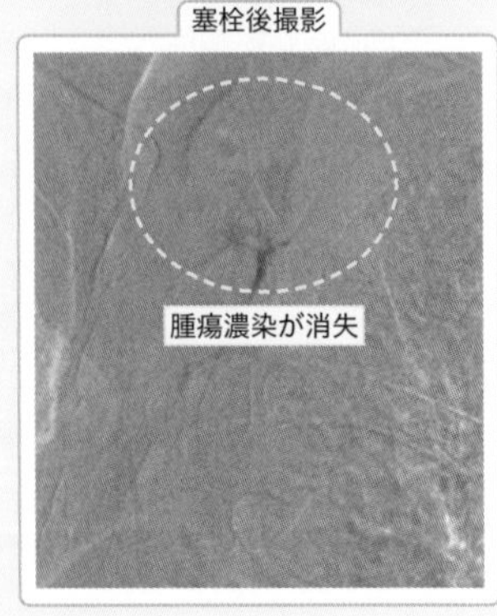

- 最上肋間動脈からの造影で第４胸椎病変の強い腫瘍濃染を認めた
- 球状塞栓物質による塞栓を行い、腫瘍血流を遮断した
- 手術時間は１時間程度
- 翌日より痛みは軽減し、動作時でもNRS 3程度となった

ケアのポイント

- 骨転移を対象とした場合、動脈塞栓術で痛みは緩和されても、骨の脆弱性は変わらないため、安静度については慎重な対応が必要である。
- 痛みの軽減に伴い、鎮痛薬の相対的過量に陥り、傾眠などの副作用が出現することがあることに注意が必要である。

エキスパートからのアドバイス

＊標準治療の奏効しない強い痛みには、ぜひ、動脈塞栓術を検討してほしい。劇的な効果が得られることもある。また、得られる症状緩和は疼痛だけではない。

（荒井保典）

引用文献

1) Koike Y, Takizawa K, Ogawa Y, et al. Transcatheter arterial chemoembolization (TACE) or embolization (TAE) for symptomatic bone metastases as a palliative treatment. *Cardiovasc Intervent Radiol* 2011；34(4)：793-801.
2) Barton PP, Waneck RE, Karnel FJ, et al. Embolization of bone metastases. *J Vasc Interv Radiol* 1996；7(1)：81-88.

「CYP」が代謝にかかわる代表的な薬剤

- 本書に登場する薬剤の相互作用にかかわる代表的な「CYP3A4・CYP2D6の誘導薬・阻害薬」をまとめました。
- 「阻害薬」は基質の血中濃度を上昇させる薬剤、「誘導薬」は基質の血中濃度を低下させる薬剤を示します。

■CYP3A4がかかわる薬剤

分類	一般名	代表的な商品名
阻害薬	イトラコナゾール	イトリゾール®
グレープフルーツジュースもCYP3A4阻害作用をもつ	ボリコナゾール	ブイフェンド®
	ミコナゾール	フロリード
	フルコナゾール	ジフルカン®
	クラリスロマイシン	クラリシッド®
	エリスロマイシン	エリスロシン®
	ジルチアゼム	ヘルベッサー®
	ベラパミル	ワソラン®
誘導薬	リファンピシン	リファジン®
セントジョーンズワートもCYP3A4誘導作用をもつ	リファブチン	ミコブティン®
	フェノバルビタール	フェノバール®
	フェニトイン	アレビアチン®、ヒダントール®
	カルバマゼピン	テグレトール®

＊ベンゾジアゼピン系薬やカルシウム拮抗薬は、主にCYP3Aで代謝される薬物が多い。ここでは、CYP3Aの寄与が高いことがよく知られている薬物を示す。
＊消化管吸収におけるCYP3A・P糖タンパクの寄与は不明瞭であることが多く、両方が関与するケースもみられることに注意。CYP3Aの阻害薬は、P糖タンパクも阻害する場合が多い。

■CYP2D6がかかわる薬剤

分類	一般名	代表的な商品名
阻害薬	パロキセチン	パキシル
	テルビナフィン	ラミシール®
	シナカルセト	レグパラ®
	ミラベグロン	ベタニス®
	デュロキセチン	サインバルタ®

「QT延長」を引き起こす代表的な薬剤

●本書に登場する薬剤の相互作用にかかわる代表的な「QT延長」を引き起こす薬剤をまとめました。

分類	一般名		代表的な商品名
抗不整脈薬	アミオダロン		アンカロン®
	ソタロール		ソタコール®
	ニフェカラント		シンビット®
	キニジン		キニジン硫酸塩
	ジソピラミド		リスモダン®
	プロカインアミド		アミサリン®
	ベプリジル		ベプリコール®
抗菌薬、抗真菌薬	クラリスロマイシン		クラリス®
	エリスロマイシン		エリスロシン®
	レボフロキサシン		クラビット®
	モキシフロキサシン		アベロックス®
	ガチフロキサシン		ガチフロ®
	スルファメトキサゾール		バクタ®(ST合剤)
	フルコナゾール		ジフルカン®
抗うつ薬、抗精神病薬	三環系	アミトリプチリン	トリプタノール®
		ノルトリプチリン	ノリトレン®
		イミプラミン	トフラニール®
		クロミプラミン	アナフラニール®
	四環系	マプロチリン	ルジオミール®
	抗精神病薬	クロルプロマジン	コントミン®
		ピモジド	オーラップ®
		ハロペリドール	セレネース®
		リスペリドン	リスパダール®
		オランザピン	ジプレキサ®
		クエチアピン	セロクエル®
	SSRI	エスシタロプラム	レクサプロ®
		セルトラリン	ジェイゾロフト®
		フルボキサミン	ルボックス®、デプロメール®

分類	一般名		代表的な商品名
第一世代抗ヒスタミン薬	ジフェンヒドラミン		レスタミン
	プロメタジン		ピレチア®、ヒベルナ®
	ヒドロキシジン		アタラックス®-P
抗がん薬	チロシンキナーゼ阻害薬	ギルテリチニブ	ゾスパタ®
		キザルチニブ	ヴァンフリタ®
		スニチニブ	スーテント®
		ソラフェニブ	ネクサバール®
		イマチニブ	グリベック®
		エルロチニブ	タルセバ®
		ゲフィチニブ	イレッサ®
		アファチニブ	ジオトリフ®
		エヌトレクチニブ	ロズリートレク®
		バンデタニブ	カプレルサ®
	SERM	タモキシフェン	ノルバデックス®
		トレミフェン	フェアストン®
	その他	三酸化二ヒ素	トリセノックス®
		フルオロウラシル	5-FU
その他	チアプリド		グラマリール®
	アマンタジン		シンメトレル®
	チザニジン		テルネリン®
	プロピベリン		バップフォー®
	ミラベグロン		ベタニス®
	ドネペジル		アリセプト®
	タクロリムス		プログラフ®
	リバスチグミン		イクセロン®、リバスタッチ®

アントラサイクリン系全般もQT延長を引き起こす

参考文献

● 薬剤の使用法や副作用などの詳細については、各薬剤の添付文書、インタビューフォーム、ドラッグインフォメーション、各種パンフレットを参考にしています。

「総論」の参考文献 p.12～

1）余宮きのみ：がん疼痛緩和の薬がわかる本 第2版．医学書院，東京，2016.

2）日本緩和医療学会ガイドライン統括委員会編：がん疼痛の薬物療法に関するガイドライン 2020年版．金原出版，東京，2020.

3）日本緩和医療学会ガイドライン統括委員会編：患者さんと家族のためのがんの痛み治療ガイド 増補版．金原出版，東京，2017.

4）田村恵子編：新体系 看護学全書 経過別成人看護学 終末期看護 エンド・オブ・ライフ・ケア．メヂカルフレンド社，東京，2017.

5）WHO ed. WHO Guidelines for the pharmacological and radiotherapeutic management of cancerpain in adults and adolescents. WHO, 2019.

「がん疼痛治療薬知っておきたいポイント」の参考文献 p.22～

1）日本緩和医療学会ガイドライン統括委員会 編：がん疼痛の薬物療法に関するガイドライン2020年版．金原出版，東京，2020.

2）宮下光令：緩和ケア モルヒネの禁忌．厚生労働省がん臨床研究事業「がん対策における管理評価指標群の策定とその計測システムの確立に関する研究」班，診療の質指標．https://qi.ncc.go.jp/pdf/QI_all.pdf（2023.7.27アクセス）.

3）国立がん研究センター中央病院薬剤部 編著：オピオイドによるがん疼痛緩和 改訂版．エルゼビア・ジャパン，東京，2012.

4）黒山政一編代表，明石貴雄，片山志郎，髙橋美由紀，他編：この患者・この症例にいちばん適切な薬剤が選べる同効薬比較ガイド 第2版．じほう，東京，2017.

5）花岡一雄 編：誰にでも理解できる緩和ケアの実践書．克誠堂出版，東京，2015.

6）厚生労働省医薬食品局監視指導・麻薬対策課：病院・診療所における麻薬管理マニュアル．https://www.mhlw.go.jp/bunya/iyakuhin/yakubuturanyou/dl/mayaku_kanri_01.pdf（2023.7.27アクセス）

7）小山富美子：看護師のアセスメント 今日からできる疼痛ケア．がん看護 2010；15（2）：149-150.

8）恒藤暁，岡本禎晃 編：緩和ケアエッセンシャルドラッグ 第4版．医学書院，東京，2019.

9）森田達也，木澤義之 監修：緩和ケアレジデントマニュアル 第2版．医学書院，東京，2022.

10）武田文和，鈴木勉監訳：トワイクロス先生の緩和ケア処方薬―薬効・薬理と薬の使い方 第2版．医学書院，東京，2017.

11) 日本ペインクリニック学会非がん性慢性[疼]痛に対するオピオイド鎮痛薬処方ガイドライン作成ワーキンググループ 編：非がん性慢性[疼]痛に対するオピオイド鎮痛薬処方ガイドライン．真興交易医書出版部，東京，2012.

12) 森田達也 編：これだけは押さえておきたい がん疼痛治療薬―オピオイド鎮痛薬・非オピオイド鎮痛薬・鎮痛補助薬・オピオイドの副作用対症療法薬―はや調べノート 第2版．メディカ出版，大阪，2019.

13) 木澤義之 編：カラービジュアルで見てわかる！ はじめてのがん疼痛ケア．メディカ出版，大阪，2015.

14) 山口重樹，下山直人 編：症例で身につくがん疼痛治療薬．羊土社，東京，2014.

15) 細谷治 編：ナースのためのくすりの事典 2023．へるす出版，東京，2023.

16) 成田年，池上大悟，酒井寛泰：NSAIDsの薬理．Modern Physician 2012；11(32)：1307-1313.

17) 荒木博陽 編：知らないと危ない！ 病棟でよく使われる「くすり」．照林社，東京，2018.

18) Wilcock A, Howard P, Charlesworth S, ed. Palliative Care Formulary 8th ed. Pharmaceutical Press. UK, 2022.

19) 後明郁男，真野徹 編：1ランクアップをめざす！ がん疼痛治療．南山堂，東京，2013.

20) 林章敏，中村めぐみ，高橋美賀子 編：がん性疼痛ケア完全ガイド．照林社，東京，2010.

21) 日本緩和医療学会 編：専門家をめざす人のための緩和医療学 改訂第2版．南江堂，東京，2019.

22) 恒藤暁：系統緩和医療学講座 身体症状のマネジメント．最新医学社，大阪，2013.

23) 岡本禎晃，柴田政彦：がん性疼痛．月刊薬事 臨時増刊号 2017；59(2)：114-119.

24) 高橋美賀子，梅田恵，熊谷靖代 編：ナースによるナースのためのがん患者のペインマネジメント．日本看護協会出版，東京，2014.

25) 日本緩和医療薬学会 編：緩和医療薬学 改訂第2版．南江堂，東京，2023.

26) 森田達也：緩和治療薬の考え方，使い方 ver.2．中外医学社，東京，2017.

27) 日本ペインクリニック学会 編：神経障害性疼痛薬物療法ガイドライン 改訂第2版．真興交易医書出版部，東京，2016.

28) Currow DC, Quinn S, Agar M. Double-blind, placebo-controlled randomized trial of octreotide in malignant bowel obstruction. *J Pain Symptom Manage* 2015；49(5)：814-821.

29) Mariani P, Blumberg J, Landau A. Symptomatic treatment with lanreotide microparticles in inoperable bowel obstruction resulting from peritoneal carcinomatosis：a randomized, double-blind, placebo-controlled phase Ⅲ study. *J Clin Oncol* 2012；30(35)：4337-4343.

30) 髙久史麿，矢﨑義雄 監修：治療薬マニュアル2023．医学書院，東京，2023.

31) 日本緩和医療学会ガイドライン統括委員会 編：がん患者の消化器症状の緩和に関するガイドライン2017年版．金原出版，東京，2017.

32）日本癌治療学会 編：制吐薬適正使用ガイドライン 2015年10月 第2版．金原出版，東京，2015.

33）後明郁男，真野徹編：1ランクアップをめざす！ がん疼痛治療．南山堂，東京，2013.

34）林章敏，中村めぐみ，高橋美賀子 編：がん性疼痛ケア完全ガイド．照林社，東京，2010.

35）恒藤暁，岡本禎晃 編：緩和ケアエッセンシャルドラッグ 第3版．医学書院，東京，2014.

36）武田文和，鈴木勉 監訳：トワイクロス先生のがん緩和ケア処方薬―薬効・薬理と薬の使い方．医学書院，東京，2013.

37）森田達也：緩和治療薬の考え方，使い方 ver.2．中外医学社，東京，2017.

38）細谷治 編：ナースのためのくすりの事典2023．へるす出版，東京，2023.

39）花岡一雄 編：誰にでも理解できる緩和ケアの実践書．克誠堂出版，東京，2015.

40）田村恵子編著：がんの症状緩和ベストナーシング．学研メディカル秀潤社，東京，2010.

41）余宮きのみ：ここが知りたかった緩和ケア 改訂3版．南江堂，東京，2023.

42）川合眞一，伊豆津宏二，今井靖 他編：今日の治療薬2023．南江堂，東京，2023.

43）国立がん研究センター中央病院薬剤部編著：オピオイドによるがん疼痛緩和 改訂版．エルゼビア・ジャパン，東京，2012.

44）余宮きのみ：がん疼痛緩和の薬がわかる本 第3版．医学書院，東京，2019.

45）森田達也，白土明美：患者と家族に届く緩和ケア．医学書院，東京，2016.

46）日本がん看護学会教育・研究活動委員会コアカリキュラムワーキンググループ編：がん看護コアカリキュラム日本版．医学書院，東京，2017.

47）日本緩和医療学会ガイドライン統括委員会編：患者さんと家族のためのがんの痛み治療ガイド 増補版．金原出版，東京，2017.

48）高橋美賀子，梅田恵，熊谷靖代編：新装版 ナースによるナースのためのがん患者のペインマネジメント．日本看護協会出版会，東京，2014.

「オピオイドの副作用対策」の参考文献 p.194～

1）武田文和監訳：トワイクロス先生のがん患者の症状マネジメント 第2版．医学書院，東京，2010.

2）矢野和美：せん妄のハイリスクと発症の予防法．緩和ケア 2016；26(2)：98-109.

3）矢野和美，吉永貴世美：現場におけるせん妄の予防と早期発見・早期対応への取り組み―教育介入とシステムの導入と構築―．緩和ケア 2016；26(2)：104-109.

4）日本総合病院精神医学会せん妄指針改訂班編：せん妄の臨床指針 第2版．星和書店，東京，2015.

5）NICE guideline：Recognising and preventing delirium. https://www.nice.org.uk/about/nice-communities/social-care/quick-guides/recognising-and-preventing-delirium (2023.7.27アクセス).

6）小川朝生：自信がもてる！ せん妄診療はじめの一歩 誰も教えてくれなかった対応と処方のコツ．羊土社，東京，2014.

7）PDQ® 日本語版：https://cancerinfo.tri-kobe.org/（2023.7.27 アクセス）.

8）日本緩和医療学会緩和医療ガイドライン委員会編：終末期がん患者の輸液療法に関するガイドライン 2013 年版．金原出版，東京，2013.

9）岩渕博史：口腔乾燥患者の緩和ケア．緩和ケア 2017；27（1）：35-39.

10）Caviness JN. Treatment of myoclonus. *Neurotherapeutics* 2014；11（1）：188-200.

11）Dijk JM, Tijssen MA. Management of patients with myoclonus：available therapies and the need for an evidence-based approach. *Lancet Neurol* 2010；9（10）：1028-1036.

12）福井次矢，高木誠，小室一成 総編集：今日の治療指針2023年版．医学書院，東京，2023.

13）日本緩和医療学会編：専門家をめざす人のための緩和医療学 改訂第2版．南江堂，東京，2019.

14）Smith HS編，井関雅子，橋口さおり 監訳：21世紀のオピオイド治療．メディカル・サイエンス・インターナショナル，東京，2014.

15）日本緩和医療薬学会編：緩和医療薬学 改訂第2版．南江堂，東京，2023.

16）渡邉由美：がん疼痛ケアの「ここが知りたい！」Q&A．エキスパートナース2021；37（9）：56-73.

17）日本緩和医療学会ガイドライン統括委員会 編：がん疼痛の薬物療法に関するガイドライン2020年版．金原出版，東京，2020.

18）日本ペインクリニック学会 編：神経障害性疼痛薬物療法ガイドライン 改訂第2版．真興交易医書出版部，東京，2016.

19）日本緩和医療学会ガイドライン統括委員会 編：がん患者の消化器症状の緩和に関するガイドライン2017年版．金原出版，東京，2017.

20）日本緩和医療学会ガイドライン統括委員会編：患者さんと家族のためのがんの痛み治療ガイド 増補版．金原出版，東京，2017.

21）日本緩和医療学会ガイドライン統括委員会 編：がん患者の治療抵抗性の苦痛と鎮静に関する基本的な考え方の手引き2018年版．金原出版，東京，2018.

22）日本緩和医療学会緩和医療ガイドライン委員会 編：がん患者の呼吸器症状の緩和に関するガイドライン2016年版．金原出版，東京，2016.

23）日本緩和医療学会緩和医療ガイドライン委員会：がん患者の泌尿器症状の緩和に関するガイドライン2016年版．金原出版，東京，2016.

「安全管理と服薬アドヒアランス」の参考文献 p.276～

1）日本緩和医療学会ガイドライン統括委員会 編：がん疼痛の薬物療法に関するガイドライン2020年版．金原出版，東京，2020.

2）Webster LR，Dove B 著，細川豊史，山口重樹 監訳：オピオイド乱用・依存を回避するために．真興交易医書出版部，東京，2013.

3）Schuckit MA. Treatment of opioid-use disorders. *New Engl J Med* 2016；375（4）：357-368.

4) 厚生労働省医薬・生活衛生局監視指導・麻薬対策課：医療用麻薬適正使用ガイダンス. https://www.mhlw.go.jp/bunya/iyakuhin/yakubuturanyou/other/iryo_tekisei_guide.html（2023.7.27 アクセス）.

5) じほう編：麻薬・向精神薬・覚醒剤管理ハンドブック 第11版. じほう，東京，2021.

6) 厚生労働省地方厚生局麻薬取締部：許可申請手続. https://www.ncd.mhlw.go.jp/shinsei.html（2022.7.27 アクセス）.

「疼痛マネジメントが難しい患者への対応」の参考文献 p.306～

1) 日本緩和医療学会ガイドライン統括委員会 編：がん疼痛の薬物療法に関するガイドライン2020年版. 金原出版，東京，2020.

2) 日本緩和医療学会編：専門家をめざす人のための緩和医療学 改訂第2版. 南江堂，2019.

3) 日本緩和医療薬学会編：緩和医療薬学 改訂第2版. 南江堂，東京，2023.

4) Ripamonti CI, Easson AM, Gerdes H. Bowel obstruction. Cherny NI, Fallon MT, Kaasa S et al. Oxford textbook of Pallitive Medicine 5th ed, Oxford University Press, Oxford, 2015：919-929.

5) 日本ペインクリニック学会用語委員会 編：ペインクリニック用語集 改訂第4版. 真興交易医書出版部，東京，2015.

6) 日本皮膚科学会接触皮膚炎診療ガイドライン改定委員会：接触皮膚炎診療ガイドライン2020. 日皮会誌2020；130（4）：523-567.

7) 大坂巌，佐藤哲観 他編著：一歩進んだ緩和医療のアプローチ―その難しい症状、どう緩和する？. 南江堂，東京，2022.

8) 日本ペインクリニック学会 編：神経障害性疼痛薬物療法ガイドライン 改訂第2版. 真興交易医書出版部，東京，2016.

9) 森田達也：緩和治療薬の考え方、使い方 ver.3. 中外医学社，東京，2021.

10) 森田達也，木澤義之 監修：緩和ケアレジデントマニュアル第2版. 医学書院，2022.

11) 山口重樹，Taylor DR：がん患者におけるケミカルコーピングと偽依存～疑いの目をもちつつ，患者に寄り添う気持ち～. 日本病院薬剤師会雑誌 2019；55：15-20.

12) 上村恵一：ケミカルコーピング がん疼痛緩和における新しい問題. 精神医学 2018；60（5）：509-515.

本書に出てくる主な略語

A		
ACE	angiotensin converting enzyme	アンジオテンシン変換酵素
ACE配合	acetaminophen, caffeine, ethenzamide配合	アセトアミノフェン、カフェイン、エテンザミド配合
ADH	antidiuretic hormone	抗利尿ホルモン
APS	American Pain Society	アメリカ疼痛学会
ARB	angiotensin II receptor blocker	アンジオテンシンII受容体阻害薬
ASCO	American Society of Clinical Oncology	アメリカ臨床腫瘍学会
AVP	arginine vasopressin	アルギニンバソプレシン

B		
BBB	blood brain barrier	血液脳関門
BP	bisphosphonate	ビスホスホネート

C		
Ccr	creatinine clearance	クレアチニンクリアランス
CIPN	chemotherapy induced peripheral neuropathy	化学療法誘発性末梢神経障害
COPD	chronic obstructive pulmonary disease	慢性閉塞性肺疾患
COX	cyclooxygenase	シクロオキシゲナーゼ
CPSP	chronic post surgical pain	遷延性術後痛
CRT	chemoradiotherapy	放射線化学療法
CTZ	chemoreceptor trigger zone	化学受容器引き金帯
CYPP450	cytochrome P450	チトクローム P450

D		
DEHP	di(-2-ethylhexyl)phthalate	フタル酸ジ(2-エチルヘキシル)
DELTAプログラム	Delirium Team Approach	せん妄チームアプローチプログラム

E		
EDDP	2-ethylidene-1, 4-dimethyl3, 3-diphenylpyrrolidine	2-エチリデン-1, 5-ジメチル-3, 3-ジフェニルピロリジン

G		
GABA	gamma aminobutyric acid	γアミノ酪酸

H		
H2RA	histamine H2 receptor antagonist	ヒスタミンH2受容体拮抗薬

I		
IMRT	intensity modulated radiation therapy	強度変調放射線治療
irAE	immune-related adverse events	免疫関連有害事象

M		
M1	O-desmethyltramadol	O-デスメチルトラマドール
M2	N-desmethyltramadol	N-デスメチルトラマドール
M3G	morphine- 3 -glucuronide	グルクロン酸-3-モルヒネ
M6G	morphine- 6 -glucuronide	グルクロン酸-6-モルヒネ
MAO	monoamine oxidase	モノアミン酸化酵素
MARTA	multi-acting receptor targeted antipsychotics	多元受容体標的化抗精神薬
MMSE	Mini-Mental State Examination	ミニメンタルステート検査
MPS	Myofascial Pain Syndrome	筋筋膜性疼痛
MSW	medical social worker	医療ソーシャルワーカー

N		
NAPQI	N-acetyl-P-benzoquinone imine	N-アセチルパラベンゾキノンイミン
NMDA	N-methyl-D-aspartate	NメチルDアスパラギン酸
NRS	numerical rating scale	数値評価スケール
NSAIDs	non-steroidal anti-inflammatory drugs	非ステロイド性消炎鎮痛薬

O		
OD錠	oral disintegration tablet	口腔内崩壊錠
OIC	opioid induced constipation	オピオイド誘発性便秘症

P		
PCA	patient controlled analgesia	患者自己管理鎮痛法
PEG	percutaneous endoscopic gastrostomy	胃瘻
PG製剤	prostaglandin	プロスタグランジン製剤
PM	poor metabolizer	代謝酵素がほとんどない(欠損している)人
PPI	proton pump inhibitor	プロトンポンプ阻害薬
PTEG	percutaneous trans-esophageal gastro-tubing	経皮経食道胃管挿入術
PUVA療法	psolaren ultraviolet A therapy	ソラレン紫外線療法

Q		
QOL	quality of life	生活の質

R		
RANKL	receptor activator of nuclear factor kappa-B ligand	NF-κ B 活性化受容体リガンド
ROO	rapid onset opioid	即効性オピオイド

S

SJS	Stevens-Johnson syndrome	スティーブンス・ジョンソン症候群
SNRI	serotonin-noradrenaline reuptake inhibitors	セロトニン・ノルアドレナリン再取り込み阻害薬
SRT	stereotactic radiotherapy	定位放射線治療
SSRI	selective serotonin reuptake inhibitors	選択的セロトニン再取り込み阻害薬

T

T1/2	elimination half-life	消失半減期
TdP	torsades de pointes	トルサード・デ・ポアンツ
TEN	toxic epidermal necrolysis	中毒性表皮壊死融解症
Tmax	time to maximum concentration	最大血中濃度到達時間
TPI	trigger point injection	トリガーポイント注射
TR錠	time release	徐放錠
TTS	transdermal therapeutic system	経皮吸収剤

U

UVB照射	ultraviolet B	紫外線B照射

V

VAS	visual analogue scale	ビジュアル アナログ スケール
VC	vomiting center	嘔吐中枢

W

WHO	World Health Organization	世界保健機関

薬剤索引

●本書に登場する薬剤名をまとめました。
●青字は商品名です。

和　文

ふ

へ

ほ

ま

み

め

総合索引

和文